U0228159

精神疾病康复技术与管理

主 编 孟文峰 蔡红霞 赵春海

科学出版社

北京

内 容 简 介

精神疾病的康复涉及医学、心理学、社会学、管理学、伦理学等多个领域。本书结合国内外最新实践和研究成果，分七章阐述了常见精神疾病康复方案，住院精神疾病患者康复与管理，精神疾病患者居家和社区康复与管理，精神疾病药物治疗与康复、心理社会干预，精神疾病康复量表的使用及精神疾病常见意外事件的预防与处理。

本书理论完整、内容丰富，紧密结合临床实际，适合从事精神疾病康复工作的医生、护士、技术人员及患者家属参考使用。

图书在版编目 (CIP) 数据

精神疾病康复技术与管理 / 孟文峰，蔡红霞，赵春海主编 . —北京：科学出版社，2023.11
ISBN 978-7-03-075897-2

Ⅰ.①精⋯　Ⅱ.①孟⋯　②蔡⋯　③赵⋯　Ⅲ.①精神病－康复－研究　Ⅳ.① R749.09

中国国家版本馆 CIP 数据核字（2023）第 116694 号

责任编辑：于　哲 / 责任校对：张　娟
责任印制：师艳茹 / 封面设计：龙　岩

科 学 出 版 社 出版
北京东黄城根北街 16 号
邮政编码：100717
http://www.sciencep.com

三河市春园印刷有限公司　印刷
科学出版社发行　各地新华书店经销

*

2023 年 11 月第　一　版　　开本：787×1092　1/16
2023 年 11 月第一次印刷　印张：18 3/4
字数：420 000

定价：148.00 元
（如有印装质量问题，我社负责调换）

《精神疾病康复技术与管理》编写人员

主　审　王晓慧

主　编　孟文峰　蔡红霞　赵春海

副主编　张尚荣　李文涓　赵海燕　胡　婷

编　者　（按姓氏笔画排序）

刁光伟　于学伟　王　珊　王　峰　王　静

王海鹏　师秀芳　刘　杰　吴　昊　谷晓敏

张进岭　陈元旺　尚士渲　尚金丽　易晓宏

赵建伟　顾克胜　程　俊　焦　翠

致　　谢

　　爱，可能不是靠学习就能拥有或产生的，爱需要传递；爱可能不容易被模仿，但模仿是爱的一种传递和表达的直接体现。精神康复是我们的爱反馈社会的一种方式，希望本书成为其中的一粒种子，为爱助力。本书为军队医学科技青年培育计划（19QNP091）研究成果，在此说明和感谢。

前　言

　　相对于其他疾病，精神疾病的研究历史较短，但近年来越来越受到重视，从发病机制、预防和早期识别、药物治疗、心理干预、社区康复等不同角度开展研究，并逐步形成较为普遍的共识，从预防、治疗、康复三个环节将精神卫生工作列入全民健康体系和社会建设的总体布局。与此相应，与精神疾病治疗、转归、预防、复发紧密相关的精神康复，不再仅仅作为社会-心理-生物医学模式的内涵和组成，而逐渐发展成为与临床医学并列并交叉发展和研究的专门领域和分支学科；在"健康"的观念、标准和维护"健康"实践中的重要性愈发凸显。随着生命科学研究的深入和生物、物理、化学治疗的融合，无论是治疗手段的多样性还是方法的针对性，都显示出当代医学在精神疾病临床治疗领域的进步，精神康复从实践到理论都得到进一步重视。精神康复的重要性不仅体现在精神疾病的治疗中，医院精神康复也是临床治疗环节不可或缺的保底工作，与医疗护理相辅相成，而院外精神康复成为后"治疗"时期的"托底"工程，社区康复、家庭康复对巩固治疗、预防复发、回归家庭社会的作用证明，精神康复不再仅仅是临床医疗的伴侣，而正在独立成长。

　　精神康复研究，不再局限于医学、心理学领域，其实践涉及社会学、管理学、法学、伦理学、经济学等领域。本书从精神康复的通用方案、常用技术、一般程序、意外防范、药物使用、心理评估等角度，结合国内外实践和研究的成果进行较为系统的梳理和阐述，并吸纳了部分理论成果或实践尝试，从"康复者"角度做较为大胆的探索性论述。

　　本书共七章，分别就常见精神疾病康复方案，住院精神疾病患者康复一般程序，精神疾病患者居家和社区康复，精神疾病患者药物治疗与康复、心理社会干预，康复量表的使用，意外防范等主题做了阐释。其中，第一章列举了精神分裂症、心境障碍、焦虑与恐惧相关障碍、强迫及相关障碍、分离障碍、痴呆、物质使用或成瘾行为所致障碍、睡眠障碍、应激特有相关障碍等临床案例的康复方案；第二章至第六章介绍了精神康复开展程序、技术有关知识；第七章论述了精神疾病常见意外事件的预防与处理。

　　本书借鉴了当代诸多专家的研究成果，在此表示感谢。精神康复工作涉及领域较广，学术研究和理论探索牵涉面也较为广泛，由于编者水平所限，对各领域专家学者观点的理解、方法的学习上难免有不足，望广大读者提出宝贵意见，帮助我们改进。

编者

2023 年 5 月

目　　录

第一章

常见精神疾病的康复方案

第一节　精神分裂症

精神分裂症是一组病因尚未完全阐明的重性精神疾病（精神障碍），具有感知觉、思维、情感和行为等方面的障碍，以精神活动与环境不协调为特征，一般无意识障碍及明显的智能障碍，多起病于青壮年，常缓慢起病，病程多迁延，部分最终导致精神衰退，反复发作或恶化者可能出现人格改变、认知功能的损害，社会功能明显下降，呈现出不同程度的残疾状态。

根据2019年公布的中国精神卫生调查结果表明，18岁及以上城乡居民中精神分裂症的患病率为5.59‰。有研究表明精神分裂症终身患病率约为1%，我国住院的精神障碍患者中有50%是精神分裂症患者。目前在病因未完全阐明、预防难以实现的情况下，早诊断、早治疗、加强康复训练，提高患者治疗依从性及重视预防疾病复发，促进患者功能康复，延缓或防止精神活动衰退，提高患者生活质量，促进回归社会，是精神分裂症康复治疗的主要目标。

一、精神分裂症疾病特点

（一）临床特征

1.前驱症状　在精神分裂症发病之前，绝大多数患者已经有一段时间的非特异性、非精神病性症状的前驱症状，将第一次出现幻觉或妄想等阳性症状定义为精神分裂症的首次发作，从这时开始到第一次治疗这段时间称为未经治疗的精神病阶段，这个阶段的长短与预后密切相关，掌握精神分裂症前驱症状识别的知识，对于精神分裂症的早诊断、早治疗具有非常重要的意义。前驱症状，根据出现频度的高低由高至低排列依次为注意力减退、动力和动机下降、精力缺乏、抑郁、睡眠障碍、焦虑、社交退缩、猜疑、角色功能受损和易激惹。

（1）性格改变：原来性格开朗、热情好客的人，变得沉默少语，不与人交流；一向注重外表的人变得不修边幅，生活懒散；原来循规蹈矩的人变得不守纪律；原来勤俭的人变得挥霍浪费。

（2）类神经症样改变：可表现为不明原因的焦虑、抑郁、不典型强迫、失眠、头痛、易疲劳、注意力不集中、工作缺乏热情，以及学习和工作能力下降等症状。

（3）认知行为改变：古怪离奇或独特的行为或外表；人际关系变差，社会活动交往困难。

（4）多疑、敌对或偏执观念：有的患者可出现对周围环境的恐惧、害怕，虽然从理智上自己也觉得没有什么不妥，但就是对周围环境感到恐惧和对某些人感到不放心。

（5）其他方面：脱离现实的幻想，自语自笑；睡眠障碍；公共场合不适宜的情感或行为；生活被动，主动性差。

2. 显性症状

（1）感知觉障碍：精神分裂症最突出的感知觉障碍是幻觉，幻听、幻视、幻嗅、幻味、幻触均可出现，但以幻听最常见。幻听可以是非言语性的，如虫鸣鸟叫、机器的隆隆声或音乐声等；也可以是言语性的，如听到有人在喊自己的名字，或听到某人或某些人的交谈秽语或议论，或听到来自神灵或外星人的讲话。一般来说，在意识清晰状态下出现持续的评论性、争论性或命令性幻听常指向精神分裂症。幻听还可以以思维鸣响的方式表现出来，即患者所进行的思考，都被自己的声音读出来。其他类型的幻觉虽然少见，但也可在精神分裂症患者身上见到，如有的患者拒绝进食，原因是闻到食物里有毒药的味道（幻嗅）；有的患者感到恐惧，经常看到有人在她面前来来往往，欲对她施暴（幻视）；有的患者一坐到床上就有触电感（幻触）等。

精神分裂症的幻觉体验不管是具体形象的还是朦胧模糊的，都会给患者的思维、情绪和行为带来不同程度的影响，患者会在幻觉的支配下做出违背本性、不合常理的举动。

（2）思维障碍：思维障碍是精神分裂症的核心症状，思维内容障碍主要是妄想，最常见的妄想是被害妄想和关系妄想，其他还包括夸大、钟情、嫉妒、被控制、非血统、宗教及躯体妄想等。绝大多数时候，妄想的荒谬性显而易见，但患者却坚信不疑。在疾病的初期，部分患者对自己的某些明显不合常理的想法也许还会持将信将疑的态度，但随着疾病的进展，患者逐渐与病态的信念融为一体，并受妄想的影响而出现某些反常的言行。另外，妄想的内容可与患者的生活经历、教育程度与文化背景有一定的联系。

由于原发的精神活动损害，与患者交流会感到非常困难，常表现为以下形式。①思维散漫：患者在交谈时经常游移于主题之外，令听者抓不住要点；②思维破裂：病情严重者言语支离破碎，根本无法交谈；③词语新作：有的患者不恰当地使用符号、公式、自造的字、示意图表达十分简单的含义。此外，还包括思维不连贯、词的杂拌、模仿语言、重复语言、刻板言语、思维中断（插入）、思维贫乏、思维云集、思维被夺、持续语言、逻辑倒错性思维、病理性象征性思维等。

（3）情感障碍：情感淡漠或情感不协调是精神分裂症的重要症状。最早受损的是较细腻的情感，如对同事朋友的关怀、同情，对亲人的体贴。抑郁与焦虑情绪在精神分裂症患者中也并不少见。

（4）意志与行为障碍：意志减退患者从事有目的性的活动的意愿和动机减退或丧失。轻者表现为安于现状，无所事事，对前途无打算、无追求、不关心，个人卫生懒于料理。重者终日卧床少动，孤僻离群，行为被动，个人生活不能自理，甚至本能欲望也缺乏。

3. 残留症状　精神分裂症患者的长期随访研究结果表明，大部分精神分裂症有较好的结局，Cancro（2000）认为精神分裂症有5种可能的结局：①完全稳定的复原；②充分缓解后一次或多次复发;③社会性缓解伴人格残缺,或能自理及自我支持或依赖于监护;④固定的慢性化;⑤衰退直至终末。其中,①~③种类型临床恢复尚可,约占结局的70%以上。残留症状具有情感平淡、退缩、兴趣缺乏、长期住院的特点,常伴有认知功能受损及社会功能低下,严重影响患者的生命质量,给家庭及社会造成严重的负担。临床上越来越多的抗精神病药物、心理治疗及康复训练措施应用于精神分裂症残留症状,旨在减轻患者的精神病性症状,改善其社会功能,提高其生活质量。

(二)分类与诊断标准

应结合病史、临床症状、病程特征及体格检查和实验室检查的结果来做出诊断,国际精神疾病分类第11版(ICD-11)的诊断标准中包含了症状标准、病程标准及排除标准。

1. 症状标准 主要表现为多种精神心理过程的紊乱,包括以下方面。

(1)思维紊乱(如妄想、思维形式障碍)。

(2)感知觉紊乱(如幻觉)。

(3)自我体验的紊乱(如体验到感觉、冲动、思想、行为被外在力量控制)。

(4)认知紊乱(如注意力、言语记忆和社会认知受损)。

(5)意志紊乱(如动机缺乏)。

(6)情感紊乱(如情感表达迟钝)。

(7)行为紊乱(如行为显得凌乱、漫无目的、无法预期,或不适当的情感反应干扰行为的组织条理性)。

(8)可存在精神运动性紊乱,包括紧张症。

(9)持续性的妄想、幻觉,思维障碍,被影响体验,被动体验,被控制体验可以是精神分裂症的核心表现。

2. 病程标准 诊断要求症状必须持续至少1个月。

3. 排除标准

(1)症状不是另一种健康问题的临床表现(如脑肿瘤)。

(2)症状不是某种作用于中枢神经系统的物质或药物(如糖皮质激素)的效应,包括戒断效应(如酒精戒断)。

(3)分裂型障碍、精神分裂症性反应、急性而短暂的精神病性障碍。

4. 精神分裂症的分类 ICD-11诊断标准取消了ICD-10中关于精神分裂症的分类标准,把精神分裂症分为:精神分裂症,首次发作;精神分裂症,多次发作;精神分裂症,持续性;每个亚型又包括目前为症状期,目前为部分缓解期,目前为完全缓解,未特定。

二、精神分裂症的康复

(一)康复评估

目前精神分裂症的治疗过程特别强调多学科团队共同参与联合治疗,全病程干预,精神康复从业者需要收集患者生活、学习、工作中个人需要哪些技能和资源功能。患者入院1周内，康复治疗师通过查阅病历、与患者及知情人进行面谈、对患者行为进行观察、患者的自我觉察等，从不同角度对患者的康复进行综合评估。

1.精神心理方面评估

（1）风险评估：精神分裂症患者由于受幻觉、妄想等精神症状支配，以及长期服用抗精神病药物的影响，容易发生出走、攻击、自伤、自杀、噎食、跌倒等风险。患者入院24小时内，主管医师、护士应完成对患者的风险评估，将评估结果告知患者及家属，签订知情同意书，制定防范措施。根据评估情况决定患者能否参加康复训练。

（2）临床症状评估：临床中常用的症状评定量表有简明精神病评定量表（BPRS）、阳性和阴性精神症状量表（PANSS）、护士用住院患者观察量表（NOSIE）等。根据评估结果，决定该患者是否可以参加康复训练。病情严重，无法完成康复训练者，则以药物治疗为主。主管医师要每周对患者进行病情评估，当他们达到康复训练标准后，再进行全面评估和康复训练。

（3）对疾病认知的评估：评估患者的服药态度，有无自知力，是否接受服药训练及精神医学常识掌握程度等，评估者根据患者实际的情况给出具体的分值。

2.生理生活方面评估

（1）生活自理能力评估：可以使用日常生活能力量表（ADL），评估周期为每周1次，评估根据患者实际的生活自理情况给出具体的分值，最后各项累计之和大于16分，需要进行生活自理能力训练。

（2）躯体健康评估：评估工具为躯体健康状况评估和副反应量表，评估周期为1周。

（3）生活质量及社会资源评估。

3.社会功能方面评估　主要使用的评估工具为社交技能评定量表和社会适应功能评估量表，评估周期分别为1个月和3个月，评估人员应相对固定，以保证评估标准的统一性。

（二）精神分裂症患者存在的康复问题

根据多学科团队共同参与的对精神分裂症患者的综合评估，找出患者的康复问题。精神分裂症患者主要存在以下几方面康复问题。

1.精神心理方面　包括精神分裂症患者目前的精神症状，受精神症状影响出现的异常情绪、行为等。

（1）风险方面：精神分裂症患者由于受幻觉、妄想等精神症状支配，容易出现出走、攻击、自伤、自杀等风险；由于长期服用抗精神病药物，容易出现噎食、跌倒等风险。

（2）对待疾病态度方面：精神分裂症患者受精神症状影响，无自知力或自知力不完整，不了解自身疾病的影响因素，对精神疾病常识不了解。

（3）服药态度方面：不了解所服药物的名称、剂量、作用，常见副作用及副作用的处理。不了解服药的益处和停药的危害，擅自减药，服药依从性差，拒绝门诊复诊。

2.生理生活方面

（1）精神分裂症患者意志行为减退，可出现生活懒散，由于病程迁延，易复发且致残率高，常遗留自我照顾和个人卫生相关的功能缺陷。

（2）严重躯体疾病，高脂血症、糖尿病、肥胖等代谢疾病，药物不良反应，睡眠障碍，睡眠觉醒规律紊乱等。

3.社会功能方面

（1）社会参与和家庭社会支持方面：患者与他人互动出现困难，不能很好地参与到家人、朋友、同事及社区的社会活动中。

（2）工作和教育方面：许多精神分裂症患者因为发病年龄早、病程长、反复发作等问题，患者受教育中断，接受再教育能力降低，因患病失去工作，导致个人生活质量下降，出现工作和教育方面的问题。

（3）休闲娱乐方面：精神分裂症患者因长期住院或居家环境限制、疾病困扰等因素，患者参加或组织休闲娱乐活动能力下降，兴趣减退，休闲娱乐活动缺失，使患者身心健康、社会适应、情感等方面出现障碍。

（三）康复目标

康复目标应根据患者功能缺陷、家庭或社会对患者的期待和要求，结合患者现存的能力综合考虑制定。康复目标应明确，循序渐进，评定指标应量化可考评，应由医师、护士、康复师与患者共同商讨制定，达成共识。

1.精神心理方面

（1）风险领域：主要包括以下方面。①及时发现安全隐患；②减少精神科不良事件发生率。

（2）心理健康领域：主要包括以下方面。①精神症状得到控制；②非适应社会行为减少；③生活更加积极主动。

（3）对待疾病和服药态度方面：主要包括以下方面。①了解自身疾病，认识自身症状及异常行为；②认识自身性格特点；③了解所服用药物名称、剂量、常见药物副作用；④知道如何复诊。

2.生理生活方面

（1）日常生活领域：主要包括以下方面。①具备独立生活的信心；②培养良好规律的生活习惯；③学会日常生活的简单技能。

（2）躯体健康方面：主要包括以下方面。①了解良好睡眠的重要性，制订合理的休息与睡眠计划；②体重指数和生化指标恢复正常；③合并躯体疾病得到专科规范治疗。

3.社会功能方面

（1）社会参与和家庭社会支持方面：主要包括以下方面。①定期参加社会活动；②在社会参与中能够具有自我效能感、满意度和愉悦感；③具有良好的沟通与互动技巧；④家属了解疾病知识，家庭和社会给予适当支持，创造良好环境，促进患者康复。

（2）工作与教育方面：主要包括以下方面。①养成良好学习习惯，主动寻求学习；②了解工作的意义和重要性，重获工作自信；③重塑良好工作习惯，掌握工作相关技巧。

（3）休闲娱乐方面：主要包括以下方面。①在休闲娱乐中获得满足感和愉悦感，并在休闲娱乐中建立良好的人际关系；②用有意义的休闲娱乐代替无序的生活习惯；③主动寻求资源，培养兴趣。

（四）康复方案

1.建立信任关系 精神分裂症患者通常意识清楚，智能完整，患者常不暴露思维内容，戒备心强，只有与患者建立了良好的关系，取得了患者的信任，才能深入了解病情。

患者入院后，应主动、热情地接待，经常与其交谈，态度诚恳耐心，使患者感到被关心、被重视。在信任建立以前短暂、反复的接触对于改善关系是有帮助的，不要回避或企图强行制服患者；采用接纳、包容的态度，尊重患者的人格，体谅患者的病态行为，对患者的精神症状予以理解接纳，不能嘲笑、歧视患者，对患者的观点及想法不批判，理解患者的真实感受。应恰当地运用沟通技巧，耐心倾听患者的诉说。在接触或执行治疗操作前，要向患者说明自己的目的，不要贸然触碰患者；沟通过程中要注意清晰明了，避免不必要的误会。

2.保证安全 保持治疗环境安全，将刺激降到最低限度。对于有攻击风险的患者，鼓励他们用语言表达内心感受而非冲动行为表达，学会使用"暂停"技术，并做出行为约定。对于有自杀风险的患者，根据患者的病情及具体情况，可与患者讨论自杀问题，如计划、时间、地点、方式、如何获得自杀工具等，并讨论面对挫折的态度和表达愤怒的方式，训练患者求助技术。对于拒绝进食的患者，应定期称体重，留意其营养状态和生化指标。对于怀疑食物有毒的患者，可能的话，让患者自行挑选食物，或给予密封包装的食物由其自行打开。对于有噎食风险的患者要根据患者情况对症处理，加强看护，选择合适饮食。对患者进行防噎食知识宣教，指导患者正确选择食物种类及进行进食行为训练。

3.自理能力训练

（1）团体自理能力训练：护士可以利用每天护理查房时间进行自理能力康复训练。方法："一问"，问患者睡眠情况、进食情况、大小便情况；"二看"，看患者仪容是否整洁、着装是否合理、床单位是否整齐、生活用品是否齐全、放置是否合理、换洗衣物是否清洗；"三训练"，根据患者存在的问题进行自理能力训练和健康宣教。对于患者适应性行为给予表扬，通过评选优秀和授予流动红旗、小红花等精神激励措施和代币等物质激励措施予以强化，通过反复训练提高患者生活自理能力，形成良好的生活习惯。

（2）个别自理能力训练：按照示范、模仿、训练的方法进行个别训练，训练以手把手督促的形式进行，每日1次，每次约20分钟，并持之以恒；小组训练，每组5~6人，每周3次，每次40分钟；训练内容包括个人洗漱、修饰、合理着装、体重管理等，并运用激励理论，激励强化适应性行为，固化后取消激励措施，使之成为习惯。

4.独立生活能力训练 精神分裂症患者患病后居家料理等独立生活技能会下降，应及时进行独立生活技能训练，可根据患者的功能状态制订康复治疗计划，训练时间为4~8周，在练习的过程中，将整个操作过程详细讲解给患者，要尽可能地接近现实生活。训练时应注意督促和引导，可以运用激励理论激励患者参与的积极性。对于慢性衰退较为明显的患者，生活技能训练应手把手地督促训练，大多数患者2~3周功能即有改善，但这种效果在失去督促或刺激后很快就会消失，所以应注意训练的长期性。目前较为成熟的训练方法是R.P. Liberman的社会独立生活技能训练程式，该程式包括基本交谈技巧、娱乐休闲、药物自我管理、症状自我管理4个模块。每一个模块都设计了训练者手册、患者练习簿和示范录像带，专门教授一种技能。

5.社会交往技能的训练　社交技能是指符合社会规范、得到社会认可的人际行为。合格的社交技能包括衣着、谈吐得当，合理地表达感受，保持恰当的人际交往距离等内容；还包括在不同的场合做出相应恰当的行为。

精神分裂症患者大多存在着不同程度的社交技能的缺陷。通过提高社交技巧，能够使患者更好地利用身边的支持系统（如家人、朋友、社会机构），最大限度地减少生活中不良事件对自己的影响，从而减少心理应激，降低复发率。社交技能训练一般设置12次课，每次1小时，每周1～2次，以8～10人小组形式展开，训练内容主要包括基本社交礼仪、基本电话礼仪、自信训练、交友技能、看门诊等技能训练内容。训练步骤：①明确要学习的技能；②讨论学习该技能的步骤；③示范、讲解、角色扮演；④及时反馈以正性强化为主，指出问题要婉转；⑤进行讨论总结；⑥安排课后作业。

6.职业康复　参见97页"附：职业康复农疗方案"以及124页"五、定岗职业康复技术"。

7.心理康复　心理康复是指运用系统的心理学理论和方法，对患者精神障碍问题进行心理干预，以提高患者的心理健康水平。多采用认知治疗、心理动力学治疗、行为治疗、家庭干预、环境干预等理论，使用个体咨询、团体训练、家庭干预等方式，减少患者焦虑、抑郁、回避等心理行为问题，改善非适应性行为，建立良好的人际关系和社会支持系统，促进人格成长。常用的心理训练包括压力管理、情绪管理、行为矫正。

8.持续跟踪与家庭参与　由于精神分裂症临床症状多变并有明显的复发倾向，包括患者和家属在内的多学科小组需要不断跟进和提供支持治疗，及时修改治疗计划和实施方案，要一起讨论患者出院后续的内容。在准备过程中，组成解决问题和目标制订小组，和患者一起考虑他们未来的计划，如住宿、工作和角色实现等问题。进行系统完善的康复治疗，最终帮助精神分裂症患者回归社会、融入社会。

（五）康复效果评定

在精神科的康复评定中，常采用以下4种方法。

1.访谈性评估　运用提问或者相互交流的形式，在面谈时，从某些特殊的话题或内容中去了解患者的个人信息、个人需求和个人能力等。访谈性评估的基础，是如何处理谈话中获取的大量松散的复杂的信息，将它们进行归纳总结，合理有序地排列成系统概括的内容，省略那些对获取治疗信息没有帮助的内容。以下是常用的两种访谈形式：结构性访谈和半结构性访谈。

结构性访谈一般包括一些细节性的问题和具体的信息，用来了解患者的一些特定功能或用来引导接下来具体的问题等。

半结构性访谈则是只给访谈一个特定的方向，包括开始和接下来的问题，之后就顺其发展，不会像看剧本一样逐条逐句地询问患者相关的信息。半结构性访谈可能更容易被患者接受，但也更考验治疗师在后续的访谈中信息处理的技巧。

结构性访谈相比无结构性访谈的优点：

（1）当我们询问的问题比较具体时，在不同患者之间因为生活方式或特殊语言习惯带来的影响就减少很多，提高了评估的准确性。

（2）对患者的信息收集应尽可能完整和具体，因为结构性访谈一般都被设计用来了解康复所需的不同层面的功能，这一特性决定了如果不在访谈中提供一些很明显的方向是很难达到的。

（3）半结构性访谈和结构性访谈能够提供数据化的总结和评估，明确来访者之间差异的比较，也能总结每一个来访者每一个时间段的改变，有效地针对不同功能的患者，制订相应的治疗计划。

结构性访谈也存在缺陷：很多人在进行结构性访谈时，有可能会限制于了解患者某一方面的功能，而对于其他方面的功能不进行更多的挖掘和探索，而这些其他方面的功能可能对于患者也是重要的。另外，结构性访谈很难了解到患者的所有信息，但无结构性访谈却能在某些时候弥补这一点。考虑到这些优势和劣势，通常在访谈评估中会根据情况结合两种方式，选择使用或交叉使用。

2. 自评量表评估　通常是用书面笔答或计算机调查的形式，通过患者的回答来了解他们的相关症状、功能、满意度或其他特殊方面的情况。

自评量表一般采用回答"是"或"否"（4种程度：从1"没有问题"到4"问题严重"）的方式便于患者作答。自评量表可以数据化地体现患者在某个特定的功能区域的情况，在很多功能的评估中都有广泛的应用，比如抑郁、焦虑等。

自评量表有其特有的优势，因为只需要治疗师提供量表及讲解如何填写，所以其有效性往往更高。另外，自评量表可以多名患者一同评估，因为每名患者都可以同时独立地完成。尤其在面对一些可能让患者感觉自己没有被尊重的问题时，自评量表更能被患者接受。

自评量表也存在一些不足，比如需要患者拥有良好的阅读技巧，但这并不是每一名患者都能做到的。另外，如果患者对其中的某些问题产生了误解，那么得出的错误结果是无法纠正的，毕竟整个自评过程并没有医师或治疗师在旁详细解释。患者某个方面存在功能障碍也很难使用自评量表。比如，存在认知障碍的患者想要进行有效的自评就很困难。此外，一些患者可能并不愿意承认自己的不良行为，哪怕是在自评量表中。

3. 通过他人获取信息的评估方法　该方法是通过熟悉患者的人（比如家人、朋友、医师、护士、护工等）了解患者的各方面功能的评估方法。

因为人们往往不能很准确地观察到自己的行为。有些患者患有认知障碍或因精神疾病而对现实的看法发生变化，使自我观察的准确性更低。医务人员、家属或朋友可以直接观察到患者可能在某些功能方面容易忽略的问题。因此，这种评估方法可被用来判断患者的社会合理性、与他人的交往能力、工作能力、独立生活能力和休闲娱乐能力。

通过他人获取信息的评估方法可以提供一个客观的、独立的视角来了解患者如何去适应他（她）的社会环境。从医务人员处获取信息，因为工作合作关系，他们提供的信息准确性和可用性都更高，他们也更愿意配合评估者的工作。但同时也要考虑到，家属、朋友等的视角可能不完全是客观的，也会存在一些个人的偏见，提供的信息也可能因此发生扭曲。医务人员提供的信息准确性和可用性都更高，但由于与患者相处时间较短，且很多患者可能会在医务人员面前刻意掩盖自己的症状，也使得他们提供的信息可能很有限。

4.角色扮演或情境演练的评估方式 在现实或模拟的环境中，可通过患者的角色扮演或情境演练来观察其各方面的能力。

角色扮演通常是观察患者在一个模拟的互动环境中的表现来了解患者的社交技巧，这种评估社交技巧和问题解决能力的评估方式，在精神科患者的评估中已经得到了有效的证明和发展。情境演练主要运用关于工作技巧的评估，观察患者在现实或模拟工作环境中的表现。

这类评估的主要优势是在一些特定的功能方面可以提供非常详细的信息，这些详细的信息更有助于制订患者的治疗计划，缩小康复工作的重点。同样它可以直观地体现一些康复方式是否达到了治疗效果。

这类评估的缺点，可能就是评估耗时较长，很多治疗师并没有这么多的时间、资源、技能来进行这样的评估。所以，很多时候这类评估在开始治疗时并不被采用，但也在不断地被开发使用当中。

以上即为常用的一些精神康复的评定方法，这些评定方法并不是相互割裂的，应该相互结合，以获取更加完善的评定信息。

三、个案解析

（一）基本情况

李某，男，27岁，诊断：精神分裂症。

1.个人情况

（1）兄弟姐妹情况，母孕期情况，婴幼儿情况（0～7岁）：独生子，生于原籍，母孕期发育正常，足月顺产，由父母共同抚养长大。

（2）小学、中学时情况：适龄上学，学习成绩优秀。

（3）社会工作情况：毕业工作后能力尚可，工作2年后生病，此后休假在家及住院治疗，未再参加工作。

（4）恋爱婚姻情况：未婚。

（5）子女情况：无。

（6）居住情况：平时和父母居住，有自己独立的房间。

（7）经济收入（工资待遇、其他经济收入、主要开支、政府补贴、住院费别）：有工资，免费就医，主要开支为日常生活开支。

2.家庭情况 父母情况：父母亲健在，平时和父母居住，患者小的时候父母有争吵情况。

3.疾病情况

（1）首次发病时间：24岁首次发病。

（2）总病程：3年。

（3）病史介绍：略。

（4）目前精神症状：以精神分裂症阴性症状为主要临床表现，表现为不愿与他人交流，交友能力较差，较被动，缺乏主动性。

（5）目前治疗药物：富马酸喹硫平，0.7g/d。

（二）个体康复计划

1.精神康复领域

（1）评估内容：目前精神症状及症状的影响。

（2）存在问题：阴性症状的影响。

（3）康复目标（以问题优先顺序排列）：生活中更加积极主动。

（4）详细康复计划（现有的优势、劣势，可利用资源，实施办法）

1）优势：患者症状相对较轻，日常生活可以自理，并未彻底与社会隔绝，可以和住院病友被动交流。患者喜欢打篮球，可以和病友一起打篮球，可以通过打电话方式和家人联系。家庭支持系统好，经济条件较好，家人积极配合治疗。

2）劣势：阴性症状治疗起来相对困难，患者不善表达，不会合理宣泄情绪。

3）可利用资源：社会功能康复训练、社交技能训练、个人心理辅导。

4）实施办法：通过药物治疗改善阴性症状，在医师指导下学习相关理论知识，运用理论指导生活。学会适当表达情绪，参加社交小组，提高社交能力。

2.躯体健康领域

（1）评估内容：重要躯体疾病、定期躯体检查代谢方面的问题。

（2）存在问题：无。

3.对待疾病态度领域

（1）评估内容：对自身疾病了解情况。

存在问题：有自知力，但对自身疾病的特点、原因部分了解。

康复目标（以问题优先顺序排列）：了解自身疾病的特点、发病特征等疾病相关的知识。

详细康复计划（现有的优势、劣势，可利用资源，实施办法）：

1）优势：希望了解自身疾病。

2）劣势：不愿参加活动，对社会交往的意义没有太多认识。

3）可利用资源：主管医师、责任护士可个别讲解宣教。

4）实施办法：通过心理治疗，发现性格中的缺点。

（2）评估内容：精神疾病常识。

存在问题：一般了解。

康复目标（以问题优先顺序排列）：增加患者对疾病的正确了解。

详细康复计划（现有的优势、劣势，可利用资源，实施办法）：参加精神疾病知识讲座，学习精神康复相关知识，定期对患者进行疾病知识的宣教。

（3）评估内容：服药态度。

存在问题：无。

（4）评估内容：药物副作用处理。

存在问题：一般了解。

康复目标（以问题优先顺序排列）：使患者了解目前所服用药物的名称、剂量、作用及常见副作用。

详细康复计划（现有的优势、劣势，可利用资源，实施办法）：

1）优势：①有较好的就医条件；②家庭支持较好，照顾周到，可及时发现病情变化。

2）劣势：患者服药依从性差。

3）可利用资源：服药技能训练，主管医师、护士。

4）实施办法：可进行健康宣教。

（5）评估内容：门诊复诊。

存在问题：无明显问题。

4.风险评估领域　评估内容：冲动风险、自杀风险、逃跑风险。

存在问题：无。

5.应对压力领域　评估内容：解决问题能力、家庭环境压力、周围环境压力、以前生活经历。

存在问题：无明显问题。

6.社会关系、友谊领域

（1）评估内容：是否有有益的朋友。

存在问题：无，长期在家和住院治疗，没有与外界接触的机会。

康复目标（以问题优先顺序排列）：住院期间结交1～2个朋友，出院后保持联系。

详细康复计划（现有的优势、劣势，可利用资源，实施办法）：鼓励和同病室的病友交朋友，定期探讨交友过程的心得体会。

（2）评估内容：是否有交友能力。

存在问题：患者交友比较被动。

康复目标（以问题优先顺序排列）：使患者主动与别人交流。

详细康复计划（现有的优势、劣势，可利用资源，实施办法）：鼓励主动与他人交流，鼓励其组织娱乐活动，如打篮球、玩扑克牌等。

（3）评估内容：维持友谊的能力。

存在问题：欠缺。

康复目标（以问题优先顺序排列）：提高维持友谊的能力。

详细康复计划（现有的优势、劣势，可利用资源，实施办法）：建议其出院后定期主动给病友打电话，和病友约见等。

7.工作、休闲、教育领域

（1）评估内容：是否有工作。

存在问题：有工作，无问题。

（2）评估内容：教育经历。

存在问题：本科学历。

（3）评估内容：兴趣爱好、特长。

存在问题：打篮球、打游戏较好。

康复目标（以问题优先顺序排列）：鼓励患者继续坚持篮球活动。

详细康复计划（现有的优势、劣势，可利用资源，实施办法）：鼓励其参加篮球活动，增进与他人交流的能力。

8.生活技能领域

（1）评估内容：生活自理能力。

存在问题：无。

（2）评估内容：家庭生活中的表现。

存在问题：在家中可以分担家务活动，有时会我行我素。

康复目标（以问题优先顺序排列）：多与家人沟通。

详细康复计划（现有的优势、劣势，可利用资源，实施办法）：鼓励患者融入家庭，家中事务让患者参与进来。

9.经济领域

评估内容：收入问题、理财技能、潜在的经济开支、经济自主性、有问题的花费。

存在问题：无问题，可能做理财。

10.家庭对疾病的理解领域

评估内容：家属对患者的期望、对患者的理解程度、家属对精神疾病的了解程度。

存在问题：能独立生活，家属有时不能理解患者，对精神疾病部分了解。

康复目标（以问题优先顺序排列）：对患者独立生活的期望值适度，能理解患者，对精神疾病能够大部分了解。

详细康复计划（现有的优势、劣势，可利用资源，实施办法）：让患者参与到家庭日常活动中，培养独立生活的能力。对家属进行健康宣教，使家属了解疾病的相关知识，能够理解患者，并请家属多参加精神疾病知识讲座，能够更深入地了解精神疾病。

（中国人民解放军联勤保障部队第九八四医院　孟文峰　焦　翠　王　静

王海鹏　程　俊）

第二节　心境障碍

一、心境障碍疾病特点

心境障碍是心境或情感的改变，通常表现为低落（可伴或不伴焦虑）或高涨。这类障碍大多有复发倾向，每次发病常与应激性事件或处境有关。在临床上，具有反复发作、自行缓解的病程特点。缓解期精神活动完整，不残留人格缺损。虽经多次复发，一般不出现明显精神衰退。首次发病年龄在16～30岁，12岁以下和50岁以上初次发病者较少见。

（一）躁狂发作

典型的躁狂发作是以情绪高涨、思维奔逸和意志行为增强的"三高"症状为特征，属于精神运动性兴奋状态。当患者的内心体验和行为与外在环境一致时，称为协调性兴奋；反之，称为不协调性兴奋。躁狂发作临床表现较轻者称为轻躁狂。轻躁狂的临床表现为持续至少数天的情绪高涨，精力充沛，活动增多、夸大和易激惹。如患者表现为自我评价高，有显著的自我感觉良好，睡眠需要比平时减少（如只需睡3小时就恢复活力了），言语比平时明显增多或有说话压力感，患者自觉思维奔逸或思维赛跑感，注意力不集中，易被外界的事情吸引而随境转移，活动明显增加或动作激越，社交活动增多，轻度挥霍，性欲增强，有时表现为易激惹，行为莽撞，过度参与造成不良后果的活动（如愚蠢的商业投资、不良的性活动等）。轻躁狂患者的症状严重程度比较轻，其社会功能或职业功能只有轻度损害，不易被常人识别，但家属已经感到患者与正常状态存在明显差别，患者缺乏自知力。

1.精神症状　情感高涨是躁狂发作的最主要的、原发的症状。患者表现为轻松愉快、兴高采烈、无忧无虑、乐观热情。情感高涨可有相当的感染力。病情轻度发作时，病态的情绪高涨不能被他人所识别，但其家人和了解患者的人则可以明确认识此异常性。有时患者情感高涨表现不典型，且以易激惹为主，表现为容易因细小琐事而大发雷霆，严重时可以有冲动或攻击性言语和行为。说话速度快而急促，易与人发生争辩，任何事都能侃侃而谈，然而其谈话内容并无终极目的，情绪不稳、不安、忍受能力低，因此常为一点小事责怪他人，情绪易怒。患者感到有一种挑战心理，通常患者在躁狂发作早期为愉快，后期为易激惹。思维奔逸是指患者的思维联想速度明显加快。患者表现为言语急促，语速比平时明显加快，"好像有满脑子的话要赶快倾诉出来"，患者感到说话的速度远远跟不上思维的速度。语量比平时明显增多，严重时出现音联、意联或音韵联想，随境转移。发作严重时，患者极度兴奋躁动，可有短暂、片段的幻听，思维散漫，行为紊乱，伴有冲动行为；也可出现短暂意识障碍，有错觉、幻觉及思维不连贯等症状，称为谵妄性躁狂。

2.生理症状　患者的外观常表现为面色红润，两眼有神。体格检查可发现瞳孔轻度扩大，心率加快，患者自觉精力旺盛，不需要休息，睡眠需要减少。有的患者感疲倦，但仍睡不着，出现睡眠障碍，表现为入睡困难或入睡后不久就又醒来。有的患者表现为性欲亢进，对配偶的性需求增加；甚至在公共场合表现出对异性过分亲热的动作或行为，严重者出现不良后果的性行为。由于患者活动过多，摄入量不足，体力过度消耗，可出现体重下降，严重时导致虚脱、衰竭。通常躁狂发作患者对疾病没有认识，缺乏自知力。

3.动作行为　躁狂发作时患者表现为活动明显增多，难以安静。患者自感精力旺盛，对各种活动都感兴趣，爱管闲事，动作多，显得忙忙碌碌，但做事有始无终。患者对行为往往缺少正确的判断，不考虑后果，如挥霍钱财、骑飞车、开车乱撞；爱打扮，出现过度打扮或不适当的衣着，常是色彩鲜艳、奇装异服，与年龄、身份不符。

（二）抑郁发作

抑郁发作的临床表现包括核心症状及其他相关症状，核心症状为情绪低落、兴趣减退、快感缺失，在核心症状的基础上还常伴有其他认知、躯体及行为表现，如注意力不集中、反应迟钝、睡眠障碍、行为活动减少及疲乏感。

1.精神症状　情感症状是抑郁障碍的主要表现，包括自我感受到或他人可观察到的心境低落，高兴不起来，兴趣减退甚至丧失，无法体会到幸福感，甚至会莫名其妙出现悲伤，低落的心境几乎每天都存在，一般不随环境变化而好转。但一天内可能出现特征性的昼夜差异，如有些患者晨起心境低落最为严重，傍晚开始好转。抑郁的核心症状包括心境或情绪低落，兴趣减退及快感缺失。

（1）焦虑：常与抑郁伴发，而且经常成为抑郁障碍的主要症状之一。患者表现为心烦、担心、紧张、胡思乱想，担心失控或发生意外等，有些患者可表现出易激惹、冲动，常因过度担忧而使注意力不能集中。

（2）思维迟缓：患者表现为思维联想速度缓慢、反应迟钝、思路闭塞、思考解题困难，自觉"脑子好像是生了锈的机器"，"脑子像涂了一层糨糊一样"。临床上可见患者的主动言语减少、语速明显减慢、声音低沉、对答困难，严重者无法进行正常交流。

（3）认知症状：情感低落常会影响患者的认知功能，表现为近事记忆力下降，注意力障碍（反应时间延长），警觉性增高，抽象思维能力减弱，学习困难，言语流畅性差，空间知觉、手眼协调等能力减退，思维灵活性下降。

（4）情绪低落：主要表现为自我感受到或他人可观察到的显著而持久的情感低落，抑郁悲观。

（5）兴趣减退：患者对各种以前喜爱的活动或事物兴趣下降或缺乏兴趣，任何事情都提不起劲。

（6）快感缺失：患者丧失了体验快乐的能力，不能从平日从事的活动中获得乐趣。

2.生理症状

（1）睡眠障碍：睡眠障碍是抑郁障碍最常伴随的症状之一，也是不少患者的主诉症状。睡眠障碍主要表现为早醒，通常比平时早醒2～3小时，醒后不能再入睡，早醒对抑郁发作具有特征性意义。有的患者表现为入睡困难、睡眠浅易醒；少数患者表现为睡眠过多。

（2）饮食及体重障碍：表现为食欲减退，体重下降，或可能出现暴饮暴食、睡眠障碍、乏力、便秘、性欲减退，女性患者还可表现出月经紊乱等。抑郁发作时患者的躯体症状很常见，躯体症状是抑郁发作的一个部分，躯体症状的主诉可涉及各脏器，自主神经功能失调的症状也较常见，如恶心、呕吐、心慌、胸闷、出汗等。体重减轻与食欲减退不一定成比例，少数患者可出现食欲增强、体重增加。

3.动作行为　患者的动作和行为缓慢，如生活被动、疏懒，常独坐一旁或整日卧床，不修边幅，日常生活料理需要他人督促。患者整日不想做事，如不愿参加平常喜欢的活动和业余爱好，不想上班，也不愿与家人/朋友和周围人接触交往，常闭门独居、疏远亲友、回避社交。

严重的抑郁发作时，患者可出现不语、不动、不食，呈现缄默或木僵状态，称为"抑郁性木僵"。但仔细地进行精神检查，仍可发现患者流露痛苦或抑郁情绪。伴有焦虑的患者，可有坐立不安、手指抓握、搓手顿足或徘徊等症状。

严重的抑郁发作患者常有自杀未遂的行为。消极悲观的思维及自责自罪，可使患者萌生绝望的念头，认为"结束自己的生命是一种解脱""自己活在世上是多余的人"，使自杀未遂发展成自杀行为。自杀未遂和自杀行为是抑郁症发作时最危险的症状，应及时对症处理，减少不良后果。

（三）双相情感障碍

双相情感障碍（bipolar affective disorder，BD）是一类既有躁狂发作或轻躁狂发作又有抑郁发作（典型特征）的常见精神障碍。躁狂发作常见情感高涨、言语活动增多、精力充沛，抑郁发作则出现情绪低落、愉快感丧失、言语活动减少、疲劳迟钝等症状。双相情感障碍临床表现复杂，在情绪低落或高涨反复、交替、不规则呈现的同时，常见焦虑强迫和物质滥用，也可出现幻觉、妄想或紧张等精神病性症状。病程多形演变，发作性、循环往复性、混合迁延性、潮起潮落式的病程不一而足。间歇期或长或短，间歇期社会功能相对恢复正常，但也可有社会功能损害；多次反复发作之后会出现发作频率加快、病情越发复杂等现象。

1.双相Ⅰ型障碍　典型的双相Ⅰ型障碍通常在青少年起病，第一次发作的平均起病年龄接近18岁。首次发作可以是躁狂发作，也可以是抑郁发作或者混合发作。发作常见形式，开始为轻度抑郁或轻躁狂，数周或数月后转为躁狂发作。

（1）急性躁狂：通常急性躁狂发作在1～2周达到高峰，起病突然，发展迅速。易激惹患者爱发脾气，尤其在受到阻止时容易发生，甚至有攻击行为，发作时可出现幻觉、妄想及其他思维障碍，妄想尤以夸大妄想、被害妄想为常见。严重的急性躁狂患者可出现紧张型躁狂，表现为特殊的姿势或违拗，犹如木僵。

（2）慢性躁狂：约5%的双相Ⅰ型障碍患者为慢性躁狂发作病程，这些患者通常由于反复躁狂发作，呈现衰退的病程。治疗不依从性是慢性躁狂的特点，自知力严重受损。

（3）抑郁发作：双相Ⅰ型障碍抑郁发作时除了典型的抑郁发作症状外，也可以有精神运动性迟滞，可有睡眠增加，也可以有木僵，多见于青少年。但幻觉、妄想少见，可突然发作，突然消失。

（4）混合发作：在许多双相Ⅰ型障碍患者可见混合发作。混合发作是指患者符合躁狂或轻躁狂发作诊断标准时的多数日子里，存在抑郁症状。或者在符合抑郁发作诊断标准的大多数日子里，存在躁狂、轻躁狂的症状。

2.双相Ⅱ型障碍　双相Ⅱ型障碍是双相情感障碍的另一个亚型，临床主要表现为反复的抑郁发作和轻躁狂发作，以抑郁发作为多。大多数双相Ⅱ型障碍患者在抑郁发作结束后的轻躁狂持续时间并不长，通常只有几天。

3.环性心境障碍　环性心境障碍（cyclothymic disorder）的基本特征是反复出现轻度情绪高涨或低落，但不符合躁狂发作或抑郁发作的症状条目数、严重程度和病程的诊断标准。患者的心境不稳定至少2年，在此期间有轻度躁狂或轻度抑郁的周期，轻躁狂症状和抑郁症状快速转换，每个症状仅仅持续几天。心境正常期一般不超过2个月，患者的社会功能基本保持，一旦患者的抑郁或躁狂符合相应的症状发作标准，应做出相应的诊断。

4.特殊人群的临床表现

（1）儿童青少年期双相情感障碍：儿童青少年期双相情感障碍的临床特点是易激惹、环性心境改变和注意缺陷多动障碍（ADHD），较少有典型的躁狂/抑郁发作病程。儿童青少年期双相情感障碍的抑郁发作时症状较易识别，但躁狂发作时症状则复杂多样，容易造成漏诊。如儿童表现出快乐、愚蠢和发呆在某些场合是正常的，但如果这些症状反复发生，与现实状况不协调，超出儿童发育水平的预期，则应考虑这些症状符合躁狂发作的A标准。如果儿童同时做许多工作，开始设计复杂的非现实的计划，发生以前缺乏的不相宜的性的先占观念，应考虑这些症状符合躁狂发作的B标准。儿童青少年躁狂发作的主要特点是症状不典型，行为障碍突出，常具攻击性行为，同时伴有精神病性症状，但随着时间推移，情感症状越来越明显。

（2）老年期双相情感障碍：双相情感障碍老年患者抑郁发作时，除了情绪低落外，多有显著的焦虑、易激惹和敌意，躯体不适及精神运动性抑制也较年轻患者明显，并可出现认知功能损害症状；严重时类似痴呆，称为抑郁性假性痴呆。老年患者躁狂发作时，多起病急骤，常以激惹性增高、兴奋躁动、到处乱跑、爱管闲事等为主要表现。情感高涨、意念飘忽、性欲亢进等症状表现不典型。患者表现为易激惹、情感活动不稳定，情感缺乏感染力；偏执症状多为敌对性和迫害性内容。老年患者的夸大妄想常表现为幼稚、愚蠢。对65岁以后首次出现躁狂发作的患者，应排除脑器质性病变可能，常需做影像学及实验室检查，以助诊断。

二、心境障碍的康复

（一）功能障碍

1.心理和精神

（1）认知功能障碍：表现为记忆力下降，注意力障碍（反应时间较长），警觉性增高，抽象思维能力减弱，学习困难，语言的流畅性比较差，空间知觉、手眼协调及思维灵活性等明显减退。

（2）精神行为障碍：精神行为症状有焦虑、抑郁、幻觉、妄想等，除此之外还有大喊大叫、活动增多等行为紊乱，影响患者的生活质量，并造成看护人员精神紧张、心境压抑。对待社会关系的错误观念，如对人际关系过于敏感、偏执和攻击行为等。

2.生理和生活 持久的心境低落，常伴随躯体不适：睡眠障碍、食欲下降、性欲减退、易疲劳、慢性疼痛症状、胃部不适等。体重下降或可能出现暴饮暴食、乏力、便秘、性欲减退，女性患者还可表现出月经紊乱。

3.社会功能 负性生活事件，如丧偶、婚姻不和谐、失业、人际交往困难。患者的动作和行为缓慢，如生活被动、疏懒，常独坐一旁或整日卧床，不修边幅，日常生活料理需要他人督促。患者整日不想做事，如不愿参加平常喜欢的活动和业余爱好，不想上班，也不愿与家人/朋友和周围人接触交往，常闭门独居、疏远亲友、回避社交。

（二）康复评估

在收集资料的过程中应详细询问患者及家属，有的患者反映的问题不一定真实，特别是严重抑郁、躁狂患者。所以，家属提供的情况就变得非常重要。护士应从认知、行为、社会、身体等方面仔细评估患者的情况。患者的康复评估应包括以下几个方面。

1.心理和精神评估 个人史及家族史要询问患者及其家庭成员是否曾患抑郁、躁狂或双相情感障碍。精神方面评估患者的人生观、信仰、自我价值和自我实现。由于患者处于症状活跃期，此方面的评估通常会受到症状的影响，可能与患者病前的观念不同，可通过家属及其朋友澄清患者病前、病后观点的变化。认知方面评估患者的判断力、定向力、记忆力、抽象思维能力、计算能力、防卫机制及对疾病的自知力。

2.生理和生活能力评估

（1）身体方面：评估患者的一般外观、自我照顾能力、营养状态、睡眠状况、排泄情况、身体健康状况及活动情况。

（2）情绪方面：评估患者的情绪状态、情绪变化情形、是否有针对自己或他人的攻击行为。

3.社会功能评估　评估患者的自我概念、人际关系、家庭状况、角色功能等。

（三）康复问题

1.抑郁发作患者的康复问题

（1）抑郁发作患者的心理和精神康复问题

1）自卑、耻感：担忧疾病对个人生活的影响，顾虑周围人群对个人的评价，以及由此产生的自卑、耻感。

2）无助、无望：家庭支持、社会支持的不足感；对个人学习工作、家庭生活、事业前途失去希望。

3）有发生自杀的可能和自杀行为：由抑郁发作引起。表现为焦虑、悲观、绝望而产生自杀观念和行为。

4）认知功能障碍。

（2）抑郁发作患者的生理和躯体功能康复问题

1）睡眠障碍：抑郁发作患者睡眠障碍的特点是早醒。

2）饮食障碍：由于消极悲观，没有食欲或自责自罪而拒食。

3）药物副作用。

4）营养缺乏：由于负性心理作用，生活自理能力下降或消失，不能正常摄取营养，甚至丧失排泄功能。

（3）抑郁发作患者的社会功能康复问题

意志活动减退：患者的动作和行为缓慢，如生活被动、疏懒，常独坐一旁或整日卧床，不修边幅，日常生活料理需要他人督促。患者整日不想做事，如不愿参加平常喜欢的活动和业余爱好，不想上班，也不愿与家人/朋友和周围人接触交往，常闭门独居、疏远亲友、回避社交。严重的抑郁发作时，患者可出现不语、不动、不食，呈现缄默或木僵状态。

2.躁狂发作患者的康复问题

（1）躁狂发作患者的心理和精神康复问题

1）暴力危险（针对自己和他人），与精神运动兴奋有关。

2）社会交往障碍，与思维过程改变有关。

3）思维过程改变，与不切实际的感受、不适当的应对方法有关。

（2）躁狂发作患者的生理和躯体功能康复问题

1）健康维持的改变，与不能仔细考虑判断有关。

2）营养改变（低于身体需要），与休息过少和不能集中注意力有关。

3）有受伤危险，与营养不足、睡眠不足有关。

4）自理缺失，与严重的兴奋状态有关。

5）睡眠型态改变，与严重的精神活动兴奋有关。

（3）躁狂发作患者的社会功能康复问题

1）个人应对无效，与不切实际的感受、不适当的应对方法有关。

2）暴力危险（针对他人），与情绪高涨、内心冲突、自我控制能力下降有关。

3.双相情感障碍患者的康复问题

（1）双相情感障碍患者的心理和精神康复问题

1）社会交往障碍，与沟通障碍、自我概念紊乱、思维过程改变有关。

2）低自尊，与感到无用、无价值有关。

3）思维过程改变，与心理冲突、判断力障碍有关。

（2）双相情感障碍患者的生理和躯体功能康复问题

1）营养状况的改变（低于身体需要），与情感障碍、食欲缺乏有关。

2）睡眠型态改变，与严重抑郁、躁狂有关。

3）社交隔离，与动力下降和低自尊有关。

4）自理能力缺失（沐浴及卫生、穿着及修饰、进食、如厕），与抑郁、认知障碍有关。

（3）双相情感障碍患者的社会功能康复问题

1）个人应对能力无效，与不切实际的感受、不适当的应对方法有关。

2）暴力危险（针对自己），与自责、自罪、无用、低自尊有关。

3）健康维持改变，与抑郁、精神活动迟滞有关。

4）活动无耐力，与精神运动抑制有关。

5）无能为力，与精神活动迟滞有关。

6）绝望，与思维障碍、低自尊有关。

（四）康复目标

1.躁狂发作康复目标

（1）心理和精神

1）患者情绪平稳，不容易受周围环境的影响。

2）有自知力，无发生外走、冲动、伤人、自伤、藏药等意外行为。

（2）生理和生活

1）患者以正确的态度对待生活和疾病。

2）生活自理能力增强。

（3）社会功能：患者无自伤、自杀及冲动等行为。

2.抑郁发作康复目标

（1）心理和精神

1）患者的自我价值感增进，有正性的自我认识。

2）患者内心的愤怒和抑郁能以正向积极的方式宣泄。

（2）生理和生活

1）患者在出现自伤念头时能主动向医护人员或亲人表达。

2）患者对未来有正性的期望。

（3）社会功能

1）患者能主动参与病房集体活动，积极与家人和社会接触，社会隔离减轻。

2）能注意个人卫生，自我照顾能力增强。

3.双相情感障碍的康复目标　同抑郁发作康复目标。

（五）康复措施

1.躁狂发作患者康复措施

（1）躁狂患者心理和精神康复措施

1）建立良好的护患关系：尊重、关心患者是建立良好关系的基础。在建立关系的过程中，患者可能经常以要求的姿态提出需要或以讨价还价的方式表现出来，或是爱说些阴狠的、粗俗的、挑拨的言语。护士面对这样的患者，应以平静、温和、诚恳、稳重及坚定的态度来接纳他，使患者慢慢降低焦虑感，增加安全感。

2）过度不当行为的处理：患者由于症状的干扰可能出现一些越轨行为，如讲粗话、性骚扰、大声命令、操纵或破坏性行为。护士须了解其原因，尽量淡化，不要羞辱、指责患者；在患者表现幽默、夸夸其谈时，护士最好以中立的态度对应，转移他的谈话主题。若护士此时听他高谈阔论而跟着参与或随性大笑，则容易造成患者更加急躁。

3）过于慷慨的处理：患者由于夸大，自认为自己很有本事或很富有等而做出一些不实际的行为，如随意购物造成财物上的浪费。因此，护士在患者急性期住院时，要帮助患者管理财务，或与患者共同讨论制定出适度的限制，以免患者随意馈赠。

4）恰当控制患者的操纵行为：操纵行为可能是自卑、无价值感的心理因素所引发。患者常主动表示愿意帮助护士，如在病房中，当有别的病友激动时，躁狂患者常会自告奋勇地干涉，甚至殴打患者。患者不仅难将工作做得完美，反而容易利用工作人员所赋予的特权，提出得寸进尺的无理要求。护士要婉转拒绝患者的帮助，如告诉患者："你想帮忙控制病房秩序，我可以理解，不过这是护士的责任，由我们工作人员处理就好。"

5）要求行为的处理：当患者有要求行为的时候，常因过多的要求，造成护士的困扰。此时，可依情况而有不同的对策，举例如下。①给予适当限制：当患者要求过分且无理时，以真诚的态度给予适当的限制或拒绝。②拖延：对患者所提供的信息不确定或要求次数多时，护士宜保持中立，不立刻作答，由于患者持续度很低，常过一段时间后便不坚持或忘记了。例如，要求打电话次数多，可以表示现在忙，等一下再说，但拖延期间护士仍应保持对患者的关怀与接受，不对其无理的部分提出批评，或可视其需要，在适当范围内转由其他方面使其获得满足。③给予满足或部分满足：患者的要求合理，给予满足，如要求过多，则双方共同协商，只给予部分的满足。④隔离或保护：当患者过分无理，以非常具有攻击性的方式要求时，应给予适当的隔离或保护，以免伤害自己或别人。

（2）躁狂发作患者生理和生活康复措施

1）提供安全的环境：躁狂患者很容易受环境的影响，为患者提供一个安全的环境十分重要。应尽量减少环境的刺激，如避免强光线、减少噪声、简化环境装饰物品等。室内家具宜少而实用，避免患者用其作为攻击武器。另外，病房可放轻松、慢节奏的音乐，以缓和病房气氛。

2）保证药物治疗顺利进行：患者常不承认患病，拒绝服药。有的过度兴奋，对治疗不合作，护士需督促和保证药物治疗的顺利完成，并观察药物疗效及不良反应。大多数患者采用的是碳酸锂治疗，而锂盐的治疗剂量和中毒剂量又十分接近，所以护士必须了解锂盐作用及不良反应，并认识锂盐中毒的症状和处理方法。

3）保证足够营养和水分：患者精神活动增加，体力消耗大，又整天忙碌，经常用餐不专心或无暇用餐等，容易造成营养和水分不足。因此，护士应为患者选择高热量、高营养、易消化食物，采用少量多次进食方式督促患者进食，并鼓励患者多饮水，或指定每小时喝水一次。不能安静进食的患者最好在清静的环境中单独进食，必要时为患者增添零食，并由护士在场督促进食。

4）保证休息与睡眠：患者活动过度，睡眠需要减少，对环境又很敏感，常常入睡困难。因此，护士须为患者提供安静的环境并采取睡前喝热牛奶、热水沐浴或给予适当药物等方法帮助患者入睡。

5）协助完成个人卫生：躁狂患者常常过度打扮，有时也可能为了显露身材而不穿衣物，因此需鼓励患者适宜打扮，如准许患者穿着漂亮的家居服和适当化妆，并提醒保持个人仪表的整洁。

6）计划安排患者活动：患者容易转移注意力，对活动容易分心，无法持久。护士要引导或协助患者将过盛的精力，以可以被接受的方式发泄出来，以减轻对患者自己、家人或他人安全的威胁。为患者安排适当工作，并在活动中注意多鼓励、表扬患者，鼓励合作、避免争论。安排活动的原则：①避免过度精细工作，先进行有韵律、愉快且竞争少的活动，如跳迪斯科；②鼓励参加文艺活动，如书写、绘画等，并让患者学习不干涉别人，对其作品和进步给予表扬；③选择限制少、短时间能完成且患者能自控的活动；④安排身心适宜的活动，如打羽毛球等。

（3）躁狂发作患者社会功能康复措施

1）避免患者出现不恰当的性冲动行为：躁狂发作患者很渴望与异性接近，喜欢谈到性或有性挑逗行为。此时，护士应转移患者的注意力，希望患者学习尊重别人，鼓励与异性相处时学习以尊重的口语和态度来表达自己。

2）防止患者挑拨滋事：躁狂发作患者有时候以挑衅、冷嘲热讽的态度来待人，引人不喜欢，甚至会挑拨是非，造成误会。因此，护士遇上此种情况，必须冷静，不能只听患者的片面之词，须用一致的态度接受患者的问题，小心处理。

3）预防和及时处理患者的攻击行为：由于症状的干扰，患者易与人发生冲突，甚至会出现严重的争吵或攻击行为。此类患者宜密切督导，不要表现出生气、不耐烦、责备的态度。护士首先要能接受其行为是由疾病引起，尽可能地协助患者安静下来，将患者带开，转移其注意力或以平静的口吻规劝患者，鼓励患者用言语表达其焦虑、愤怒或恐惧的感受。当患者的行为无法自控时，以坚定的口气制止患者的行为，若患者仍无法抑制其冲动可带入保护室给予适当的保护。待患者平静后，鼓励说出是何原因或刺激引起其攻击行为，讨论如何预防和如何恰当处理类似事件，指导患者学习自我控制和做出社会可接受的行为。

4）鼓励家属参与治疗活动：躁狂发作患者若停药有复发的危险，其发作的频率与其预后有密切关系。因此，家属若能协助病患配合做治疗，对病情的控制助益极大。护士应定期举办医学讲座，向患者家属说明疾病病因、临床表征及药物治疗、副作用等问题，能增进躁狂发作患者家属对疾病的认识，了解应对措施，并激励家属负起督促患者的责任，加强对患者的支持。

2.抑郁发作患者康复措施

（1）抑郁发作患者心理和精神康复措施

1）建立良好的护患关系：良好的护患关系是心理治疗和心理护理的前提和保证，接触患者时应态度和蔼，举止端庄，讲话热情，以给予鼓励、劝告、指导为主。用亲切同情的目光鼓励患者说出最担心什么，最需要什么，最关心什么等。耐心倾听患者的有关心理问题，了解致病因素，同情其挫折，关心其痛苦，并能正确对待来自患者的不礼貌行为和言语，使患者感到尊重和理解以取得患者的信任和合作。严重抑郁发作的患者常思考过程迟缓，思维内容贫乏，甚至有虚无和罪恶妄想。护士在接触不语或语言极少的患者时，只能静静地陪伴患者，以非语言或简单缓慢的语言表达工作人员的关心与支持，通过这些活动慢慢地引导患者注意外界，并利用治疗性沟通的技巧，协助患者实地去体验其本身的感觉，并表达其感受与看法，这有利于及时掌握病情，以便采取相应的医疗护理措施，避免意外发生。

2）阻断患者负向心理：患者经过治疗症状基本缓解，认知能力逐步恢复，这时患者容易产生负向心理，因此做好阻断患者负向心理的工作是至关重要的。

①内向投射心理：当患者病情好转、认知能力恢复后，容易产生继发性抑郁，常表现出情绪低落，自己责怪自己，感到自己给家人和他人带来了不幸，对生活丧失热情，担心出院后不能胜任原来的工作，怕患精神病受人歧视，怕人讥笑嘲讽，产生悲观厌世的心理。这类心理投射对于疾病治疗和康复是不利的。护士除应积极主动接触患者掌握患者心理外，还必须每天组织好患者参加娱疗如打球、下棋、唱歌、跳舞等活动，通过娱乐活动使患者自然地表达其正常的心理，解脱被压抑的合理愿望，唤起心理上的愉快感和满足感，起到稳定情绪的作用。组织患者集体谈心，或采取个别谈心的办法，从中发现和找出他们的兴趣、爱好和特长，引导他们做原来喜欢的事情，从而劝导患者面对现实，激发患者对生活的向往，使他们重新估计自己的能力，学习新的适应方法，以便出院后对社会有所贡献，对家庭有所帮助。

②悲观心理：这种心理产生的基础是认为精神病治疗不彻底，担忧预后和复发这两个问题。因此，护士要做好预防疾病复发的工作，除组织患者进行生活交际、工作学习能力的训练以巩固疗效外，还要关注社会支持力量如与患者工作单位或家庭取得联系，取得单位和家庭的支持，向他们宣传精神卫生知识，指导家庭治疗环境及预防复发的方法，从而使患者最大限度地消除悲观心理，积极地促进患者心理及社会功能的进一步改善，有利于疾病的恢复。

（2）抑郁发作患者生理和生活康复措施

1）维持适当营养：给予患者排泄与个人生活上的照顾。食欲缺乏、便秘是抑郁发作患者常出现的胃肠道方面的问题。必须向患者宣传摄取营养的重要意义，并给予高蛋白、高热量、高维生素饮食。可组织患者参与集体进食，也可采取少量多餐方法，与家属取得联系，在来院探望患者时携带患者平时喜爱的食品，以增进患者食欲，保证患者每日的摄入量。若患者坚持不吃，或体重持续减轻，则必须采取必要的措施，如鼻饲营养或静脉营养等。

2）保证睡眠：护士要有高度的责任心，对有消极意念的患者，要做到心中有数，重点巡视。尤其在夜间、凌晨、午睡、饭前和交接班等病房人员较少时，在走廊尽头、厕所、洗漱间、暗角处等地方都应仔细观察。患者夜里入睡困难、易早醒，不要让患者蒙头睡觉，要采取措施保证患者有足够的睡眠并及时记录睡眠时数。

（3）抑郁发作患者社会功能康复措施

1）环境适应：患者应安置在设施安全、采光度高、空气流通、整洁舒适的治疗休养环境中，墙壁以明快彩色为主，并且挂壁画及布置适量的鲜花，充分调动患者积极良好的情绪，焕发对生活的热爱。

2）病情观察：要严密观察患者的情绪变化及异常言行，患者有无流露出厌世的想法和收藏危险品，会客时反复向家属交代患者的病情，取得家属的配合，在做好患者的疏导工作的同时严防不利物品流入。抑郁发作患者的行为有一定稳定性，患者往往隐藏自己的念头，采取各种方式骗取医护人员的信任、伪装、主动参加病房集体活动、对病情假意认识等，或者患者表面上终日呆坐、不语不动、不思饮食，但其内心对自杀的企图十分强烈。突然"症状好转"的消极患者，在假装好转的背后已筹划了周密的自杀方案，趁工作人员疏忽而采取行动。故对此类患者应重点关注，切勿丧失警惕。

3）严格执行护理安全管理制度：加强对病室安全设施的安置与检查，严格做好药物、锐器等危险品收缴与管理，以杜绝不安全因素。发放口服药时，对消极意念的患者，应仔细检查口腔，严防藏药或者蓄积后吞服。使用腋下体温计测体温时，严防咬吞体温计。户外活动或去医技科室进行各项检查治疗时，需护士重点看护，防止意外。

4）科普宣教：做好出院前的疏导工作及对患者家属进行训练，以便实施家庭干预，患者的心理状态及其生活环境对疾病预后和康复有密切关系。出院前要掌握患者的心理特点，开展有针对性的干预和疏导工作，加强心理护理，实施临床关怀，使患者面对现实，树立社会参与意识，提高自尊心和对生活的信心，给予患者精神上的支持，使其建立良好的行为模式，即使面对严重的生活事件，也能处于良好的应激状态。积极开展针对患者家属需要掌握的精神病患者家庭护理方面的基本知识训练和指导，如患者院外期间的药物保管与遵医嘱按量分次督促并协助患者服药，注意防止患者藏药后积蓄起来一次顿服以此达到自杀目的。

3.双相情感障碍患者康复措施　参考本章节躁狂发作患者康复措施及抑郁发作患者康复措施。

（六）康复效果评定

1.抑郁发作康复效果评定

（1）抑郁发作心理和精神康复评定

1）患者内心的愤怒和抑郁能以正向积极的方式宣泄。

2）患者在出现自伤念头时能主动向医护人员或亲人表达。

3）患者对未来有正性的期望。

（2）抑郁发作生理和生活能力康复评定：能注意个人卫生，自我照顾能力增强。

（3）抑郁发作社会功能评定：患者的自我价值感增进，有正确的自我认识。

2.躁狂发作心理和精神康复评定

（1）患者能获得足够的营养和水分。

（2）患者没有伤害自己和他人。

（3）患者能用适当方式发泄愤怒。

（4）护患关系良好。

（5）患者的生理、心理、社会需求皆得以满足。

3.双相情感障碍康复评定　①生活质量提高；②记忆力提高；③提高对疾病的自知力，增强治疗疾病的信心；④提高患者适应能力；⑤减少意外发生；⑥支持系统提升；⑦提高压力应对能力。

三、个案解析

（一）基本信息

男性，17岁。诊断：抑郁发作。

病例简介：患者主因"情绪低落，自卑，悲观厌世1个月"于2016年4月8日入院。患者为青年男性，病前性格外向，人际关系可，无精神疾病家族史，无药物食物过敏史。

主要临床表现：2016年3月初领导找患者谈心，发现他情绪比较激动，患者说感觉别人对他指指点点，背后议论他；队友与他开玩笑，感到队友针对他，排斥他。总是感到自卑，感觉他不如别人，很没用，有轻生的念头，曾给父亲打电话说："自己做得没有别人好，别人很优秀"。平时常一个人发呆，不主动与他人交流，情绪低落，闷闷不乐，唉声叹气，在笔记本上写"找不到目标，没有方向，只想好好安慰地活着，可这点都有点困难，或者无助，那活着干啥呢，小角落，自己呆着，有人的话，也只为将内心封闭一下"，"那两天消极得可怕，自己都有点害怕，怕自己做出什么出格的事情，幸幸福福地离开这世界""状态一直不好，头痛，心中烦躁，想死，不知道如何是好"等言语，不想参加训练，训练时无法集中注意力，心情烦躁，感到控制不住情绪，不如死了一了百了，躲到厕所里想自杀或想跳楼，想伤人等。近来睡眠差，易醒，有时睡得晚。2016年4月6日就诊于笔者所在医院，给予盐酸舍曲林胶囊50mg/早、百乐眠胶囊1.08g/晚口服治疗，后睡眠有所改善。患者否认出现情绪高涨、言语夸大、思维奔逸、活动增多等症状。为求进一步治疗，单位及家属将患者送来笔者所在医院，门诊以"抑郁发作"收入。

护理查体：体温36.2℃，脉搏74次/分，呼吸19次/分，血压120/80mmHg。发育正常，营养良好，神志清楚，自动体位。全身皮肤无黄染，无瘢痕，浅表淋巴结未触及。五官端正，两侧瞳孔等大，两侧鼻通气良好，两外耳道无溢脓。咽部无充血，扁桃体无肿大。颈软，气管居中，甲状腺不大。胸廓对称无畸形，双侧呼吸运动对称，语颤无差异，叩诊呈清音，双肺呼吸音清，未闻及干湿啰音。心界叩诊不大，心率74次/分，律齐，未闻及杂音。腹软无压痛，肝脾肋下未及，肠鸣音正常。四肢关节无红肿。神经系统检查未见阳性体征。

精神检查：意识清楚，注意力较集中，问答切题，检查合作，未查及明显的错觉、幻觉及感知综合障碍。否认感觉别人对他指指点点、背后议论他，否认感到队友议论他、排斥他，未查及妄想内容。患者诉感到脑子变笨了，想表达的事情表达不出来，感到心情烦躁，就不想再做，情绪会变得低落，提不起精神，无精打采的，什么事情都不想做，感到活着没有意思，有轻生的念头。近来心情烦躁，想一个人静一静，不想参加训练，在训练或学习时无法集中注意力。患者反映2013年曾出现过轻生念头，未付诸行动。否认曾出现情绪高涨、兴奋话多、活动增多等症状。心烦，表情较愁苦，情感反应与内心体验协调，与周围环境欠协调，定向力正常，对自己所患疾病有一定认识，自知力部分存在。

（二）康复计划

1. 护理问题　①睡眠型态紊乱；②有出走的危险；③有自杀的危险。
2. 护理目标　①1周内纠正患者睡眠规律与生活习惯；1个月内调整患者睡眠情况。②密切观察患者1周内不出现外走现象；通过住院治疗消除患者的出走想法。③密切观察患者不发生自杀行为，从根本上消除患者的自杀观念。

（三）康复护理措施

1. 生活方式　①为患者创造良好的入睡环境，鼓励患者白天参加多次短暂的工娱活动；②安排合理的作息制度，促进患者养成有利睡眠的习惯；③晚上入睡前用热水泡脚或洗热水澡，避免看过于兴奋、刺激的电视节目及书籍；④指导患者使用放松技术；⑤遵医嘱给予助眠药物。

2. 情绪护理　将患者安置在工作人员的视力范围，适当限制活动范围。加强入院指导，密切观察患者病情变化。患者外出活动或做检查时要有专人陪护，禁止单独外出。丰富患者的住院生活，鼓励参加集体活动，消除紧张和顾虑心理。加强护士责任心，在进出病房时注意防护，避免患者伺机出走。工作中善待患者，避免激惹或刺激患者。

3. 心理护理　①首先应与患者建立良好的治疗性人际关系，密切观察自杀的先兆症状，如焦虑不安、失眠、沉默少语或心情豁然开朗、烦躁、拒食、卧床不起等；②不应让患者单独活动，可陪伴患者参加各种团体活动，外出检查有护士陪护；③做好心理护理，给予心理上的支持；④将患者安置在易观察的房间，光线明亮、空气流通、整洁舒适的治疗休养环境中；⑤按要求巡视病房，尤其在夜间、凌晨、午睡、饭前和交接班及节假日等病房人员少的情况下，护士特别要注意防范意外发生；⑥要加强对病房设施的安全检查。严格做好药品及危险物品的保管工作，杜绝不安全因素，发药时应仔细检查口腔，严防藏药。

（中国人民解放军联勤保障部队第九八四医院　赵海燕）

第三节　焦虑与恐惧相关障碍

焦虑障碍是一组以焦虑症状群为主要临床相的精神障碍的总称。焦虑障碍的基本特点是过度恐惧和焦虑，以及相关的行为障碍。恐惧是指面临具体不利的或危险的处境时出现的焦虑反应，焦虑是指缺乏相应的客观因素下出现内心极度不安的期待状态，伴有紧张不安和自主神经功能失调症状。根据ICD-11和《精神障碍诊断与统计手册（第5版）》（DSM-5）的疾病分类，目前的焦虑障碍包括广泛性焦虑障碍、惊恐障碍、场所恐惧症、社交焦虑障碍、特定恐惧障碍、分离性焦虑障碍、选择性缄默、其他药物或躯体疾病所致焦虑障碍。本节涉及广泛性焦虑障碍、惊恐障碍、社交焦虑障碍。

一、焦虑与恐惧相关障碍疾病特点

焦虑障碍的临床表现为焦虑症状群,包括精神症状和躯体症状。精神症状表现为焦虑、担忧、害怕、恐惧、紧张不安;躯体症状表现为心慌、胸闷、气短、口干、出汗、肌紧张性震颤、颜面潮红、苍白等自主神经功能紊乱症状。

恐惧是人类的本能情绪之一,是指人对某种客观事物或情境产生的异乎寻常的紧张、害怕、畏惧状态,它是有着明确指向目标并伴有回避倾向的特殊焦虑,常伴有明显的自主神经症状。

恐惧症原称恐怖性神经症,是指患者对外界某些环境、物体,或与人交往时,产生异乎寻常的恐惧与紧张不安,可致脸红、气急、出汗、心慌、血压变化、恶心、无力,甚至昏厥等,因而出现的回避反应。患者明知客体对自己并无真正威胁,明知自己的这种恐惧反应极不合理,但在相同场合下仍反复出现恐惧情绪和回避行为,难以自制,以致影响其正常活动。

恐惧症的突出症状是高度焦虑,但这些焦虑仅见于特殊的有指向性的情境中。恐惧症的两个核心特征是对引起焦虑的情境的回避和即将要遭遇这些情境时的预期性焦虑。恐惧症的共同特点是均由外界特定的客观对象或情境所诱发。恐惧症表现为指向特定对象的焦虑;焦虑的程度与恐惧的对象不相符合;回避成为缓解焦虑的主要方式;患者能认识到其恐惧是不合理的,但不能控制,因而是自我失谐的。恐惧症主要包括三类亚型,即特定恐惧症、广场恐惧症、社交恐惧症。

(一) 广泛性焦虑障碍

广泛性焦虑障碍是以广泛且持续的焦虑和担忧为基本特征,伴有运动性紧张和自主神经活动亢进表现的一种慢性焦虑障碍。广泛性焦虑障碍的病因主要有三方面的因素,即素质因素、诱发因素和维持因素。焦虑性人格特征和童年经历通常被认为是广泛性焦虑障碍的素质因素,而遗传因素的具体作用并不清楚。广泛性焦虑障碍的发生常与生活应激事件相关,特别是有威胁性的事件,如人际关系问题、躯体疾病及工作问题,一般认为上述这些问题是其诱发因素。生活应激事件的持续存在可以导致广泛性焦虑障碍的慢性化;同时,认知特点如"非黑即白""灾难化"等也可以使症状顽固化,一般认为是其维持因素。广泛性焦虑障碍的临床表现可以分为精神症状和生理症状两个方面,并伴随或不伴随社会功能的受损。

1.精神症状 主要是以持续、泛化、过度的担忧为特征。这种担忧不局限于任何特定的周围环境,或对负性事件的过度担忧存在于日常生活的很多方面,如过度担心自己或亲人患病或发生意外,异常地担心工作出现差错等。

2.生理症状 主要是运动性紧张和自主神经活动亢进。包括消化系统,肠蠕动增多或减少;呼吸系统,胸部压迫感、吸气困难、过度呼吸;心血管系统,心慌、心前区不适、感觉心律不齐;泌尿生殖系统,尿频尿急、勃起障碍、痛经;神经系统,震颤、眩晕、肌肉疼痛等。

3.动作行为 广泛性焦虑障碍的精神症状、生理症状对社会功能的影响随着症状加重而出现,包括注意力、记忆力的下降及对认知功能的影响,进而出现学习、工作能力的下降，人际关系的受损；过度担忧造成的反复检查、确认、咨询等行为出现，并可能诱发与家属、同事等人员的关系紧张；生理症状早期或较轻微时对个人行为影响较小，但较明显的生理症状会直接造成个体生理功能障碍而影响学习、工作、生活，或以躯体障碍的形式到医院就诊。

（二）惊恐障碍

惊恐障碍是反复出现的不可预期的惊恐发作。其主要特点是不可预期的、突然发生的强烈的害怕或不适感，可表现出濒死感或失控感，并伴有自主神经功能紊乱的症状。惊恐发作是一种突然、强烈的恐惧或焦虑，可能会导致呼吸短促、头晕或心动过速，患者可能会感觉失去控制。有些患者还会以为是心脏病发作或濒临死亡。惊恐发作通常持续数分钟或更长时间，甚至长达数小时。如果经常发生则被称为"惊恐障碍"。

目前，惊恐发作和惊恐障碍的病因尚不明确，可能与脑内化学物质失调或家族遗传、成长环境等因素相关。

1. 精神症状　主要表现为强烈的恐惧、害怕或焦虑；难以集中思想或注意力；对死亡的担心超常，感觉失去控制或发疯；渴望得到外来的帮助和支持；有时有不真实感；伴随痛苦体验明显；有逃脱的迫切感。

2. 生理症状　多表现出呼吸系统症状，如呼吸困难、呼吸急促；也会出现心血管系统症状，类似心脏病发作如心动过速、胸痛或紧迫感等；神经系统症状（头晕、轻度头痛、手脚麻木）、消化系统症状（恶心、呕吐、食欲缺乏、消化道不适）可以同时出现，或由上述症状继发；或伴随寒战、大汗、震颤等自主神经功能紊乱表现。

3. 动作行为　惊恐发作突然，不可预期；有时几种症状综合表现而不是单独出现；发作时意识也很清晰，事后能清楚回忆，常存在预期性焦虑；多数出现回避行为；症状反复出现，即为惊恐障碍。患有惊恐发作的人往往会学着避免一些可能诱发疾病且不容易躲过的情况。如果这种刻意避免和焦虑发作非常严重，那么就会演变成"广场恐惧症"，即一种非常强烈和非理性的对公共场合的恐惧。"广场恐惧症"患者害怕拥挤的人群、排队或者进入商场，害怕症状再次发作或无法逃避，甚至感觉糟糕到使他们无法离开住所，这种恐惧通常持续5～20分钟，但也可能持续更长时间，甚至长达数小时，发病10分钟左右时的焦虑感最为严重。

治疗惊恐发作和惊恐障碍的方法主要是心理咨询，特别是认知行为治疗。此外，药物也可能有帮助。治疗可以帮助大多数人控制症状甚至消除症状，但疾病可能复发，尤其是在过早停止治疗的情况下。

（三）社交焦虑障碍

社交焦虑障碍又称社交恐惧症，其特点是突出的、长时间存在对社交性场景、人际接触、团体性或非团体的多人活动的异乎寻常的担心、害怕、紧张、恐惧。

恐惧是人类的本能情绪之一，是指人对某种客观事物或情境产生的异乎寻常的紧张、害怕、畏惧状态，它是有着明确指向目标并伴有回避倾向的特殊焦虑，常伴有明显的自主神经症状。生物学因素、社会心理因素被认为是重要病因，心理学有关理论认为其与童年期成长经历有关。

1.精神症状 患者会有不同程度的紧张、不安和恐惧。多数患者只对少数社会交往情境或当众演讲表演恐惧，一般情况下没有异常，焦虑症状只在遇到害怕的社交场合或进入特定情境时才会出现。严重者可对所有涉及社交的场景恐惧、紧张，甚至面对亲人、朋友等熟悉的交往对象也会恐慌焦虑，不敢出门，害怕与人交往而停止社交活动，导致脱离社会。

2.生理症状 患者会出现脸红、出汗和口干等自主神经症状，其中害羞、脸红是社交恐惧最突出的自主神经表现。患者与人交往会过度关注自己的表情和行为，不敢与人直视，自我评价低，严重者可能出现惊恐发作。

3.动作行为 恐惧症的核心症状是高度焦虑，但这些焦虑仅见于特殊的有指向性的情境中。恐惧症的两个核心特征是对引起焦虑的情境的回避和即将要遭遇这些情境时的预期性焦虑。社交焦虑障碍的特点是明显而持久地害怕社交性情境或可能诱发使人感到尴尬的社交行为和活动，一旦面对这种情景立即"手足无措，不敢与人对视"，出现严重的焦虑反应。患者很清楚这种反应是过分和不合理的，但无法控制，患者因为害怕在人前出丑或难堪而尽力回避各种社交场合，明显地影响了个人的生活、职业和社会功能。社交焦虑障碍患者一般对他人的批评、负性评价表现出过度的敏感，多伴有自我信心缺乏甚至自卑；多缺乏良好的社会交往技能。

二、焦虑与恐惧相关障碍的康复

（一）功能障碍

1.心理和精神

（1）情绪异常：焦虑和恐惧为首要表现。其中惊恐发作首次可能会在压力大的时候出现，女性比男性更容易出现惊恐发作；症状发作往往很突然，通常持续5～20分钟，但也可能持续更长时间，甚至长达数小时；发病10分钟左右时的焦虑感最为严重。患者有可能在一次惊恐发作后一段时间内再次发作，这可以看作是一种连续的发作。

（2）注意力分配异常：平时表现出对某些与发病相关的场景敏感，甚至提及相关名词即可引起焦虑不安；"惊恐发作"时易出现对与发病无关的对话内容缺乏关注，出现"精神恍惚"的现象，对某些发作过程中的经历"忽略"。

（3）记忆力下降：如瞬时记忆能力低于平时、短时回忆异常，可能与焦虑、恐惧状态下注意力无法集中有关；严重者出现记忆内容的颠倒，甚至出现类似"错构"的现象。

（4）无望、无助：对自身症状的改善缺乏信心，或反复就医无法实现"治疗目的"；无法得到帮助或得到的外来帮助与支持"无效"。

2.生理和生活

（1）进食异常：口味改变，以食欲下降、进食量减少为主要表现；也有部分表现为贪食、暴饮暴食，可能与个人应对压力的方式有关。

（2）运动减少或过度运动：个人运动少于平时多由于焦虑、恐惧的影响和生理功能异常的影响；个人运动过度，出于对运动缓解焦虑的判断。

（3）自主神经功能障碍：出现生理功能障碍甚至因躯体疾病就诊于相应门诊，如呼吸急促、心悸、胸闷、高血压、眩晕、月经不调、痛经、尿频尿急、勃起障碍、肢体震颤等。

（4）睡眠障碍：以睡眠型态改变为代表，也有部分表现为多梦、睡眠感不足或缺失等。

3．社会功能

（1）回避：对某些特定场景的回避；或基于个人判断对某些可能诱发焦虑、恐惧的不确定的事物的回避。

（2）强迫行为：多由过度担忧或关注引起，但行为对象一般不易符合此类患者的"特定"场景。

（3）重复动作或行为：个别时候出现的对"敏感事物"的反复试探，多由于对个人恐惧、焦虑情绪出现的诱因的不确定认识，希望通过此种方式明确两者之间关系或证明个人的无辜。一般此时并不能达到此类疾病的"严重程度"标准的患者可能出现。

（4）学习、工作能力下降：认知功能受损、睡眠异常、生理功能紊乱、强迫或重复动作行为的出现，以及回避特定场景等因素，均可能造成个人能力受损，影响正常学习、工作。

（5）个人形象受损：恐惧、焦虑等心理因素，生理功能紊乱，以及行为动作改变，导致个人形象低于平时。

（6）交往能力下降：以上因素特别是认知障碍、恐惧和焦虑情绪、个人形象的下降等因素的直接影响，以及对特定事物过于敏感、偏执和回避，引起社会交往能力受损。

（二）康复评估

1．心理和精神评估　常用的评估工具包括汉密尔顿焦虑量表（HAMA）、状态-特质焦虑量表（STAI）、焦虑自评量表（SAS）、广泛性焦虑障碍量表（GAD-7）、惊恐相关症状量表（PASS）、惊恐障碍严重程度量表（PDSS）、社交焦虑量表（LSAS）等。另外，心理因素如人格特征及应对方式评估，可以开展明尼苏达多项人格问卷（MMPI）、卡特尔16项人格因素问卷（16PF）、加利福尼亚心理问卷（CPQ）、应对方式评定量表（CSQ）调查。社会环境因素如童年创伤经历、不良生活事件经历、家庭环境与父母教养方式、压力等与惊恐障碍的发生也有关系，急性应激障碍自评、创伤后应激障碍自评、对儿童开展创伤后暴露测量、创伤暴露和症状测评的时机应谨慎选择，但生活事件量表（LES）或压力测试有助于了解患者的成长经历、压力在发病中的作用。通过Duvall家庭生活周期表进行家庭评估，了解家庭生活周期每个阶段特定的任务中家属协同完成情况；通过Smilkstein的家庭功能量表、Procidano和Heller的家庭支持量表，对患者的家庭功能、家庭支持进行评估。需要注意的是惊恐发作可能没有明显诱因，但也有可能与某些环境因素相关，例如在人流较多的餐馆或体育场内，有时患者只要意识到即将会处于某种环境，就会立即引发严重的焦虑。惊恐障碍患者存在某些认知功能缺陷，如整合外界信息输入的能力受损，这可能是惊恐障碍重要的发生机制。惊恐障碍的发生常常是心理因素和社会因素交互作用的结果，诱发因素可能存在，但并非惊恐发作的必要条件，惊恐发作常在无明显诱因时突然发生，所以无法预期发病的时间。

2．生理和生活能力评估　日常生活能力量表（ADL）、躯体健康状况评估、副反应量表等，评估周期为1周，有助于了解近期生理和生活能力状况。生活质量综合评定问卷（GQOLI-74）（成人用）以自评的方式评估躯体功能、心理功能、社会功能、物质生活状态四个维度情况。营养状况评估可以通过体重（排除脱水、水肿等影响因素）指数［女性标准体重（kg）＝［身高（cm）-100］×0.9；男性标准体重（kg）＝［身高（cm）-105］×0.9、肱三头肌皮肤褶皱厚度（TSF）、上臂肌围（AMC）、内脏蛋白测定、淋巴细胞计数、氮平衡测定、肌酐/身高指数等方式评定。

3.社会功能评估　社会功能评估主要使用的评估工具为社交技能评定量表、社会适应功能评估量表、个人和社会功能量表（PSP）、社会功能缺陷筛选量表（SDSS）等。但在本类患者中，社会功能评估应以患者的自我感受和评价为基础，精神科医师综合评估患者的学习、工作能力和社会交往能力。

（三）康复问题

1.心理和精神

（1）认知障碍：如感知觉异常，敏感或迟钝的感知觉障碍都可能存在；注意力障碍，由焦虑和恐惧的直接作用或由生理症状引起的躯体不适的间接作用，单独或共同造成注意力难以集中、范围缩小、分配异常；记忆功能异常，以记忆受损为主，瞬间记忆、短时记忆的影响较大，回忆功能暂时的异常可能出现，近时记忆较远时记忆明显。

（2）自卑和耻感：担忧疾病对个人生活的影响，顾虑周围人群对个人的评价，以及由此产生的自卑、耻感。

（3）无助、无望：家庭支持、社会支持的不足感；个人对学习工作、家庭生活、事业前途失去希望。

2.生理和躯体功能

（1）睡眠障碍：焦虑与恐惧相关障碍引起的睡眠异常见于睡眠障碍各个型态，失眠症常见。广泛性焦虑、惊恐障碍、社交焦虑障碍的睡眠障碍分布不同，常见症状包括入睡困难、睡眠不深、易惊醒、自觉多梦、早醒、醒后不易再睡、醒后感到疲乏或缺乏清醒感、睡眠感不足或缺失等。其中入睡困难见于各病型，与"焦虑"情绪作为共同症状有关；其他睡眠障碍症状散见。

（2）躯体功能障碍：消化功能异常，如由肠蠕动增多或减少引起的消化不良；呼吸异常，如吸气困难造成的氧摄入不足甚至低氧血症、过度呼吸引起的二氧化碳分压升高甚至高碳酸血症；心血管系统异常，如心慌、心前区不适、感觉心律不齐等，甚至心悸、胸痛等自觉症状；泌尿生殖系统功能异常，常见尿频尿急、勃起障碍、痛经等；神经系统异常，如头晕、震颤、肌肉疼痛等。

（3）药物副作用：治疗精神障碍药物的副作用（见第四章）。

（4）营养缺乏或过剩：前者与进食量的降低、消化系统功能异常、过度运动有关；后者与贪食、暴饮暴食、运动减少有关。

3.社会功能　患者可能将自己孤立，并且回避社交，进而影响学习、工作能力，损害人际关系，特别是与家人和亲密朋友之间的关系。

（1）学习工作能力下降：受认知功能、情绪、生理功能异常影响，学习工作能力有不同程度的下降。

（2）孤立与回避：减少与他人接触，自我封闭；回避敏感事物、场景；学习工作能力下降与孤立回避相互影响。

（四）康复目标

根据患者功能受损状况，家庭或社会对患者的期待和要求，结合患者的期望和现存能力综合考虑制定。

1.心理和精神

（1）认识疾病：帮助患者及家属认识疾病发生机制和目前治疗方式，了解焦虑、恐惧的发生机制。

（2）掌握缓解焦虑的常用方法：使患者尝试自我放松，缓解焦虑情绪、恐惧情绪。

（3）接纳自我：正确认识精神障碍的发生，克服耻感、自卑心理。

（4）了解家庭、社会支持。

2.生理和生活

（1）安全：防范惊恐发作、惊恐障碍伴发意外发生；防止回避行为或过度敏感事物突然出现时仓皇逃避引发的意外；防止焦虑、恐惧情绪出现时的攻击行为。

（2）认识正常生理功能和功能障碍：使患者了解身体各系统功能、作用，心理与生理功能相互作用。

（3）科学运动：使患者了解合理运动的必要性，培养科学运动的认识和行为。

（4）调整睡眠：使患者了解睡眠的正常型态、节律、时长受心理精神状态的影响，培养良好的睡眠习惯。

（5）建立良好的服药依从性：使患者认识药物治疗，防止药物副作用。

（6）使患者认识和接纳心理治疗。

（7）使患者保持营养平衡。

3.社会功能

（1）患者社交能力的保存。

（2）患者社会交往的恢复，或防止回避和孤立。

（3）患者学习工作能力的恢复、保持，或延缓降低。

（五）康复措施

1.心理和精神

（1）健康教育：收集患者对疾病相关知识的掌握情况、态度，对于焦虑恐惧情绪的应对方式等信息；确定健康教育内容，根据患者发病程度、疾病转归、精神康复进展制订健康教育计划。

1）科学认识疾病

①内容：疾病特点、发生机制、目前治疗和康复方式；焦虑、恐惧的发生机制。

②方法：专题授课讲座结合同伴教育。

③对象：患者及部分家属。

④目标和效果评价：了解疾病特点和发生机制，了解目前治疗和康复方式，了解焦虑、恐惧等情绪产生的机制。

2）接纳自我

①内容：认识"不完美"的自己。

②方法：以小组健康教育为首选，配合同伴健康教育。

③对象：患者。

④目标和效果评价：接纳自我，缓解自卑、耻感。

3）家庭、社会支持

①内容：家庭、社会支持的意义；家庭、社会支持的方式。

②方法：小组健康教育为主要形式，注重说服和引导。

③对象：患者、家属，患者认为重要的其他亲友或工作伙伴、同事。

④目标和效果评价：个人能合理评估身边的支持资源；其他人能重视并科学提供家庭、社会支持。

（2）心理健康训练

1）放松训练

①内容：放松训练常见方式包括肌肉放松、呼吸放松、冥想放松等。

②方法：以个体讲座或小组讲座的形式，通过专题授课学习理论；通过现场示范、团体训练等方式学习。

③对象：患者。

④目标和效果评价：掌握缓解焦虑的常用方法，学会自我放松，缓解焦虑情绪、恐惧情绪；培养自我放松的能力和习惯。

2）空椅子技术

①内容：放松技术，如空椅子对话。

②方法：以个体讲座或小组讲座的形式，通过专题授课学习理论；通过现场示范、团体训练等方式学习训练空椅子技术。

③对象：患者。

④目标和效果评价：掌握空椅子对话等放松技术；培养自我放松的能力和习惯。

（3）脱敏

1）系统脱敏：有计划、分步骤地帮助患者反复接触可能引起心理反应的物体、场景，直到患者对其失去敏感性。

①内容：患者敏感的事物、场景。

②方法：在患者学会放松训练并通过应用取得效果的基础上，开展脱敏训练。注意把握循序渐进的原则，建立焦虑（恐怖）等级量表；对敏感对象先想象后具体；听、看、触摸对象或深入场景；依次按照由近似到事实、由局部到整体、由少到多的程序；声音、图片、实物和现地逐步脱敏。脱敏过程中某一阶段出现紧张等心理反应即停止，并辅以放松训练，然后自此重复该阶段训练。

③对象：患者。

④目标和效果评价：对敏感事物的逐步接纳，不再发生心理反应。适时的肯定性评价有助于脱敏训练的开展，有效的表现包括心理反应的发生时间延迟；心理反应的发生频率、发作程度、持续时间等其中某一项或全部降低；心理反应的后遗症状缓解或减少；对心理反应的担忧减少或接纳程度提高。

2）快速脱敏

①内容：患者敏感的事物、场景。

②方法：提供可以造成患者紧张（恐怖、焦虑等）反应的事物、场景，作为"条件刺激物"代替患者想象中的敏感对象；快速陪伴患者一起面对原先最担心的情景，如接触某些实物、深入某些场景，使其很快进入并全部体验最充分的恶劣情绪、反应；重新充分体验上述事物、场景引起的情绪和反应，不加任何强化措施，只是反复重现"条件刺激物"，使得患者原来造成情绪变化和反应的心理动因逐渐减弱，实现同样"条件刺激"下不良情绪和反应逐步缓解、消失。

③对象：同意接受快速脱敏的患者。应提前开展相关健康教育，患者乐意接受治疗过程中的痛苦体验，并真实表达知情同意。

④目标和效果评价：对敏感事物、场景的接纳。快速脱敏过程中，适时的肯定性评价有助于脱敏训练的开展。有效的表现包括心理反应的发生时间延迟；心理反应的发生频率、发作程度、持续时间等其中某一项或全部降低；心理反应的后遗症状缓解或减少；对心理反应的担忧减少或接纳程度提高。鉴于快速脱敏中情绪和生理反应的痛苦体验，患者随时可能提出终止要求，应给予正面答复。

（4）情绪管理：见第五章第三节情绪管理。

2. 生理和生活

（1）安全防护

1）意外防范

①内容：防范惊恐发作、惊恐障碍伴发个人人身意外，回避行为急促引发的意外，如噎食、跌倒、坠床等。

②方法：保持周围环境安全；必要时陪伴；患者和家属安全防范健康教育（具体见第七章）。

③对象：患者。

④目标和效果评价：避免意外发生；意外发生时及时发现并按照应急预案科学处理，降低伤害（具体见第七章）。

2）冲动伤人（毁物）防范

①内容：防范患者焦虑、恐惧情绪出现时的"攻击"行为。

②方法：保持周围环境安全；必要时陪伴；患者和家属安全防范健康教育（具体见第七章）。

③对象：患者。

④目标和效果评价：避免伤及他人、物品；避免引起患者与他人之间冲突造成患者被伤害；冲动伤人（毁物）行为出现时及时发现并按照应急预案科学处理，降低伤害（具体见第七章）。

（2）促进营养均衡

1）避免营养缺乏

①内容：防范患者进食量不足，饮食结构不均衡，运动过度引发的营养缺乏。

②方法：正常生理功能和功能障碍健康教育，认识身体各系统功能、作用，了解心理与生理功能相互影响和作用；饮食营养知识健康教育，严重营养不良时给予鼻饲、静脉肠外营养、相应药物治疗等；合理运动的必要性健康教育、科学运动行为习惯培养，过度运动危及生命安全，诱发严重躯体疾病或可能引发上述不良后果时按照"保护性约

束"常规护理。

③对象：患者。

④目标和效果评价：保持营养均衡或促进营养不良好转，预防营养不良、过度运动诱发严重躯体疾病或妨害生命安全；科学认识运动与健康，建立科学运动行为模式。

2）避免营养过剩

①内容：防范患者过度进食、运动缺乏引发的营养过剩。

②方法：应对方式为健康教育；饮食营养知识和营养过剩危害性健康教育，严重营养过剩时限制饮食量，帮助调整食谱；科学运动重要性和运动缺乏诱发慢性病知识健康教育，科学运动行为习惯培养。

③对象：患者。

④目标和效果评价：避免暴饮暴食，保持营养均衡或促进营养过剩好转，预防营养过剩、运动缺乏诱发慢性病，及时开展相关评估、检验；科学认识运动与健康，建立科学运动行为模式。

（3）睡眠障碍调整：了解睡眠的型态、节律、时长，对睡眠的感受，评估睡眠障碍类型并指导调整睡眠障碍（参考第一章第八节）。

（4）合理运动

1）内容：合理运动的必要性及运动对于缓解压力、调整紧张焦虑情绪的作用；明晰运动过量、缺乏运动的危害；健康运动的科学方式，运动量的把握；健康运动习惯的培养。

2）方法

①运动与情绪调整专题健康教育。

②示范如何科学选择运动形式，把握运动量。

3）对象：患者。

4）目标和效果评价：了解运动与情绪关系，认识健康运动对缓解压力、调整焦虑和紧张情绪的积极意义；掌握科学确定运动方式、运动量的方法；逐步建立科学运动习惯。

（5）建立良好的服药依从性

1）内容：科学认识药物治疗（见第四章）。

2）方法：药物治疗专题健康教育，以个体或小组讨论形式认识药物治疗；团体训练药物副作用预防。

3）对象：患者。

4）目标和效果评价：提高对药物治疗意义的认识，学会判断药物副作用的方法；掌握防治药物副作用的方法；建立良好的服药依从性。

3.社会功能

（1）内容：自尊和耻感的认识（自我感受和周围反馈的关系）、社会交往与压力缓解的关系、躯体症状与情绪变化知识；个人形象与作息习惯；社会交往对于缓解压力、调整紧张和焦虑情绪的意义。

（2）方法：小组或个人专题健康教育、心理团体训练、同伴教育、社会交往示范、脱敏。

（3）对象：患者、家属。

（4）目标和效果评价：患者保持或提高与家属、亲友、同事的交往能力；交往的主动性、频率、时长、深入程度等方面的改善均可作为有效的评价。

（六）康复效果评定

1.心理和精神

（1）健康教育

1）患者能否掌握疾病的基本特点及发生机制、目前的治疗和康复方式、焦虑和恐惧等情绪产生的常识，能否避免因知识缺乏造成的情绪异常与疾病本身的焦虑、恐惧形成恶性循环。家属能否在患者情绪反应中正面引导、科学反馈，避免加重患者焦虑、恐惧等情绪反应。

2）患者自卑感、耻感是否得到缓解，是否能够接纳自己和疾病；家属是否有加重患者自卑、耻感的言行；家属可否给予患者合理的支持。

（2）心理行为训练：患者是否掌握缓解焦虑、紧张的相关技术，并合理开展训练，开展后效果如何。

（3）脱敏：患者对脱敏的认可度，参与的积极性，脱敏过程中具体心理反应改善程度。

（4）情绪管理：患者学习情绪管理的积极性，是否掌握相关技术，应用相关技术的主动性和效果。

2.生理和生活

（1）安全防护：安全防护措施是否能够落实，能否做到如下几项。

1）避免意外发生。

2）避免冲动伤人（毁物）行为造成不良后果。

（2）营养状况：患者是否营养均衡，能否做到如下几项。

1）缓解营养缺乏。

2）改善营养过剩。

（3）睡眠障碍调整：患者睡眠质量改善如何，睡眠感不足是否改善。

（4）合理运动：能否科学认识运动与情绪、心理关系；能否把握合理的运动方式及运动量以促进身心健康。

（5）患者服药依从性：患者能否科学认识药物副作用、掌握预防副作用的知识，能否建立良好的服药依从性。

3.社会功能

（1）患者能否接纳"自我"，接纳疾病。

（2）患者与家属、亲友、同事的交往是否正常。

（3）患者对某些敏感事物的接纳程度。

三、个案解析

（一）案例

男性，45岁，从事表演工作。于2015年初拍戏时无明显诱因出现紧张、心慌、气短、心跳加速、头痛头胀、浑身无力，有用头撞墙的冲动，感觉自己马上就要死了，半小时左右缓解，当时未就诊。7天后在录音棚录音时再次发作，被剧组送至北京一所医院（具体不详）急救。出院后自行至某三级综合医院就诊，各项检查均未见明显异常，后至另外某三级医院心理科就诊，考虑"焦虑"，给予草酸艾司西酞普兰及劳拉西泮治疗（具体剂量不详），病情控制欠佳。患者自行至北京某精神专科三级医院就诊，诊断同前，治疗不详，感觉疗效一般。病情时好时坏，严重时每天发作10余次，曾5次打急救电话送至剧组附近医院急救。拍戏时必须有救护车在现场才能继续拍摄；出门时必须带速效救心丸和硝酸甘油，否则不敢出门。2015年6月在家人陪同下至山东某市人民医院精神科就诊，诊断同前，给予艾司唑仑、氢溴酸西酞普兰治疗，具体剂量不详。因不能胜任工作在家休养。服药一年半，症状大部分缓解。2017年初咨询前述医院精神科医生后逐渐停用草酸艾司西酞普兰，间断服用艾司唑仑片，回单位继续工作。不敢看见水果刀，见到就有用刀扎自己肚子的想法，但尚能自我控制。2019年初出现精神萎靡，不愿与人交流，不想参加社会活动，多独处，未曾就诊，想自我调节。2019年10月病情进一步加重，情绪低落，不与人交流，不想出门，不愿意参加社交活动；既往感兴趣的事情如拍戏也不愿意做，记忆力减退明显，剧本台词总是记不住；有用刀划肚子、撞出租车的冲动，自己不想死，联想到将肠子扎烂了、看到自己的血流了一地心里才舒服。随身携带艾司唑仑，担心自己演出时发病，上台演出前要服用才能坚持演出。脾气变得暴躁，稍不如意就和爱人争吵。入睡困难，经常凌晨入睡，早5点左右醒，每天平均睡眠5小时；没有食欲，4个月体重减轻约4kg。曾至某医院就诊，诊断不详，给予劳拉西泮治疗，疗效欠佳。于2019年11月至北京某医院就诊，诊断"焦虑抑郁"，给予盐酸舍曲林片治疗，具体剂量不详，疗效一般。2020年1月再次到北京某医院精神疾病诊治中心就诊，主诉紧张、心悸、濒死感5年，伴情绪低落、兴趣减退、记忆力下降、睡眠差1年；以"惊恐障碍"收入院。病程中否认情感高涨、兴奋话多、意志行为增强等临床表现。近期无感冒发热史，饮食、睡眠欠佳，二便正常。

既往史、个人史、家族史无明显阳性资料。

（二）康复方案

1.精神心理

（1）问题：紧张、濒死感；情绪低落、兴趣减退；记忆力下降；治疗信心不足。

（2）目标：缓解紧张、情绪低落、兴趣减退；调整对记忆力下降的判断；恢复治疗信心。

（3）措施

1）生物反馈治疗。

2）学习放松训练，开展自我放松或团体放松训练。

3）征得患者同意，逐步引导其参加工娱治疗；作为辅导老师指导舞蹈训练。

4）鼓励运动，以体育锻炼为主。

5）健康教育，团体或个体的专题讲座，帮助科学认识、评估记忆力；开展记忆力测试训练；小组健康教育配合同伴教育，认识疾病转归和治疗预后。

（4）评价

1）患者紧张、濒死感等发生的频率、时长、强度的改善为有效。

2）患者参加工娱治疗、指导舞蹈训练的积极性、主动性提高，自我评价情绪、兴趣的变化。

3）患者科学评价自己的记忆力，接纳记忆力的现状。

4）患者逐步树立治疗信心。

2.生理生活

（1）问题：睡眠障碍；饮食差；冲动行为的可能；自觉心悸。

（2）目标

1）改善睡眠，前期目标睡眠时长达到6小时以上或患者自觉睡眠足。

2）发现心悸是否与心跳加快有关；改善心悸自觉症状。

3）防止营养不良。

4）防止冲动行为发生。

（3）措施

1）配合药物治疗，科学认识睡眠专题健康教育；督促患者培养促进睡眠改善的良好习惯：睡觉前温水泡脚、不做剧烈运动、不饮兴奋性饮料、呼吸放松等。

2）监测心率、脉搏；放松训练；必要时给予药物治疗。

3）根据患者饮食习惯和爱好制定食谱，必要时进行进食量登记、督促进食；适当增加时令水果。

4）调节情绪，观察冲动先兆，落实防冲动护理常规（参考第七章第二节发生意外事件的处理）。

（4）评价

1）患者科学认识和评估睡眠状况；逐步建立良好的睡眠习惯。

2）患者心跳、脉搏在正常范围；自觉心悸时适时开展呼吸放松，使心悸症状得到缓解。

3）患者营养均衡，未出现营养不良。

4）患者未发生冲动伤人、毁物。

3.社会功能

（1）问题：工作能力下降的可能，不愿参加工作的可能。

（2）目标：防止工作能力下降；树立工作信心。

（3）措施

1）健康教育：专题健康教育，使患者科学认识本病预后和对认知影响；既往成功病例同伴教育。

2）职业康复：工娱治疗，职业虚拟训练中患者担任情景剧演员、文艺活动导演等。

（4）评价

1）正确认识疾病对个人工作能力的影响，树立重返工作岗位的信心。

2）较好地开展职业康复，胜任与职业相关的虚拟岗位角色。

（中国人民解放军联勤保障部队第九八四医院　赵春海）

第四节 强迫及相关障碍

一、强迫及相关障碍疾病特点

强迫及相关障碍疾病症状有多种形式,涉及多个心理学领域,如感觉、知觉、情感、社会关系和多种多样的动作行为。症状的异质性很强,同一患者可报告很多不同的强迫思维和行为,不同的患者所具有的症状可完全不同。本节涉及强迫障碍、躯体变形障碍、聚焦于躯体的重复性行为障碍、囤积障碍、疑病症等。

(一)强迫障碍

强迫障碍是一类常见的精神疾病,以强迫思维、强迫行为(或强迫冲动)等强迫症状反复出现、持久存在为主要表现。

目前强迫障碍发病机制和病因不明,一般认为是多种因素的综合结果,包括遗传因素、神经递质因素、心理和社会因素等。强迫思维是刻板的表象或意向反复呈现于患者的意识领域;强迫行为是反复呈现的刻板行为或仪式行为。患者可以判断这些反复的刻板的观念、动作不具有任何现实意义,是多余而不合理的;同时具有强烈的愿望去除和停止这种观念,动作,却无法做到而深陷苦恼。患者一旦顺从而完成这种观念、动作可暂时缓解痛苦,但无法控制其之后的反复出现。

1.精神心理

(1)基本特点:以脑中重复出现缺乏现实意义的不合情理的观念、情绪意向或行为为显性表现;患者努力克服摆脱但并无效果而深陷痛苦;一般能认识到以上表现是自己思维的产物;一般能评判以上表现往往是不合情理的或者是过度的,但对这种评判的准确性、完整性并不相同。

(2)常见强迫症状表现

1)强迫思维是指反复出现、持续存在、不恰当地闯入头脑中的一些想法、表象和冲动。患者能认识到这些想法是无意义的或攻击性的,但却无法停止或控制它们,因此引起明显的焦虑和痛苦。常见的强迫思维包括怕脏,怕给自己和他人带来伤害,要求对称、精确、有序,对宗教或道德的关注等。具体分类如下。

①强迫表象:在头脑里反复出现过去感觉到体验(如一些恐怖的画面、表情、声音等)常常具有令患者不愉快甚至厌恶的内容。如患者脑中不断闪现刚刚看过的广告字牌、路标、行人、小鸟等,像放幻灯一样播放,极力控制不想,却越频繁闪现,为此非常苦恼;或在想努力学习时脑中反复浮现过去听过的歌曲。

②强迫联想:反复联想一系列不好的事件,虽明知不必要却克制不住,并引发情绪紧张和恐惧。

③强迫回忆:反复回忆曾经做过的日常琐事,虽明知无任何意义,却无法摆脱,挥之不去。

④强迫怀疑:对自己已完成的事情不确定,产生不必要的疑虑,要反复核实。如离开房间前疑虑门窗是否确实关好,反复数次回去检查,否则会焦虑不安;刚看过的句

子，明明看得清清楚楚，但是总感到没有看清，反复读。

⑤强迫性穷思竭虑：对一些毫无意义的"问题"进行反复思考、刨根问底，明知毫无意义却不能停止。如反复思考"为什么每天是24小时？""为什么1加1等于2，而不等于3？"

⑥强迫对立思维：两种对立的词句或概念反复在脑中相继出现，自知毫无意义却不能释怀而感到苦恼和紧张。如想到"胜利"立即想到"失败"；说到"春天"时想到"冬季"等。

2）强迫意向：在某种场合下，患者出现一种明知与自己心愿相违背的冲动，却不能控制这种意向的出现而苦恼不已。如母亲抱小孩走到河边时，突然产生将小孩扔到河里去的想法，虽未实际发生，但患者这种冲动不止、欲罢不能，因此十分紧张、恐惧；看到刀子，就出现想捅人的冲动，担心真的这样做，为此恐惧不安。

3）强迫情绪：主要是指不必要的担心和恐惧。这种恐惧是对自己的情绪会失去控制的恐惧，如害怕自己会发疯，会做出违反法律或道德的事。

2.动作行为

（1）基本特点：强迫行为指患者感到不得不反复进行的行为或精神活动，这是为了阻止、抵消和控制强迫观念所带来的不适感和焦虑而出现的一些仪式性的反复的动作行为。常见的强迫行为包括清洁（如洗手或洗澡）、计数、重复、检查、祈祷、触摸、寻求保障、仪式化的回避等。

（2）常见强迫症状表现

1）强迫洗涤：为了消除对脏物、毒物或细菌污染的担心，常反复洗手、洗澡或洗衣服。有的患者不仅自己反复清洗，而且要求与他一同生活的人，如配偶、子女、父母等也必须按照他的要求彻底清洗。

2）强迫检查：通常与强迫疑虑同时出现，对明知已做好的事情不放心，反复检查。如反复检查门窗是否锁好，反复核查账单、信件或稿件等。

3）强迫计数：不可控制地数台阶、电线杆、门窗、地板砖数，做一定次数的特定动作，否则感到不安，若怀疑遗漏则重新数起。

4）强迫仪式动作：在日常活动之前，先要做一套程序化的动作，如睡前要按一定程序脱衣鞋并按固定的规律放置，否则会感到焦虑不安，而重新穿戴整齐，再按程序脱下，方可安然入睡。

5）强迫性注视：患者注视某种患者认为不该看的物体，例如与人交往时注视他人的隐私部位等，越控制不住越想看；注视余光中出现的人物或物品等。

3.其他　强迫思维、强迫行为之外，患者可能合并许多其他表现，如焦虑、抽动障碍、人格障碍、精神病性症状等，影响患者的社会功能。

4.强迫症状的表现特点

（1）强迫症状轻重交替，这种交替可在某一个患者的不同时段出现。

（2）强迫症状轻重不一，不同的患者症状的轻重程度不同。

（3）症状轻重与患者境况相关，与患者的心情、疲劳度、体质状态、所处时间段相关。

（4）强迫症状出现频度不一，有的症状出现后伴随患者一生，也有症状仅出现一次或几次。

（二）躯体变形障碍

躯体变形障碍是一种患者对轻微的或自己想象出的外表缺陷予以过分关注，并且这种先占观念给患者造成巨大的痛苦和不同程度的心理社会功能损害的疾病。常见于青少年时期起病，目前尚未探明躯体变形障碍的发病机制，一般认为是生物、心理及环境多因素的影响导致起病。

1.精神心理

（1）主观上确信自己的某处外表丑陋或存在缺陷，尽管其正常或近似正常，却常因此而苦恼。

（2）患者常自尊低下，或有明显自卑。

2.动作行为

（1）反复查看、触摸其关注的部位。

（2）耗费大量时间做重复动作，如照镜子、检查自己、用化妆品进行伪装修饰等，目的是希望看到自己能和想象中的外表不同或是获得满意的镜像，并为此不惜到医院进行相关治疗或整形、美容手术，可导致患者的生活质量和心理社会功能明显降低。

（3）身体任何部位均可能成为患者所关注的"缺陷"部位，但最常见的是脸部；关注部位常多个并存，且会随时间推移有所转变。男女关注部位因性别不同而有区别。

（4）自杀观念和自杀企图的发生率高，住院率高，和自尊低下有关。

3.临床分型　常分为妄想型和非妄想型。妄想型，患者常坚信周围的人注意到了他们的"缺陷"，并因此对他们进行负面评价或羞辱；非妄想型，不存在妄想的观念。

（三）聚焦于躯体的重复性行为障碍（如拔毛症、抠皮障碍）

聚焦于躯体的重复行为障碍可特征性地表现为针对皮肤及其附属器的反复和习惯性动作（例如拔毛、抠皮），通常患者会伴有减少或停止相关行为的尝试，但难以成功，且这种行为会导致皮肤后遗症（例如脱发、皮肤损伤、唇部擦伤）。这些行为可以在分散的时间内短暂发作或是以频率更低但持续时间更久的方式发作。该类障碍主要包括拔毛症和抠皮障碍。

拔毛症是一种致残性精神疾病，其典型症状为反复拔除自己或他人的毛发，常因此导致斑秃或脱发。患者常感到焦虑和痛苦，并且其正常的社会功能受到干扰。抠皮障碍也被称为皮肤搔抓障碍或抓痕障碍，其临床表现为反复搔抓、抠皮肤而造成皮损，患者因此感到痛苦并试图停止搔抓。

1.拔毛症　拔毛行为存在三种亚型：早发型、无意识型、有意识型。

（1）精神心理

1）拔毛行为可能会引起患者的负面情绪，但也有些患者在此过程中未出现情绪上的明显变化。

2）拔毛行为在患者心理活动中具有反馈作用。

（2）生理症状：症状严重时，可以导致个体斑秃或脱发。

（3）动作行为

1）拔毛行为的客体可以是身体的任何毛发，但男女性别存在差异。

2）拔毛行为的严重度和持续性是经常变动的，症状很轻时并不明显引起注意，也无痛苦。

3）部分患者会吸吮、咀嚼甚至吞下拔除的毛发，严重者甚至出现威胁生命的胃肠道症状。

4）拔毛行为导致外观受到影响时，患者会试图通过戴假发、帽子或者借助化妆品等进行掩饰，也会因此回避日常的工作和社交活动。

5）有部分患者的行为可能会泛化到沙发、地毯、毛绒玩具和宠物的毛发。

2.抠皮障碍　抠皮障碍存在两种亚型：有意识型、无意识型。发病年龄分布广，高发于12～16岁，常见诱因如痤疮、粉刺。

（1）精神心理

1）抠皮行为通常具有心理反馈，也有许多个体报告了各种负面的情绪。

2）抠皮障碍的个体对其抠皮行为的认识程度不同。

（2）生理症状：反复的搔抓可能引发皮肤破损、感染等严重的躯体疾病，可能需要应用抗生素甚至手术治疗。

（3）动作行为

1）搔抓部位以面部、手、手臂常见，原部位可能有丘疹或老茧等皮肤病变或是以前搔抓所致结痂处，也可以是正常皮肤。

2）核心症状为反复搔抓，造成皮肤损伤。

3）搔抓行为有躲避倾向，多发生在单独或只有家属的场景。

4）抠皮障碍一般存在围绕皮肤的仪式行为。

5）患者常试图掩盖受损严重部位。

（四）囤积障碍

囤积障碍是一种以持续的难以丢弃物品为主要表现的精神障碍。患者囤积物品似乎不考虑其实用价值如何，将物品积攒于自己的生活场所造成其正常功能丧失并因此而苦恼却难以控制自己的行为。一般研究认为本病与遗传因素、环境因素、气质因素有关。

1.精神心理　因为完成丢弃物品困难而引起显著痛苦，并因此影响正常社会功能。

2.动作行为

（1）难以丢弃一般人看来毫无价值的物品的状况持久存在。

（2）物品囤积造成个人的生活区域失去其正常功能。

（3）社会功能可能受内心所体验到的显著痛苦而下降。

（五）疑病症

疑病症又称疑病障碍，指由于对自己的身体、自我感觉或征象的非常态关注、非科学认知和病态解释，导致心身充满疑虑、苦恼、恐惧的一种病症。以过分关心个人健康和难以消除成见为特点；患者坚信自己"患病"而对医生的解释和医学检查结果持怀疑、否定态度。疑病症的发病机制目前并未探明，一般认为生物学因素、心理社会因素、情绪障碍、人格特点、医源性诱因、躯体疾病均容易促发本病。疑病症患者往往有三大症状，即坚信不疑的疑病或先占观念、相对逼真的躯体症状、痛苦焦虑的心理体验或社会功能障碍。

1.精神心理

（1）患者担心或者相信患有一种或多种严重躯体疾病的持久的先占观念。

（2）患者面对各种医学检查阴性结果和医生的解释均不能打消疑虑。

（3）常伴有焦虑或抑郁，患者体验痛苦。

2.生理症状　患者注意力所集中在的身体一个或两个器官或系统具有相对逼真的躯体症状和体验；并出现或不出现不同程度的功能障碍。

3.动作行为

（1）患者以个人先占观念为主诉躯体症状并反复就医，经常造成过度医疗。

（2）患者心理社会功能严重受损，常无法与他人正常相处、交往。

二、强迫及相关障碍的康复

（一）功能障碍

1.心理和精神

（1）情绪异常：焦虑、紧张，痛苦体验明显，如强迫观念、拔毛症等。

（2）自尊低下：认识到自己异于他人的明显"症状"而降低自尊，如囤积障碍。

（3）自卑：无法改变自我，无法保持正常学习工作能力，无法保持正常"形象"等，或认为自己不如他人，如躯体变形障碍、拔毛症。

（4）注意力集中困难：严重强迫观念、强迫动作或行为所致，如强迫症。

（5）多疑：对自己的体验无法得到验证或承认而怀疑"他人"，如疑病症。

2.生理和生活

（1）组织受损所致功能障碍：如反复洗手、抠皮造成皮肤损坏。

（2）非实质性功能障碍：疾病内容即某些器官、组织异常，如疑病症患者认为自己某个系统、器官异常及功能障碍，医学检查不能发现和证实，但躯体症状明显，是一种"假想性"障碍。

3.动作行为

（1）动作刻板、反复：强迫障碍患者的强迫动作。

（2）动作迟缓：伴随强迫动作或异常行为时，生活、学习、工作等的正常动作迟缓。

（3）异常行为：以"异常行为"为特征的各类型疾病，参见本节"一、强迫及相关障碍疾病特点"描述。

（二）康复评估

1.心理和精神评估　常用的评估工具包括汉密尔顿焦虑量表（HAMA）、焦虑自评量表（SAS）、广泛性焦虑障碍量表（GAD-7）、恐惧强迫量表（MSCPOT）、耶鲁－布朗强迫量表（Y-BOCS）、惊恐相关症状量表（PASS）、惊恐障碍严重程度量表（PDSS）、社交焦虑量表（LSAS）等。

2.生理和生活能力评估　日常生活能力量表（ADL）、躯体健康状况评估、生活质量综合评定问卷（GQOLI-74）（成人用）、营养状况评估（参考本章第三节有关内容）。

3. 社会功能评估　功能活动调查表（FAQ）、个人和社会功能量表（PSP）、社会功能缺陷筛选量表（SDSS）等。

（三）康复问题

1. 心理和精神

（1）认知障碍：以注意力集中困难为代表，强迫思维、焦虑情绪，或强迫动作、异常行为影响正常认知功能。

（2）自我评价低下：自卑或自尊受损，社会功能不同程度障碍所致。

（3）自知力缺失：不能正确认识疾病，自知力不完整。

2. 生理和生活

（1）精细动作无法完成：焦虑、紧张情绪或强迫思维影响注意力，强迫障碍的刻板（反复）动作或其他疾病的重复性异常行为影响精细动作完成，躯体变形障碍、疑病症等对自身正常功能的影响。

（2）营养缺乏或过剩：焦虑、紧张情绪或强迫思维（行为）、异常行为、疑病观念等影响正常饮食可导致营养缺乏；焦虑、紧张情绪、强迫思维（行为）等的代偿性暴饮暴食可引起营养过剩。

3. 社会功能

（1）人际交往能力降低：受自身情绪、思维异常和动作行为反常影响，无法正常人际交往。

（2）工作、学习能力受损：认知功能障碍、精细动作完成能力降低直接影响工作、学习能力；人际交往能力受损影响工作学习。

（四）康复目标

根据患者功能受损状况、家庭或社会对患者的期待和要求，结合患者的期望和现存能力综合考虑制定。

1. 心理和精神

（1）认识疾病和接纳自我：帮助认识疾病发生机制和目前治疗方式，了解本病的发生机制。正确认识疾病症状。

（2）建立信心：了解疾病治疗现状和预后，树立战胜疾病的信心。

2. 生理和生活

（1）正确判断生理功能和功能：认识正常生理功能、生理功能障碍。

（2）保持营养均衡。

3. 社会功能

（1）社交能力的保存和社会交往的恢复。

（2）学习工作能力的恢复、保持，或延缓学习能力降低。

（五）康复措施

1. 心理和精神

（1）健康教育：收集患者对疾病相关知识的掌握情况、态度、焦虑恐惧情绪的应对方式等信息；确定健康教育内容，根据患者发病程度、疾病转归、精神康复进展制订健康教育计划。

1）认识疾病特点和异常行为

①内容：疾病特点、发生机制、目前治疗和康复方式；强迫及相关障碍疾病的发生机制。

②方法：专题授课讲座，结合同伴教育。

③对象：患者及部分家属。

④目标和效果评价：了解疾病特点、目前治疗和康复方式；认识正常生理功能。

2）接纳自我、建立信心

①内容：认识自我的"不完美"；了解疾病治疗现状和预后。

②方法：以小组健康教育为首选，配合同伴健康教育、转归良好患者的示范教育。

③对象：患者。

④目标和效果评价：接纳不同寻常的行为，缓解自卑心理、自尊低下。

3）家庭、社会支持

①内容：家庭、支持的作用；家庭支持的方式。

②方法：以小组健康教育为主要形式，注重说服和引导。

③对象：患者、家属，患者认为重要的其他亲友或工作伙伴、同事。

④目标和效果评价：个人能合理评估身边的支持资源；其他人能重视并科学提供家庭、社会支持。

（2）心理健康训练：自我激励训练（参考第二章第三节八、康复训练中的激励技术）。

2.生理和生活

（1）日常生活能力训练：症状伴随状况下（参考第二章第三节七、应对持续症状技术）训练日常行为，保存自我管理技能、生活照料能力。

（2）保持营养均衡（参考本章第三节相关内容）。

3.社会功能

（1）内容：自卑心理的认识、正常交往与周围评价关系的认识和体会；正常生理功能评估、非正常行为与社会接纳的亚文化发展。

（2）方法：小组或个人专题健康教育、心理团体训练、同伴教育、社会交往示范。

（3）对象：患者及家属。

（4）目标和效果评价：保持或提高与家属、亲友、同事的交往能力；交往的主动性、频率、时长、深入程度等方面的改善均可作为有效的评价。

（六）康复效果评定

1.心理和精神

（1）健康教育

1）患者能否了解疾病的基本特点，是否接纳目前治疗和康复方式；能否避免因知识缺乏造成的焦虑。家属能否接纳并在患者异常行为发生时正面引导、正确反馈，避免强化强迫思维、强迫动作（行为）。其中，反强迫观念的频次、强度（如反强迫观念引起的焦虑程度）、伴随症状时完成工作学习的能力等均可作为接纳程度的评估指标。

2）患者自卑、自尊低下是否缓解，是否能够接纳自己的非正常行为；家属可否给予患者合理的支持。

（2）心理行为训练：患者是否掌握自我激励的技术和方法并科学训练，训练效果如何。强迫思维、强迫动作、疾病异常行为（如拔毛、抠皮、非正常购买）发生的频次、强度、持续时长或间隔时长、不良后果严重程度等均可作为评估指标。

2. 生理和生活

（1）精细动作的完成：个人生活能力的保存、恢复程度。

（2）营养状况：患者是否营养均衡，能否做到缓解营养缺乏，改善营养过剩。

3. 社会功能

（1）能否接纳"自我"，接纳疾病。

（2）与家属、亲友、同事的交往是否正常。

（3）伴随疾病症状发生时和发生后工作学习能力的保存程度。

三、个案解析

（一）案例

案例一：患者，男性，23岁，7年前上高一的时候出现强迫思维，主要想宇宙和数学方面的东西，想宇宙是怎么形成的，跳到河里是否为另一个世界，探究多，强迫行为少，在当地给予马来酸氟伏沙明口服100mg，2次/日，症状减轻1年后停药。之后有强迫行为，反复洗手，到公共卫生间就紧张，不能碰到窗帘。参加工作后半年出现躯体不适，感到左半边身体似乎神经性似痒非痒，似拽非拽，很难受。不能碰厕所的门和水龙头，一旦碰到就难受，必须用湿巾擦，洗手；反复来回划手机、敲键盘，一旦受到阻止就很难受，因此心情不好、心烦，晨重暮轻。

2018年10月心情差加重，情绪低落，想哭，不想跟人说话，记忆力减退，以前背东西5分钟，现在反复记也会忘掉。睡眠不好，主要是入睡困难，晚12:00才能睡着，未予治疗。

2019年1月10日至北京某三级精神病专科医院就诊，给予"马来酸氟伏沙明250mg/d，阿立哌唑片2.5mg/d，文拉法辛缓释片75mg睡前服用，艾司唑仑片1mg/晚"。最近坐立不安，停用文拉法辛缓释片，躯体难受，有时会感到自己左侧肢体麻木难忍，睡眠差，服用艾司唑仑片增加至2mg/晚，能睡4～5小时，睡眠中醒来3～4次，醒后难受，看到线一类的东西或者乱的东西会心烦，上厕所时看到别人不洗手也难受。脖子碰到衣领也难受。自卑，感觉处处不如别人，痛苦不堪。2019年2月至北京某三级医院精神障碍诊治中心就诊，主诉：反复洗手7年，心情差、心烦，伴睡眠差4月余，自残1次。诊断为"强迫性障碍"。

案例二：患者，男性，32岁，2003年4月丢过一份技术档案后出现无故担心，跟别人讲话时害怕口水喷到他脸上，担心踩到脏东西，担心兜里掉东西，并为之痛苦。反复想事情，担心车门没锁好，反复检查，反复洗手，自觉痛苦，尚能坚持工作。于2013年12月4日就诊于北京某三级医院精神专科门诊，诊断为"强迫性障碍"。第1次住院治疗，应用盐酸帕罗西汀片、丙戊酸钠缓释片、富马酸喹硫平片、阿立哌唑片口服治疗，病情控制平稳后出院。在院外继续口服上述药物巩固治疗，但病情不稳定，症状持续，多次住院治疗，出院后口服盐酸舍曲林胶囊200mg/早，氢溴酸西酞普兰片40mg/早，米氮平片15mg/晚，丙戊酸镁缓释片0.5g/晚，病情仍然不稳定，强迫症状不能控制，严重影响工作与生活。近3个月病情加重，焦虑、失眠，每晚仅睡3～4小时，心烦。感觉自己不卫生，开车担心撞人，无法控制并为之痛苦。耳鸣，手抖，与人交流时反复询问别人看他的眼神是否友好，反复追问他人刚说完的话，反反复复不能离开所在场地，担心错过重要的事情。如果得不到肯定回答，会出现心跳加快、血压升高、满头大汗等症状。控制不住来回查看走过的路，担心踩到脏东西，坐车或开车时反复扭头向后看是否撞到人。有时觉得活着没意思，无自伤行为。

2017年1月20日出院后在院外继续口服抗强迫症药物，效果仍不太理想，其症状如前，强迫重复思维，重复动作，反复检查东西，不能见红色，怕自己的身体部位出血，怀疑自己有病。到某三级医院精神专科就诊，以"强迫性障碍"收入院。

精神检查：意识清楚，服饰整洁，接触可，注意力较集中，反复询问医生刚说完的话，问话应答切题，检查合作。未查及明显的错觉、幻觉及感知综合障碍，思维条理性可。诉与别人交流困难，控制不住地反复询问他人说的前一句或后一句，担心会漏掉关键的事情，对自己影响较大。反复询问别人看自己的眼神是否友好，认为他们在议论自己，说自己坏话。不敢走路，害怕会踩到不干净的东西，如蛇等。总怀疑自身某一部位有问题，如小便、咳痰是否有血。不敢开车或坐车，常回头查看是否撞到人。去一些场合，如卫生间等，反复洗手。因为上述症状自己不敢出门，不敢和他人说话，有痛苦、焦虑等症状。情绪显焦虑，情感反应与内心体验及周围环境欠协调，有强烈求治欲望，自知力存在。

诊断依据：①从青年起病，在一定情况下发病。②症状学标准：无故担心、害怕，控制不住地反复想事情，担心门没锁好，反复检查，反复确认；与队友交流时，反复询问别人看他的眼神是否友好，反复问他人刚说过的话，担心错过重要的事情，如果得不到肯定回答，会出现心跳加快、血压升高、满头大汗等症状。控制不住来回查看走过的路，担心踩到脏东西；坐年或开车时，反复头向后看是否撞到人，并为此感到痛苦，焦虑、睡眠差等。③严重标准：社会功能受损，严重影响患者本人日常生活及工作。④病程标准：总病程10年。⑤排除标准：排除器质性病所致精神障碍或非成瘾物质所致精神障碍，排除心境障碍、精神分裂症等，根据ICD-10，支持本诊断。

（二）康复方案

1.精神心理

（1）问题：焦虑，情绪欠稳定，心烦；自我评价降低，感觉自己处处不如他人；记忆能力降低的可能。

（2）目标：缓解焦虑等不良情绪；正确评价个人能力；正确认识"记忆能力降低"。

（3）措施

1）健康教育：强迫障碍相关知识专题讲座，个体或小组教育；自我评价和积极关注知识学习。

2）心理健康训练：以团体训练为主，如寻找个人的闪光点、同"身"传译。

3）放松训练：冥想放松。

4）运动康复：体育锻炼、跑步、模拟骑行。

（4）评价

1）了解疾病相关知识，理解和接纳症状表现。

2）发现看待问题角度与结论之间关系，培养自信心。

3）掌握放松训练方法，定时或必要时开展冥想训练，焦虑得到缓解。

4）体会运动康复的效果，培养运动习惯。

2.生理生活

（1）问题：反复洗手；肢体麻木（感）；睡眠障碍；坐立不安；自残的可能。

（2）目标：区分肢体麻木感是否为躯体障碍；调整睡眠；学习坐立不安的预防和处理；防止自残等安全意外。

（3）措施

1）健康教育：专题讲座、同伴教育。①消除躯体障碍怀疑：配合系统检查确定肢体麻木感排除躯体障碍因素，并在此基础上了解肢体功能障碍与情绪、心理等的关系，帮助患者确信无躯体障碍。②科学认识睡眠障碍：专题学习睡眠障碍，确定本人睡眠障碍的类型，接纳睡眠时长因人而异的现状。③认识药物副作用：学习了解药物副作用之一坐立不安，体会区分疾病所致坐立不安和药物副作用继发坐立不安；掌握坐立不安相关情绪管理、正确描述、求助方式。

2）睡眠障碍调整：结合具体临床情况调整睡眠（见本章第八节睡眠障碍）。

3）药物副作用处理：了解药物副作用的应对（具体见第四章精神疾病的药物治疗与康复）。

4）防自残：了解患者目前对既往自残行为的评价；观察并落实防自残管理（见第七章第一节意外事件的预防）；掌握相关应急预案，必要时给予保护性约束。

5）缓和反复洗手：不追问、不观看、不反对反复洗手，避免强化；适当时安排其他事务，如运动、个人卫生整理，转移注意力。

6）运动康复：跑步，中距离到较长距离逐渐增加。

（4）评价

1）肢体麻木感持续存在，能接纳并区分是否由躯体疾病所致。

2）了解睡眠障碍与疾病关系，药物辅助睡眠改善。

3）坐立不安等焦虑表现明显，情绪管理需继续训练学习。

4）了解药物副作用存在的原因。

5）中、长距离跑步未坚持，需完善具体计划。

6）自残不良后果未发生，安全检查时发现患者床头柜中存放的用于自杀自残的带尖头铁丝，已经被及时收走。

3.社会功能

（1）问题：学习工作能力下降的可能；与人交往减少的可能。

（2）目标：保持、恢复学习工作能力；保持与人交往。

（3）措施

1）制订落实学习工作相关知识学习计划并结合激励方案。

2）健康教育：充分沟通后确定不想外出或不愿与人接触的想法，根源是自卑和担心个人"出丑"，开展专题、个人健康教育，以病耻感的产生和克服为主题。

3）职业康复：根据患者意愿确定岗位，开展职业康复训练。

（4）评价：学习内容部分能按时完成，拟调整学习方案；能较客观地认识自身疾病，积极开展职业康复训练。

（中国人民解放军联勤保障部队第九八四医院　赵春海　刘　杰）

第五节　分离障碍

分离障碍指非自主地、间断地丧失了部分或全部心理功能的整合能力，在感知觉、思维、记忆、情感、运动及行为、自我（身份）意识及环境意识等方面出现失整合状态，即所谓的分离状态。分离障碍可以理解为心理功能方面的病理性分离，包括认知、记忆、身份、意识等，正常来说这几个方面是整体进行加工处理的。例如，当记忆无法进行整合时会出现分离性遗忘，当身份和意识无法进行整合时会出现分离性身份障碍，当认知无法进行整合时会出现人格解体。这种状态可能是部分的或完全的，持续时间从几分钟至数年不等。这种分离性障碍往往是一种心理内容的组织和结构的异常，而不是内容本身的异常。

一、分离障碍疾病特点

分离障碍的发病机制研究发现，分离障碍与生物学因素、心理因素、社会文化因素相关。分离障碍多起病于青年期，常急性起病，症状复杂多样；但就同一患者而言，症状相对单一，反复发作者症状相对重复。起病与明显的心理社会因素相关，可由直接的压力、刺激、他人暗示或自我暗示诱发。反复发作者可通过回忆、联想、面临相似处境等方式诱发。部分患者曾有受忽视、虐待等创伤经历。部分患者具有表演型人格特征，或可诊断表演型人格障碍。患者对症状有自知力，能够区分病态与现实，但有可能对症状表现出"泰然漠视"，心理上将创伤、应激性处境与自我"隔离"。与此相应，可能较关注他人对其疾病的态度，但并非有意识装病。共病现象突出，常与边缘型人格障碍、表演型人格障碍、抑郁障碍、焦虑障碍、双相情感障碍、酒精依赖等共病。但症状与药物或物质的直接作用无关，也不是其他精神和行为障碍、睡眠障碍、神经系统或其他健康状况的症状表现，且症状表现不符合当地的文化、宗教习俗。分离症状可导致患者的家庭、社会、教育、职业或其他重要功能明显损害。本节着重介绍分离性神经症状障碍、分离性遗忘、人格 - 现实解体障碍、分离性身份障碍等。

（一）分离性神经症状障碍

分离性神经症状障碍是一组以运动障碍、感觉障碍、抽搐、木僵等为主要临床特征的精神障碍。但其症状与神经解剖特征或生理功能不相符。这些症状一般不会在另一种分离障碍（如分离性身份障碍）中出现。此类患者多就诊于综合医院神经科、五官科、急诊科、康复科等非精神科部门，但常没有接受合适的诊疗。如果没有得到及时、充分的治疗，分离性神经症状会持续多年。应激或内心冲突、人际冲突容易激发分离性神经症状，但并非所有患者都有明显的、现实的心理应激或创伤，一部分慢性疼痛、外伤患者也可出现上述症状。因此，ICD-11不再强调个体心理社会因素与症状的因果关系。分离性神经症状障碍多发生于女性，男女比例为1∶（2～5）。患者可以在各年龄段发病。分离性神经症状障碍常与躯体疾病、其他精神障碍共病。

1.精神心理

（1）感知觉异常：可表现为躯体感觉麻木、丧失、过敏或特殊感觉障碍如眩晕感。有的患者对触摸特别敏感，轻微的抚摸就会引起剧烈的反应。有的患者出现视觉或听觉的异常，失明、失聪，但可用仪器检查与器质性失明、失聪鉴别。与内脏感觉异常有关的症状现在多被归为躯体不适障碍。

（2）认知异常：患者可以出现与记忆、语言等认知执行方面内在不一致的异常，或者意识改变。假性痴呆：患者对简单的问题不能回答或有近似回答，如回答2＋2＝5，多见于某些被拘禁的罪犯或受到精神创伤的患者。

（3）焦虑、抑郁情绪：患者可能伴有焦虑、抑郁情绪，尤其是对症状的焦虑增加时，症状也趋于加重。

（4）关注性加重：分离性神经症状障碍的临床表现复杂多样，症状在被观察或关注时常加重。

2.生理生活

（1）肢体瘫痪：可表现单个肌群、单侧肢体瘫痪、截瘫或偏瘫，伴有肌张力增高或降低。肌张力增高者常固定于某种姿势，被动活动时出现明显抵抗。慢性患者可有肢体挛缩或呈现失用性肌萎缩。检查不能发现相应的神经系统损害证据。例如，对下肢瘫痪患者，令其在卧位做健侧腿抬举动作，患侧会相应用力下压，可以此与器质性偏瘫相鉴别。

（2）吞咽症状：患者感到吞咽困难，喝水或进食产生呛咳。

（3）躯体不适障碍。

3.动作行为　以下常见类型运动障碍可以单独或合并出现，伴发或不伴发精神、生理症状。

（1）肢体异常运动：表现多样。常见表现包括：①肢体粗大震颤或不规则抽动，类似舞蹈样动作，但缺乏舞蹈症、抽动障碍的特征。②与情感爆发相应的手足乱舞或四肢挺直，可有扯头发、揪衣服、捶胸、打脸、撞头、发怪声表现，可以伴有恍惚障碍。③起立不能、步态障碍：患者上肢可有粗大震颤，剧烈摇动；下肢在卧、立位时运动正常，但不能站立，起身需要他人支撑，否则向一边倾倒，但通常不会跌倒；不能起步行走，或行走时双足并拢，或呈摇摆步态，呈严重共济失调。

（2）分离性晕倒：患者在经历压力、情绪波动情况下倒地，但没有昏厥的病理生理特征，可伴有抽搐，身体落地动作有选择性回避危险的意味。有些患者的晕倒发作是分离性恍惚障碍的表现。

（3）分离性抽搐：表现类似癫痫发作的状态，症状包括突然倒地、痉挛，但没有昏迷、大小便失禁、唇舌咬伤、发绀等癫痫发作的其他临床特征和相应的电生理改变，且抽搐持续时间比癫痫发作长。

（4）发音异常：可以表现为构音障碍、失声。部分患者说话流利，但病后说话"大舌头"。部分患者可以讲话，但是语音发生变化，如一直讲普通话，不会说粤语的患者病后发音类似粤语。部分患者想说话，但发不出音，或只能用耳语或嘶哑声音交谈。

（5）分离性木僵：出现精神活动全面抑制的情况，在相当长时间维持固定的姿势，完全或几乎没有言语及自发的有目的的运动，对光线、声音和疼痛刺激没有反应。此时患者的肌张力、姿势和呼吸可无明显异常。以手拨开其上眼睑，可见眼球躲闪或向下转动，或紧闭其双眼。一般数十分钟即可自行醒转。

（二）分离性遗忘

分离性遗忘的主要特征是患者不能回忆重要的个人信息，通常是创伤性或应激性事件，遗忘内容广泛，甚至包括个体身份。分离性遗忘无法用正常的遗忘来解释，且不是由精神活性物质或神经系统及其他疾病导致的。女性患病率略高，常在青春期后期和成年期发作。

1.精神心理

（1）负性体验：急性分离性遗忘的患者通常经历过心理社会因素的巨大打击，如暴力打击、丧失亲人、目睹死伤场景等，患者体验了无法忍受的惊吓、羞辱、内疚、愤怒、失望和绝望，或有重大内心冲突。

（2）记忆损害：患者可表现为无法回忆特定时间段相关事件或全部事件，甚至表现为无法回忆起一生的全部事情，或无法回忆某一系统性信息如与家人或某人相关的所有信息。

（3）其他精神障碍：意识状态改变、抑郁状态、焦虑和恐惧等。

2.生理生活　不同型态的睡眠障碍、饮食障碍及不特定部位的躯体不适等都可能并存或单独存在。

3.动作行为

（1）分离性神游：遗忘内容更广泛，涉及更大时空的分离性遗忘，可出现漫游。这是分离性遗忘的另一种形式。分离性神游的患者除具有分离性遗忘的特征外，还有突然发生的、似乎有目的地离开家或工作场地一段时间（数天或数周），或漫无目的地漫游，并伴有对这些经历的遗忘，对自我身份的不清晰感，或完全以一个新的身份出现。

（2）其他：或与其他精神障碍所致异常行为并存，如人格与现实解体、药物滥用、自杀或自残的冲动和行为、暴力行为、饮食问题和人际关系问题等；有些患者的自残和暴力行为可能伴有遗忘，也可能发生与创伤相关的行为再现。

（3）社会功能：症状常导致患者在个人、家庭、社会等方面的功能下降。

（三）人格-现实解体障碍

人格-现实解体障碍是持续或反复出现人格解体和（或）现实解体的分离障碍，好发于青春期后期或成年早期，女性的患病率高于男性。

1.精神心理　其主要症状为个体感知到自己的完整性和（或）个体对环境的感知出现非现实感。

（1）对身体完整性的感知分离，如患者说"我行走时感到身体不能跟上我的腿，好像分开一样"。

（2）自己置身于自我之外看自己，好像"我"分离成两个人：观察者和被观察者，此时人格具有了双重性。

（3）觉得自己不存在，没有灵魂，或与自己的情感分离，自己体验不到自己的情感，或者体验到的情感是虚假的。

（4）现实解体的患者常感到周围环境虚无缥缈，自己像是生活在另一个世界，仿佛自己是一个外部的观察者，有朦胧感，恍若隔世；感到亲朋好友"看上去都是假的，但与真的一样"。或感到与他人疏离，无法与别人进行良好的沟通，像中间有一层隔膜，"一切都不真实，有虚幻感"。

（5）痛苦体验。患者对个人的体验将信将疑，非常苦恼。

2. 动作行为

（1）求证行为：有患者用自伤或让人击打自己的方式来验证自己是否存在于当下。

（2）荒谬言语：如现实解体的患者诉"我好像生活在'阴间'，但一直不清楚为什么阴间有太阳、有房子、有汽车，还有这么多人"。

（3）社会功能：症状常导致患者在个人、家庭、社会、教育、职业等方面的功能受损。

（四）分离性身份障碍

分离性身份障碍既往被称为多重人格障碍，患者身上存在有两种或两种以上不同的身份或人格，每一种都表现出一种独特的自我体验，有独特的与自身、他人和世界的关系模式。在患者日常生活中，至少有两种分离的身份能够发挥作用，并反复对个人的意识和心理进行控制，所有其他的分离性症状都可出现在患者身上，如遗忘、神游、人格解体、现实解体等，故症状异质性非常大。这些症状不能用其他精神疾病或躯体疾病解释，并导致个人、家庭、社会、教育、职业或其他重要领域中的功能受到严重损害。

1. 精神心理

（1）记忆异常：表现为记忆的分离，患者有一段时间记忆缺失，但这种缺失不是遗忘，因为当患者进入到另一种身份时可能回忆起在其他身份中缺失的记忆片段。

（2）认知困惑：记忆分离的患者由于记忆的缺失、不完整，患者进入一种身份时可能会受到另一身份相关片段记忆的干扰，患者为此感到非常困惑。

（3）分离性身份的改变：患者常在不同或相同的时间体验不同的精神活动。

（4）其他症状：患者常伴有抑郁心境，一些分离性身份障碍的患者同时符合抑郁障碍的诊断标准。患者常有频繁、快速的情绪波动，但常由创伤后和分离症状所引起，与双相情感障碍中抑郁躁狂交替发作不一致。有些患者可能出现创伤后应激障碍相关的症状，如焦虑、睡眠障碍、烦躁不安、心境障碍等。

2. 动作行为

（1）分离性身份障碍患者有两种或两种以上相对独立的人格特征及行为，不同或相同时间的不同人格特征彼此独立，可交替或同时出现。儿童青少年分离性身份障碍的表现可能是有一个生动的或自主想象与虚构的同伴陪伴，虚构的同伴可通过听幻觉控制患者的某些行为。

（2）分离性身份障碍患者常见强迫性人格特征，也可并发强迫症状，如患者重复检查以确保没有人进入自己的房间，强迫洗涤来消除被虐待时肮脏的体验，重复计数来分散被虐待的焦虑等。

（3）社会功能：症状多导致患者社会功能缺陷。

二、分离障碍的康复

（一）功能障碍

1.心理和精神

（1）分离所致现实冲突：分离障碍所表现出感知觉、思维、记忆、情感、运动及行为、自我（身份）意识及环境意识等无法正常整合，与现实冲突、矛盾。

（2）感知觉障碍：机体感觉阈限的提高表现为麻木、感觉丧失，感觉阈限的下降表现为敏感，部分表现为特殊知觉改变如视觉、听觉的丧失，不明原因的眩晕。

（3）记忆障碍：分离障碍所致注意力受损、情绪紧张等可造成记忆功能下降；分离性遗忘症状表现出的无法正常记忆的范围广泛、内容重要；分离性身份障碍表现为"假遗忘"，即在重新进入"角色"时可以回忆片段。

（4）情绪异常：疾病多伴发紧张、焦虑、抑郁；与现实冲突的分离体验可能加重负性情绪的产生；个体精神心理和生理功能异常影响生活、工作、学习能力时产生的困惑，进一步导致情绪的恶化。

（5）自卑心理：异常体验、不被理解、被信任感的降低，或者另类标签等均可引起自卑。

2.生理和生活

（1）系统功能障碍：分离障碍因为不同分离状态可出现不同的系统功能障碍，如抽搐、木僵、晕倒、失声等。

（2）器官功能异常：躯体不适或分离所致某部位器官功能受到影响，如下肢无法站立、发声异常、吞咽困难，或感觉身体某个部位不适等。

3.社会功能

（1）学习工作能力障碍：记忆为主的认知功能受损、焦虑为代表的情绪障碍，各种形式的运动障碍均影响工作和学习。

（2）职业能力改变：人格－现实解体障碍、身份障碍患者职业能力冲突、降低，部分发生改变，表现为掌握某些原先未具备的能力。

（3）人际交往能力改变：心理、动作行为症状和角色、人格冲突等影响人际交往；个别时候角色、人格的改变表现为社会交往能力的提高或降低；身份、人格障碍等存在社会交往中的角色代替。

（二）康复评估

1.心理和精神　常用的评估工具包括汉密尔顿抑郁量表（HAMD）、抑郁自评量表（SDS）、汉密尔顿焦虑量表（HAMA）、焦虑自评量表（SAS）、临床用创伤后应激障碍量表（CAPS）、创伤后应激障碍症状清单（PCL）、事件影响量表（IES）等。

2.生理和生活　辅助评估工具有进食问题调查问卷（EDL）、日常生活能力量表（ADL）、躯体健康状况评估、生活质量综合评定问卷（GQOLI-74）（成人用）。本类障碍患者的自理能力与症状的丰富相关，差异性程度应通过临床观察综合评估。

3.社会功能　评估辅助工具有功能缺陷评定量表（WHO DAS-Ⅱ）、功能活动调查表（FAQ）、个人和社会功能量表（PSP）、社会功能缺陷筛选量表（SDSS）等。

（三）康复问题

1.心理和精神

（1）自卑，多由学习工作能力低于预期引起，如感知、记忆异常，或角色、身份障碍，均可引起学习工作能力降低。

（2）情绪易激惹：分离症状与现实的冲突，无法被理解、信任引起的自卑、焦虑、抑郁等，自我照料能力的改变，以及工作学习能力的不满足、社会交往的不如意均可诱发。

（3）消极心理：不同于周围人群的体验，生活需被照顾的自卑，社会功能的改变，角色身份障碍造成的不被理解、不被信任等，标签化、污名化的出现或可能，都可能引起患者自责、自罪或无望、无助等。

2.生理和生活

（1）生活照料能力不足：感知觉异常、运动异常均可影响生活自理能力。

（2）系统功能受损：自觉不适症状或分离症状造成某个系统或器官的功能异常。

3.社会功能

（1）学习工作能力下降：情绪异常，认知能力改变，角色（身份）障碍等均影响学习工作。

（2）人际交往减少：以自卑为突出表现的心理改变，以运动功能异常为代表的行为异常以及角色（身份）障碍等均影响人际交往；其中部分人会在病态情况下某个角色或身份出现人际交往的方式、对象、习惯等改变，甚至交往能力提高，但作为"患者"自身的人际交往以受损为代表。

（四）康复目标

根据患者功能受损状况、家庭或社会对患者的期待和要求，结合患者的期望和现存能力综合考虑制定。

1.心理和精神

（1）情绪调整：防止焦虑、抑郁、紧张等不良情绪与分离症状相互影响；防止情绪激动状态下意外事件发生；防止消极心理状态下产生自残、自杀。

（2）认识疾病：科学认识疾病和症状，减少知识不足造成的焦虑、紧张，了解症状先兆，争取尽早干预。

（3）接纳自我：在认识疾病的基础上，接纳自己的现状，防止污名化的消极影响，减少自卑等心理。

2.生理和生活

（1）安全：分离症状一般不会直接造成危险，注意防范分离症状出现时伴发意外，如周围人对患者分离身份、角色的不接纳；防止情绪波动状态下与他人冲突；防止部分系统功能障碍者自我照顾能力不足造成伤害。

（2）生活自理：分离性症状所表现的精神心理障碍、生理功能障碍所致生活自理能力的降低均为功能性、可恢复性，需做出判断并积极开展针对性训练，保持生活自理。

3.社会功能

（1）主动参加社会活动。

（2）缓解期恢复学习工作能力。

（五）康复措施

1.心理和精神

（1）健康教育：收集患者对疾病相关知识掌握情况、态度等信息；确定健康教育内容，根据患者发病程度、疾病转归、精神康复进展制订健康教育计划。

1）认识疾病特点和异常行为

①内容：疾病特点、发生机制、目前治疗和康复方式；分离相关障碍疾病的发生机制。

②方法：专题授课讲座，结合同伴教育。

③对象：患者及部分家属。

④目标和效果评价：了解疾病特点、目前治疗和康复方式；认识正常生理功能。

2）接纳自我、建立信心

①内容：认识自我的"不完美"；了解疾病治疗现状和预后。

②方法：以小组健康教育为首选，配合同伴健康教育、转归良好患者的示范教育。

③对象：患者。

④目标和效果评价：接纳不同寻常的行为，缓解自卑心理、自尊低下。

3）家庭、社会支持

①内容：家庭、支持的作用；家庭支持的方式。

②方法：小组健康教育为主要形式，注重说服和引导。

③对象：患者、家属，患者认为重要的其他亲友或工作伙伴、同事。

④目标和效果评价：个人能合理评估身边的支持资源；其他人能重视并科学提供家庭、社会支持。

（2）心理健康训练

1）放松训练：冥想放松、音乐放松。

2）积极关注：训练积极关注，学习注意力转移、分布的调整。

2.生理和生活

（1）日常生活能力训练：症状伴随状况下（参考第二章第三节七、应对持续症状技术）训练日常行为，保存自我管理技能、生活照料能力。

（2）安全防护

1）意外防范

①内容：身份、角色分离症状出现时周围环境、人的认同和协调。

②方法：注意空间环境安全防范，必要时陪伴（具体见第七章）；加强周围人了解

患者病史，在患者角色或身份障碍出现时做好沟通。患者和家属安全防范健康教育。

③对象：患者。

④目标和效果评价：避免意外发生；意外发生时及时发现并按照应急预案科学处理，降低伤害（具体见第七章）。

2）冲动伤人（毁物）防范

①内容：防范患者自卑、失望等消极情绪出现时或分离症状造成个人生活能力降低时的情绪波动，造成"攻击"行为。

②方法：保持周围环境安全；必要时陪伴；患者和家属安全防范健康教育（具体见第七章）。

③对象：患者。

④目标和效果评价：避免伤及他人、物品；避免引起患者与他人之间冲突造成患者被伤害；冲动伤人（毁物）行为出现时及时发现并按照应急预案科学处理，降低伤害（具体见第七章）。

3.社会功能

（1）保持、恢复学习工作能力

①内容：激发对学习、工作的兴趣，建立对学习、工作的信心；保持或恢复学习、工作能力，防止认知障碍、情绪异常、分离症状原因造成学习、工作中断，引发学习、工作能力降低。

②方法：从简单内容开始学习（工作），以小组训练为首选，间断开展，配合激励方案。

③对象：患者。

④目标和效果评价：患者学习、工作能力保存、恢复；以每次完成学习或工作任务的量的增加、间隔时长的缩短、主动性的提高等作为效果评价依据。

（2）保持和恢复社会交往

①内容：保持、恢复社会活动。

②方法：开展小组或个人专题健康教育；组织模拟社交活动；开展职业康复训练。

③对象：患者。

④目标和效果评价：患者社交能力保存、恢复；以每次完成社会交往专题教育、模拟社交、职业康复的质量、间隔时长的缩短、主动性的提高等作为效果评价依据。

（六）康复效果评定

1.心理和精神

（1）健康教育

1）患者能否科学认识本病特点、发病机制、治疗和康复方式，能否了解正常生理功能和异常表现的区别。

2）患者能否接纳"不同寻常"的认知、感觉、思维或行为；能否降低和缓解自卑心理、自尊低下。

3）家庭、社会支持对患者是否有效，患者能否感受到。

（2）心理健康训练

1）是否掌握训练内容；主动、按时、规范开展训练的次数；训练后自我评价。

2）是否认识到事物的关注角度不同、评价和结论不同的原理；是否培养、养成关注事物正面、积极意义的能力，是否建立关注事物积极性的习惯。

2.生理和生活

（1）保持生活照料能力、在症状伴随状况下自我管理能力。

（2）安全防护

1）避免安全事故发生；发生意外时及时发现并按照预案正确规范处理（具体见第七章）。

2）无伤人、毁物等事件；及时发现伤人、毁物隐患并处理；及时发现伤人、毁物行为并按照应急预案科学处理，降低伤害（具体见第七章）。

3.社会功能

（1）学习、工作能力能够保持、恢复；学习、工作兴趣保持、学习、工作信心建立，根据实际情况调整工作学习目标。

（2）社会交往保持和恢复；社会交往兴趣恢复、信心建立；根据实际情况调整社会交往的预期。

三、个案解析

（一）案例

患者张某，女性，45岁，2018年3月至北京某精神专科医院就诊。2008年初与丈夫吵架后出现四肢僵硬、双手紧握拳，双上肢屈曲，口唇发绀，呼之不应，无大小便失禁、咬舌、受伤。家人掐"人中"，约5分钟后清醒。回忆说当时对周围事物有感觉，模模糊糊的，一会儿清楚，一会儿不清楚，醒后全身发抖，感觉头晕、四肢无力，并大声痛哭。约半天时间恢复正常。到当地市级中医院就诊，考虑"情绪化"，具体不详。2013年、2016年共两次出现与丈夫吵架后全身发抖，大哭，约半小时后恢复正常。2016年12月下旬父亲去世，埋葬当天控制不住大哭，全身发抖、四肢发软，头晕，约20分钟后恢复正常。2018年3月22日晚间想烦心事，情绪波动，23日早晨头晕、呕吐，到医院急诊就诊期间发作，四肢僵硬，双手紧握拳，双上肢屈曲，口唇发绀，约5分钟后恢复。然后翻来覆去说"难受、心慌，心里空得慌"；查心电图、脑CT正常。急诊初步诊断"癔症"，收入科后诊断"分离（转换）性障碍"。

（二）康复方案

1.精神心理

（1）问题：情绪烦躁；自感不适（难受、心里空得慌）。

（2）目标：了解并接纳本病；坚定治疗决心和信心，培养坚强意志。

（3）措施

1）健康教育：疾病相关知识专题讲座，个体教育为主；治疗信心培养，视频观摩。

2）心理健康训练：自我效能为主题的团体心理训练——"看我'走过来'，我信我能够"；适时开展情绪管理为主题的团体心理训练——"打气筒，分享快乐"；放松训练，呼吸放松。

（4）评价

1）了解本类疾病相关知识、治疗方案。

2）树立治疗信心，逐步坚定治疗决心。

3）缓解焦虑情绪；掌握并尝试使用呼吸放松训练。

2. 生理生活

（1）问题：呼吸障碍，表现为口唇发绀；活动能力受限，头晕、呕吐，四肢僵硬；生活自理能力降低的可能，双手紧握拳、双上肢屈曲。

（2）目标

1）防止意外：如呼吸障碍、头晕等诱发的意外伤害。

2）生活照料：不因患者生活自理能力降低而影响个人卫生、营养。

（3）措施

1）提供安全环境，本病极少因症状发作直接引起自身伤害，应以防范相关意外为主。

2）侧面观察，避免反复叮嘱、询问，引起反感、负性强化。

3）及时发现症状，必要时给予穴位按摩、针灸，甚至保护性约束。

4）心理健康训练：以进一步认识自己、增强信任和沟通为主题的团体训练，如独一无二、信任证言。

5）运动康复：体操训练；个人擅长或喜好的体育项目，如乒乓球。

（4）评价

1）安全，无意外发生。

2）个人自我照顾得较好。

3）积极参加团体训练、运动康复，在团体训练、体育活动中未发生本病类似症状。

3. 社会功能

（1）问题：工作学习能力降低的可能；回避的可能，担心个人安全或自卑心理引起回避。

（2）目标

1）防止或降低对学习工作能力的影响。

2）保持正常的社会交往。

（3）措施

1）职业康复：根据患者实际职业和个人喜好，指导其参加宿舍管理员岗位虚拟就业。

2）心理健康训练：见本案例中精神心理、生理生活部分的训练内容。

3）运动康复：见本案例中精神心理、生理生活部分的训练内容。

（4）评价

1）参加职业康复的兴趣不高，表示"管好自己就行"的岗位适合自己，坚持1周后调换为卫生员岗位。

2）参加团体心理训练、运动康复，与其他成员互动较好；表示要继续参加。

（中国人民解放军联勤保障部队第九八四医院　赵春海）

第六节　痴　呆

一、痴呆的特点

痴呆是一种获得性脑综合征，表现为认知功能从先前的水平持续下降，伴有两个或以上的认知领域的损害（如记忆、执行功能、注意、语言、社交认知及判断、精神运动性的速度、视觉感知能力、视觉空间能力的损害），这些认知损害显著影响个体独立日常生活的能力，但不能完全归因于正常的衰老。基于可获得的证据，这种认知损害可归因或推定为某种神经系统疾病或其他可能影响脑功能的医疗情况、创伤、营养缺乏、长期使用特定物质或药物、暴露于重金属或其他毒素。

（一）痴呆——阿尔茨海默病所致

阿尔茨海默病所致痴呆是最常见的痴呆类型。这种痴呆起病隐匿，记忆损害常是最初出现的主诉。阿尔茨海默病所致痴呆的病程有以下特点。

1.精神心理　阿尔茨海默病所致痴呆常在疾病的初期即伴有精神行为症状，如抑郁心境、情感淡漠；而在疾病的晚期可伴有精神病性症状、情绪易激惹、精神运动性激越、意识混乱、步态或移动异常以及痫性发作。基因检测阳性结果、家族史以及进行性认知持续下降高度支持阿尔茨海默病所致痴呆的诊断；随疾病的进展出现额外的认知领域损害（如记忆、执行功能、注意、语言、社交认知及判断、视觉感知能力、视觉空间能力的损害）。

2.生理生活　各项功能缓慢而稳定地从先前水平持续下降，日常工作、学习和生活能力明显下降。

3.动作行为　运动性失用，大部分轻中度患者可完成简单和熟悉的动作，随着病情发展影响患者吃饭、穿衣及其他生活自理能力。

（二）痴呆——脑血管疾病所致

血管性痴呆是一种证据显著的脑组织损伤，由脑血管疾病（缺血或出血性）所致。认知损伤的出现与一次或多次脑血管事件有时间上的相关性。认知的下降通常在信息处理速度、复杂性注意过程及额叶执行功能上尤为明显。必须存在病史、体格检查及神经影像学的证据，说明脑血管病足够严重，能够导致神经认知缺损。主要特点如下。

1.精神心理　精神行为异常多表现为抑郁、淡漠、人格改变、精神运动迟缓、幻听、幻视、情感脆弱易激惹和哭笑无常等，其中抑郁最为常见。

2.生理生活　早期主要表现为头痛、眩晕、肢体麻木、睡眠障碍及耳鸣等，可有近期记忆力受损、注意力不集中，随着病情进展，出现明显的认知功能受损。

3.动作行为　大血管病变所致表现为失语和无动性缄默和淡漠；高血压和糖尿病所致表现为执行功能障碍、帕金森样症状、步态改变和尿失禁等。

（三）痴呆——帕金森病及路易体病所致

1.痴呆——帕金森病所致　帕金森病所致痴呆在特发性帕金森病患者中出现，表现为注意、记忆、执行功能、视觉空间功能的损害，以及精神行为症状。该病较为隐匿，病程中症状进行性加重。主要病理改变为发生于基底节路易体样退行性变性，这一点需与路易体病所致痴呆进行鉴别，后者路易体变性发生于大脑皮质。其特点如下。

（1）精神心理：执行功能障碍、认知缺陷及视空间功能障碍为首发症状；情感改变、情感淡漠、视幻觉、激越等。

（2）生理生活：语言障碍、记忆减退是常见表现，如口语流畅性降低、学习能力减退和回忆困难、日常生活能力逐渐减退等。

（3）动作行为：静止性震颤、肌张力增高、运动迟缓和姿势平衡障碍等。

2.痴呆——路易体病所致　路易体病所致痴呆是第二常见的痴呆类型，仅次于阿尔茨海默病。具体病因不明，但可在脑皮质和脑干中找到α突触核蛋白的异常折叠、聚集，以及路易体的形成。该病起病隐匿，通常注意力及执行功能缺损是最初的主诉。认知缺损通常伴有视幻觉及快速眼动（REM）期睡眠时的行为异常，也可出现其他类型的幻觉、抑郁症状及妄想。症状表现通常在一天的病程内变化，因此需要纵向长时程的评估，以鉴别谵妄。该病的另一个特征是，在认知症状出现后约1年内出现自发的帕金森综合征，其主要特点如下。

（1）精神心理：早期表现出明显的视觉感知、注意力和执行力功能障碍，记忆障碍较轻，顺行性遗忘不突出；视幻觉是常见的精神症状，描述鲜明生动，多为昆虫等小动物，也可为能描述细节的人物。

（2）生理生活：意识模糊和清醒状态交替，可伴昼夜颠倒、觉醒和注意变化、发作性的胡言乱语；也可出现REM期睡眠障碍、反复跌倒、昏厥等。

（3）动作行为：自发的帕金森综合征比较典型，主要是面具脸、肌张力增高、动作减少和运动迟缓等。

二、痴呆的康复

（一）功能障碍

1.精神心理

（1）认知功能障碍

1）记忆障碍：是痴呆早期突出的症状或核心症状，表现为忘性大，好忘事，丢三落四，如故事未讲完就忘了开头，很难看懂电影、电视，常常忘记回电话、约会，反复问同样的问题，常将物品遗留在商店或汽车上等。疾病早期主要是近记忆受损（如3分钟内不能记住3个无关词），学习新知识、掌握新技能的能力减退。随着病情的进展，远记忆逐渐受累，记不住自己的生辰、家庭住址和生活经历。严重时，不知道自己是谁，不能准确回答家里有几个家庭成员及他们的姓名、年龄、职业。

2）视空间和定向障碍：是痴呆的早期症状之一，由于记忆受损，定向力亦进行性受累，如常在熟悉的环境或家中迷失方向，找不到厕所和自己的卧室，外出散步找不到回家的路；时间定向差，不知道今天是何年何月何日，不知道现在是上午还是下午。

（2）智力障碍：痴呆患者表现为一种全面性的智力减退，包括理解、推理、判断、抽象概括和计算等认知功能。患者思维能力迟钝、缓慢，不能进行抽象逻辑思维，不能区分事物的异同，不能进行分析归纳，表现为思维缺乏逻辑性，说话常自相矛盾而不能觉察。

（3）精神行为症状：有焦虑、抑郁、幻觉、妄想等，以及对待社会关系的错误观念，如人际关系过于敏感、偏执和攻击行为等。

2.生理生活

言语障碍：言语障碍的特点为含糊、刻板、啰嗦、不得要领的表达方式。患者言语障碍呈特定模式，首先是语义、词意出现障碍，表现为找词困难、用词不当或张冠李戴。随后出现说话啰嗦，不得要领，可以出现病理性赘述。可以出现阅读和书写困难，继而出现命名失能（认识物体能够正确使用，但不能确切命名）。言语障碍进一步发展为语法错误、错用词类、语句顺倒，最终音素也遭破坏而胡乱发声，不知所云，或沉默不语。

3.动作行为　经常出现大喊大叫、活动增多等行为紊乱，影响到患者的生活质量，并造成看护人员的精神紧张、心境压抑。

（二）康复评估

评估团队由医师、护士、心理治疗师、康复治疗师、营养师组成，评估时间为入院时、住院中、出院前分别进行，评定内容包括以下几个方面。

1.精神心理

（1）精神状态评估：精神状态检查量表（MMSE）。

（2）精神行为症状评定：精神行为症状评估量表。

（3）认知功能评定：可以使用蒙特利尔认知评估量表（MoCA）进行单项认知功能检查（记忆力、视空间、执行功能，注意力、语言、操作能力等）。

（4）痴呆评定：痴呆分级诊断量表或总量表。

2.生理生活　包括年龄、病史、生命体征、营养状况、进食、睡眠、大小便、皮肤状况、实验室检查及影像学检查等其他检查结果，生活习惯、家族史、家庭及社会支持系统、康复治疗环境等。

（1）日常生活能力评定：巴塞尔（Barthel）指数。

（2）身体状况评估：视力评估、听力评估、晚期老年性痴呆症疼痛评估量表（PAINAD）。

（3）副作用评定：副反应量表（TESS）。

3.社会功能

（1）安全风险评定：包括跌倒风险评定、走失风险评定、噎食风险评定、压疮风险评定、自杀自伤风险评定、暴力风险评定。

（2）护士用住院患者观察量表（NOSIE）。

（三）康复问题

1. 精神心理
（1）阴性症状的影响。
（2）心理上的孤独感和抑郁出现。

2. 生理生活
（1）躯体疾病增加。
（2）生活不能自理。
（3）记忆力减退影响正常的工作和生活。

3. 社会功能
（1）疾病认知：①自知力较低；②对疾病相关因素了解较少。
（2）安全评估：①跌倒坠床风险；②走失风险。
（3）应对压力方面：解决问题的能力欠缺，过分依赖家属。
（4）社会关系方面：①交友能力欠缺；②孤独感。
（5）家庭支持方面：①无理财技能；②家庭经济支持状况；③家属对病态表现的不完全理解；④缺乏正确帮助患者解决问题的方法。

（四）康复目标

1. 精神心理
（1）积极用药减轻症状影响。
（2）加强心理支持，减轻孤独感。

2. 生理生活
（1）提高生活质量，减缓痴呆进度。
（2）积极治疗躯体疾病，控制症状。

3. 社会功能
（1）提高对疾病的自知力，了解疾病相关因素及进程和预后。
（2）安全隐患排查，做好防护措施，降低风险发生率。
（3）增加独立解决问题的机会和训练判断决策能力。
（4）结交病友或者邻居，增加沟通交流机会，提升交友能力。
（5）提升家庭经济支持能力。
（6）家属对疾病增加了解程度，制定切实可行的帮助患者解决问题的方法。

（五）康复措施

1. 精神心理　预防患者自伤自杀及伤人事件的发生。早、中期痴呆患者由于对疾病发展的恐惧，或受焦虑、抑郁、幻觉、妄想等精神症状的影响，可能导致自伤自杀及伤人事件的发生，需要及时评估，加强防范。

2. 生理生活
（1）安全护理：在患者入院2小时内完成，包括患者的病情和跌倒、噎食、压疮、走失、自杀自伤、暴力等风险评定。如果评定结果为高风险则应及时佩戴有相关风险标识的腕带。

1）预防跌倒：由于高龄、认知功能损害、精神行为异常、药物作用等原因，导致痴呆患者跌倒发生率增高。

2）预防走失：中度痴呆患者需要有专人看护，病区大门夜间上锁，预防老人游走行为和迷路，外出时在口袋放入写明姓名、地址、电话及联系人的卡片，或佩戴有防止游走功能的感应器，以便迷路时被他人送回。

3）预防压疮：对有明显肌强直、强握、屈曲体位、二便失禁、营养不良、生活完全不能自理的中晚期患者，要根据压疮风险评估等级，做好压疮预防工作。

（2）生活护理：首先保证患者的营养摄入等生活需要，根据患者生活自理能力评估，指导、协助患者洗脸、刷牙、穿衣、整理床单位等，鼓励自我照顾，鼓励患者起床外出活动，将生活自理能力训练融入日常生活。

3.社会功能

（1）注意力训练：设备与用具：录音机、尺子、笔、纸、照片、图片、短篇文章、拼板、日常生活用品、扑克牌、电话、计算机及计算机辅助训练系统。

（2）记忆训练

1）操作方法：①了解患者的疾病史、个人史、生活环境及认知情况。②选择安静的房间，备好用物。③分类注意训练，即通过书面作业或根据录音带、电脑中的指令，进行连续性、选择性、交替性及分别性注意训练。④信息处理训练，如兴趣法、示范法、奖赏法、电话交谈等；以技术为基础的训练，如猜测作业、时间作业、顺序作业等。⑤对患者和家属说明训练的目的、内容及要求。⑥根据患者的功能水平指导其在日常生活中进行注意训练或采用代偿方法。

2）注意事项：①预先准备好训练用品，尽量减少患者视野范围内杂乱及不必要的物品；②注意患者的主动性，每次给予口令、建议，提供信息或改变活动时应确信患者已经注意或让其复述指令；③注意训练环境，从安静的环境开始，逐渐过渡到接近正常和正常环境；④训练应由易到难并记录训练情况；⑤在治疗中可加入短暂的休息，重新开始时先复习，教会患者主动观察周围环境，识别引起注意力不集中的因素并主动排除，与患者及家属共同制定目标；⑥让家属了解照顾技巧，并在非治疗时间督促和纠正患者的行为；⑦护士应帮助患者了解自身障碍，注意正面引导，提高自信心和训练水平。

（3）视觉失认训练

1）设备与用具：照片、颜色卡片、日常用品、拼板等。

2）操作方法与步骤：①了解患者的疾病史、个人史、生活环境及认知情况。②选择安静的房间，根据患者的功能水平选择训练内容和方法，备好用具。③向患者和家属说明训练的目的、要求及内容；对物体失认者进行日常用品的识别训练。④让面容失认者反复识别家属、亲属、名人等人物照片，可以借助语言提示。⑤使用颜色卡片对颜色失认者进行命名和辨别颜色的练习。⑥教会患者使用视觉外的正常感觉进行代偿。⑦调整生活环境，如在物品上贴标签，或把不能识别的人物名字写在照片上。

3）注意事项：进行识别训练时注意感觉的输入方式，以保证训练效果。

（4）触觉失认训练

1）设备与用具：各种质地的材料、砂纸、日常用品等。

2）操作方法与步骤：①了解患者的病史、个人史、生活环境及认知情况。②选择安静的房间，备好用具。③向患者和家属说明训练的目的、要求及内容。④辨识训练，让患者闭目，用手感觉、分辨和识别不同质地的材料，如砂纸。⑤感觉刺激，如用粗糙的物品沿患者的手指向指尖移动进行触觉刺激；利用视觉帮助患者进行感知，重视对物体的形状、材料、温度等特质的体验。

3）注意事项：①让患者了解其在日常生活中的潜在危险性，避免损伤；②进行识别训练时注意感觉的输入方式，以保证训练效果。

（5）日常生活能力训练：对于轻度痴呆患者，督促、指导、协助患者料理自己的生活，如做饭、修剪花草、保持个人卫生、整理床单元，鼓励患者选择自己喜欢并适合的着装参加社会活动，以缓解大脑功能衰退。对于中度痴呆患者，鼓励、协助患者料理自己的生活，如梳头、刷牙、洗澡、刮胡子、剪指甲、整理床单元、穿脱鞋子、穿脱衣服、上厕所、便后冲洗，根据天气情况选择合适的穿着等。对于重度痴呆患者，尽量保存患者残存的功能。

可采取音乐辅助康复治疗，有证据显示音乐治疗通过对痴呆患者听觉、视觉的刺激，可以增强轻度痴呆患者记忆的能力和语言功能，可以减少痴呆患者激越。

（六）康复效果评价

1.精神心理

（1）情绪改变，患者的适应能力提高。

（2）记忆力减退进度变缓。

2.生理生活

（1）生活质量提高。

（2）意外发生减少。

3.社会功能

（1）支持系统提升。

（2）对疾病的自知力提高，治疗疾病的信心增加。

（3）压力应对能力提高。

三、个案解析

（一）案例

王某，女性，85岁。诊断：痴呆，阿尔茨海默病所致。患者和大儿子、儿媳共同居住，有保姆随时在身边。家庭经济支持较好，自己有退休金，儿子、儿媳比较孝顺，长期有保姆照料。首次发病年龄为81岁，总病程4年。于2016年近期记忆力下降，远期记忆力可，可以记起自己工作时候的事情，反复讲述，近期记忆力差，自己贴身物品不知放在何处。与周围人交流少，敏感多疑，家人发现给其打电话时患者反复重复某句话，不愿意接陌生人电话，后来连家人电话也不接，称是诈骗电话。夜间入睡时反复确认窗帘是否拉好，门是否锁好。后逐渐不能正确算账，不能正确计数。于2017年住院就诊，诊断为"痴呆，阿尔茨海默病所致"，后给予相关治疗，坚持服药一年半。2018年逐渐出现出门不记得回家的路，只能进行简单日常交流，认识家人，但对不上名字，有时会对着镜子自言自语。2018年9月出现大小便失禁，在卧室大小便，大便后用手抓了抹到墙上。拒绝家人为其更换衣物、拒绝洗漱，发脾气，打骂家人。后反复几次住院治疗，回家后病情波动，效果欠佳，家人无法护理，故长期住院治疗。记忆力差，偶尔能认识部分家人和工作人员；定向力障碍，对人物、地点、时间识别不准确；计算力差，10以上计算受限；逻辑思维能力差，总结概括能力差，问话应答偶有不切题；少与人交流，话少，有时会提起自己已过世的母亲，并哭诉"要回去找母亲，家里孩子还没人做饭"等。有时生气会打骂护工。目前治疗药物：多巴丝肼片125mg，2次/日；奥氮平2.5mg，1次/晚；丙戊酸镁缓释片0.25g，2次/日。

（二）康复计划

1. 精神心理

（1）问题：痴呆症状导致安全感降低，出现一系列心理问题。

（2）目标：减缓痴呆进程，在协助下实现部分生活自理。

（3）措施：①心理疏导能够增加患者的安全感，消除焦虑和恐惧情绪，尊重患者人格，并满足合理需求。给患者多一些关心、鼓励、安慰，给患者治疗增加信心。加强与患者的沟通，掌握好交流的方式、方法，做好宣教工作，用真诚和亲切的态度拉近与患者之间的距离。②动听的音乐是一种规律的声波震动，通过感官系统传至大脑皮质后，对整个神经系统产生良性刺激，提高神经细胞的兴奋性。可以让患者试着听一些熟悉的老歌，跟着哼唱，引导启发回忆曾经的老歌和往事。还可以播放一些明快动听的故事，让患者身心放松的同时提升远期记忆力。

（4）评价：安全感增加，心理问题减轻，部分生活和社会交往能正常进行。

2. 生理生活

（1）问题：高血压。

（2）目标：血压控制平稳。

（3）措施：①坚持药物治疗；②做好健康宣教；③调节饮食结构。

（4）评价：血压控制平稳。

3. 社会功能

（1）疾病认知

1）问题：有部分自知力，但不了解自身疾病的影响因素。

2）目标：了解自身疾病的特点、原因和进程。

3）措施：了解疾病相关知识，分析影响因素，做好用药健康宣教。

4）评价：对疾病及用药自知力提升。

（2）安全评估

1）问题：跌倒坠床风险。

2）目标：无跌倒坠床。

3）措施：悬挂风险标识；加床挡；做好健康宣教；环境安全整改和安全隐患排查。

4）评价：未发生跌倒坠床。

（3）应对压力

1）问题：解决问题能力欠缺，对家人和保姆过分依赖。

2）目标：尝试多让患者做决定，多让患者提供意见和建议并采纳合理部分。

3）措施：家属减少包办和独断，多征求患者意见。

4）评价：部分生活自理，有一定应对压力能力。

（4）社会关系

1）问题：社交能力欠佳，接触外界少。

2）目标：结交病友和邻居。

3）措施：鼓励和同病室及其他病室病友交朋友，多谈心和交流。

4）评价：社会关系良好。

（5）社会功能康复

1）问题：各项功能障碍，学习能力下降。

2）目标：功能障碍减轻，学习简单手工和计算。

3）措施：有如下几种。①记忆训练：写日记，根据患者的文化程度进行简单记录，扩展思维和加强记忆；给患者制定作息表，让患者自己对照表格做事，知道时间；多看感兴趣的图书和图片或者记忆深刻的老照片和物品等，唤醒患者的记忆和曾经的成就，激发患者对往事的回忆，增强满足感和自信心；数字记忆，通过小游戏训练对简单数字的记忆，也可将一些事情编成顺口溜或者打油诗提高患者的兴趣，促进患者记忆。②定向力训练：时间、人物、地点三方面能力训练。可看清晰可见的大钟表或者电子表，培养患者的时间观念；对工作人员、病友进行辨别，将名字、面貌进行对号入座；对患者居住的房间、厕所、活动地点设立醒目标识，让患者多识别多定向，降低定向障碍的风险。③注意力训练：指导患者进行简单的棋牌游戏训练或阅读有趣的图书、报纸，根据爱好选择手工操作，如搭积木、拼图和手部保健操等，提高患者兴趣的同时还能达到提高注意力的作用。④适当运动：适当运动对大脑皮质有良好的刺激作用，而且能增强心脏功能，缓解血管性痴呆的进展，促使康复，如医疗保健操、打太极拳、慢走等，控制好时间，每次30分钟内，每天早、晚各一次。

4）评价：功能障碍减轻，兴趣增加，学习能力提升。

（中国人民解放军联勤保障部队第九八四医院　胡　婷；天津肿瘤医院　赵建伟）

第七节　物质使用或成瘾行为所致障碍

一、物质使用或成瘾行为所致障碍的特点

物质使用或成瘾行为所致障碍，是一组精神行为障碍，在使用占主导地位的精神活性物质（包括药物）后出现，或在反复尝试某特定的奖励或强化的行为后出现。

（一）酒精使用所致障碍

酒精使用所致障碍表现为酒精使用的模式和结果。除酒精过量中毒外，酒精的诱导依赖的特性也会导致一些个体依赖，并在减少或停止使用时产生戒断症状。酒精与躯

体的大多数器官和系统的各种形式的有害性影响密切关联，可分为单次酒精有害性使用和酒精有害性使用模式。酒精有害性使用也包括酒精过量中毒导致的行为对他人造成伤害。一些酒精所致精神障碍和酒精相关的神经认知损害，其特点如下。

1.精神心理

（1）单纯性戒断反应：开始手抖、恶心，继之出现焦虑不安、无力等精神症状，患者有强烈的饮酒渴望。时间越长症状越重，48～72小时达高峰，后逐渐减轻，4～5天后躯体症状基本消失。

（2）酒精性谵妄：前驱症状为焦虑、失眠，会出现意识模糊，大量知觉异常，如常见形象歪曲而恐怖的毒蛇猛兽、妖魔鬼怪等；患者极不安宁、情绪激越、大喊大叫。

（3）酒精性幻觉：戒酒后焦虑短暂的视幻觉、触幻觉和各种错觉等病情重的患者会伴有自杀和冲动伤人等行为。

2.生理生活

（1）急性酒精中毒反应：表现为醉酒状态，各项功能抑制加深，反应性降低，感觉迟钝，其后大脑处于高度抑制状态，醉倒不起，当酒精浓度过高时可出现昏迷、呼吸抑制和死亡的可能。

（2）酒精性癫痫：癫痫痉挛发作时表现为意识丧失、四肢抽搐、两眼上翻、角弓反张、口吐白沫等，一般5～15分钟意识恢复。

3.动作行为 急性酒精中毒时表现为动作不稳、呕吐、便溺等；戒断反应时表现为手抖、出汗、恶心、呕吐等；酒精性癫痫表现为四肢抽搐、角弓反张、口吐白沫；戒断性谵妄表现为全身肌肉有粗大震颤、大喊大叫等。

（二）阿片类使用所致障碍

阿片类使用所致障碍表现为阿片类使用的模式和结果。除阿片类过量中毒外，阿片类诱导依赖的特性也会使一些个体产生阿片类依赖，并在减少或停止使用时产生戒断症状。阿片类与躯体的大多数器官和系统各种形式的有害影响密切关联，可分为阿片类单次有害性使用及阿片类有害性使用模式。阿片类有害性使用也包括阿片类过量中毒导致的行为对他人造成伤害。一些阿片类所致的精神障碍，其特点如下。

1.精神心理 焦虑情绪、心理渴求和焦虑、抑郁、妄想、幻觉等急性精神状态改变。

2.生理生活

（1）客观体征：血压升高、脉搏加快、体温升高、瞳孔扩大、流涕、腹泻、呕吐、失眠等。

（2）主观体征：恶心、肌肉骨骼疼痛、腹痛、食欲差、无力、疲乏、发冷、发热等。

（3）中毒症状：呼吸抑制、意识障碍、瞳孔缩小、低氧血症等。

3.动作行为 出现立毛肌收缩、肌肉僵硬、震颤、不安和渴求药物等表现。

（三）镇静催眠药或抗焦虑药所致障碍

镇静催眠药或抗焦虑药所致障碍表现为镇静催眠药或抗焦虑药使用的模式和结果。

除这些药物的过量中毒外，药物的诱导依赖的特性也会导致一些个体出现依赖，并在减少或停止使用时产生戒断症状。镇静催眠药或抗焦虑药与躯体的大多数器官和系统产生各种形式有害影响的密切关联，可分为镇静催眠药或抗焦虑药单次有害性使用，以及镇静催眠药或抗焦虑药有害性使用模式。镇静催眠药或抗焦虑药有害性使用也包括镇静催眠药或抗焦虑药过量中毒导致的行为对他人造成伤害。一些镇静催眠药或抗焦虑药所致精神障碍，包括镇静药所致神经认知损害，其特点如下。

1.精神心理　镇静催眠药所致的成瘾性风险高，戒断症状引起的焦虑、抑郁、人格解体、异常躯体感觉等。

2.生理生活

（1）中枢神经系统症状表现为嗜睡、言语不清，严重时昏迷、瞳孔缩小、腱反射消失或减弱。

（2）呼吸系统症状表现为呼吸变慢，由规则到不规则，严重时呼吸停止。

（3）循环系统症状为血压降低、唇甲发绀、皮肤湿冷、尿量减少等。

（4）其他表现还有黄疸、肝功能异常等。

3.动作行为　出现动作不稳、步态蹒跚、易激惹等。

二、物质使用或成瘾行为所致障碍的康复

（一）功能障碍

1.精神心理　物质使用或成瘾行为所致障碍的精神行为症状包括冲动、幻觉、妄想、抑郁等行为；定向、定位障碍；记忆障碍。

2.生理生活　引起中毒、震颤、谵妄和癫痫等症状，影响正常生活功能。

3.动作行为　对待社会关系的错误观念，如人际关系过于敏感、偏执和攻击行为等。

（二）康复评估

评估团队由医师、护士、心理治疗师、康复治疗师、营养师组成。评估时间为入院时、住院中、出院前分别进行。评定内容包括基本情况评定（包括年龄、病史、生命体征、营养状况、进食、睡眠、大小便、皮肤状况），实验室检查及影像学检查等其他检查结果，生活习惯、家族史、家庭及社会支持系统，康复治疗环境等。

1.精神心理

（1）精神状态评估：精神状态检查量表（MMSE）。

（2）精神行为症状评定：精神行为症状评估量表。

（3）认知功能评定：可以使用蒙特利尔认知评估量表（MoCA），单项认知功能检查（记忆力、视空间、执行功能、注意力、语言、操作能力等）。

2.生理生活

（1）日常生活能力评定：Barthel指数。

（2）副作用评定：副反应量表（TESS）。

3.社会功能

（1）安全风险评定：包括自杀自伤风险评定、暴力风险评定。

（2）护士用住院患者观察量表（NOSIE）。

（三）康复问题

1.精神心理

（1）阴性症状的影响。

（2）幻觉和冲动行为。

（3）生活不能完全自理。

（4）疾病认知：自知力较低；对疾病相关因素了解较少。

2.生理生活

（1）躯体疾病：肝功能损害；营养不良；其他疾病。

（2）安全评估：自杀风险；冲动伤人风险。

3.社会功能

（1）社会关系：交友能力欠缺；孤独感。

（2）经济支持：无理财技能；家庭经济支持状况不良。

（3）家庭对疾病理解：不能独立生活；家属对病态表现的不完全理解；缺乏正确的帮助患者解决问题的方法。

（4）应对压力：解决问题的能力欠缺，过分依赖家属。

（四）康复目标

1.精神心理

（1）控制精神症状，改善情绪，合适的心理支持。

（2）提高对疾病的自知力，了解疾病相关因素及进程和预后。

2.生理生活

（1）积极治疗躯体疾病，控制症状。

（2）安全隐患排查，做好防护措施，降低风险发生率。

3.社会功能

（1）增加独立解决问题的机会和训练判断决策能力。

（2）结交病友或者邻居，增加沟通交流机会，提升交友能力。

（3）提升家庭经济支持能力，参加简单工作。

（4）增加家属对疾病的了解程度，制定切实可行的帮助患者解决问题的方法。

（五）康复措施

1.精神心理

（1）心理疏导：能够增加患者安全感，消除焦虑和恐惧情绪，尊重患者人格并满足合理需求。给患者多一些关心、鼓励、安慰，给患者治疗增加信心。加强与患者的沟通，掌握好交流的方式、方法，做好宣教工作，用真诚和亲切的态度拉近与患者之间的距离。

（2）生物反馈疗法：适当的音乐和小游戏可以吸引患者的注意力，增加患者的兴趣，减轻消极情绪。

（3）工娱治疗：工娱活动可以分散患者的抑郁情绪，提升兴趣爱好，专注于小手工或者诗画书籍或者游戏活动，带动患者的康复功能锻炼，增加运动量。

（4）认知功能训练

1）操作方法：了解患者的疾病史、个人史、生活环境及认知情况；选择安静的房间，备好用物，进行分类注意训练，即通过书面作业或根据录音带、电脑中的指令，进行连续性、选择性、交替性及分别性注意训练；信息处理训练，如兴趣法、示范法、奖赏法、电话交谈等；以技术为基础的训练，如猜测作业、时间作业、顺序作业等。对患者和家属说明训练的目的、内容及要求；根据患者的功能水平指导其在日常生活活动中进行注意训练或采用代偿方法。

2）注意事项：预先准备好训练用品，尽量减少患者视野范围内杂乱及不必要的物品；注意患者的主动性，每次给予口令、建议，提供信息或改变活动时应确信患者已经注意或让其复述指令；注意训练环境，从安静的环境开始，逐渐过渡到接近正常和正常环境；训练应由易到难并记录训练情况；在治疗中可加入短暂的休息，重新开始时先复习，教会患者主动观察周围环境，识别引起注意力不集中的因素并主动排除，与患者及家属共同制定目标。让家属了解照顾技巧，并在非治疗时间督促和纠正患者的行为；治疗师应帮助患者了解自身障碍，注意正面引导，提高自信心和训练水平。

2.生理生活

（1）安全护理：在患者入院2小时内完成，包括患者的病情走失、自杀自伤、暴力等风险评定。如果评定结果为高风险则应及时佩戴有相关风险标识的腕带。预防患者自伤、自杀及伤人事件的发生，由于对疾病发展的恐惧，或受抑郁、幻觉、妄想、冲动等精神症状的影响，可能导致自伤自杀及伤人事件的发生，需要及时评估，加强防范。

（2）生活护理：首先保证患者的营养摄入等生活需要，根据患者生活自理能力评估，指导、协助患者洗脸、刷牙、穿衣、整理床单位等，鼓励自我照顾，鼓励患者起床外出活动，将生活自理能力训练融入日常生活。

（3）饮食护理：要多食用蛋白质含量高的食物，如豆奶、豆制品、蛋、鱼、瘦肉等，高纤维食物，如芹菜、水果等，适当服用富含脑磷脂、卵磷脂、维生素E等的食物。减少刺激性食物，合理搭配各类营养元素，注意及时补充各类微量元素。

3.社会功能

（1）日常生活能力训练：督促、指导、协助患者料理自己的生活，如做饭、修剪花草、管理个人卫生、整理床单元等，鼓励患者选择自己喜欢并适合的着装参加社会活动。

（2）健康宣教：讲解物质使用所致障碍的危害和疾病的发展，以及治疗效果和预后，给患者讲解药物的效果及不良反应。做好康复后如何回归社会的引导，增加患者治疗信心。

（六）康复效果评价

1.精神心理

（1）幻觉和冲动症状减轻，无助、无望减轻。

（2）提高对疾病的自知力，增加治疗疾病的信心。

2.生理生活

（1）生活质量提高，生活自理能力提高。

（2）减少意外发生。

3.社会功能

（1）提高患者适应能力和社交能力。

（2）家庭和社会支持系统提升，改善经济状况。

三、个案解析

（一）案例

患者，李某，男性，39岁，诊断：酒精使用所致的精神障碍。发病年龄为34岁，总病程5年。于2015年因沉迷赌球致钱财大量损失，后挪用公款并借商业贷款无法偿还，遭人恐吓受到惊吓。加之妻子与其离婚，女儿随母亲生活，多重打击下出现心情差、害怕、经常做噩梦等。后开始每天大量饮酒，用酒精麻痹自己来缓解压力。饮酒（46度白酒）每日3次，每次150g（3两），后增加至每次250g。家人劝阻不听，变得暴躁、易怒，打骂亲人。2017年开始出现双手颤抖，白天加重，饮酒后可缓解。2018年5月出现头晕、头胀、站立不稳、手脚发麻、脾气暴躁、记忆力下降等症状。自感容易喝醉，饮酒后进食减少。11月出现下床和行走困难，清醒时诉夜间睡觉有人用木头压住自己，要害自己，有时还能听见有人议论要杀害自己。喝酒后胡言乱语，将自己的东西都扔掉，偶有大小便失禁，醒后不能回忆，睡眠欠佳。后就诊间断住院并给予相关治疗，效果可，临床痊愈出院，后因自行停药病情反复就医。目前存在幻听和被害妄想，害怕与人相处，少与人交流。觉得有人踩自己脚，认为被子是"蛇精"变的。睡眠差，早醒，入睡困难。脾气暴躁，打骂家人，情绪低落，有消极想法。记忆力减退，上学和工作的事情记不清楚；计算力减退，较大数字计算能力受限。

（二）康复计划

1.精神心理

（1）问题：幻觉；冲动行为；无望、无助。

（2）目标：幻觉减轻或消失，带着症状生活、工作；减少冲动行为的发生；增强治疗信心。

（3）措施：通过药物改善症状；控制冲动行为，学会表达情绪；参加社交小组，提高社交能力。如：①心理疏导，能够增加患者安全感，消除焦虑和恐惧情绪，尊重患者人格，并满足合理需求。给患者多一些关心、鼓励、安慰，给患者治疗增加信心。加强与患者的沟通，掌握好交流的方式、方法，做好宣教工作，用真诚和亲切的态度拉近与患者之间的距离。②生物反馈疗法，适当的音乐和小游戏可以吸引患者注意力，增加患者的兴趣减轻消极情绪。③工娱治疗，工娱活动可以分散患者抑郁情绪，提升兴趣爱好，专注于小手工或者诗画书籍和游戏活动，带动患者的康复功能锻炼，增加运动量。

（4）评价：精神症状减轻，社交能力增强。

2.生理生活

（1）躯体疾病

1）问题：肝功能损害；头晕、头痛；贫血等躯体疾病。

2）目标：肝功能恢复正常；头晕、头痛减轻；贫血改善。

3）措施：坚持药物治疗；做好健康宣教；调节饮食结构。如：相关躯体疾病的对症护理和监测；生活自理能力训练；饮食护理，要多食用蛋白质含量高的食物，如豆奶、豆制品、蛋、鱼、瘦肉等，高纤维食物，如芹菜、水果等，适当服用富含脑磷脂、卵磷脂、维生素E等的食物。减少刺激性食物，合理搭配各类营养元素，注意及时补充各类微量元素。

4）评价：躯体症状减轻。

（2）安全评估

1）问题：自杀风险与对生活无助无望有关。

2）目标：无自杀，重新燃起对生活的希望。

3）措施：做好相关评估并悬挂风险标识；做好健康宣教；环境安全整改和安全隐患排查。

4）评价：情绪较前平稳，未发生自杀。

3.社会功能

（1）社会关系

1）问题：社交能力欠佳，接触外界少。

2）目标：结交病友和邻居，参加简单工作。

3）措施：鼓励和同病室及其他病室病友交朋友，多谈心和交流，做简单的力所能及的工作。

4）评价：社交能力提升，交流可。

（2）学习、教育

1）问题：学习能力下降。

2）目标：学习手工和专业知识。

3）措施：每天参加工娱治疗、读书看报，布置简单的手工作业。

4）评价：学习能力提高，学习习惯养成。

（3）经济支持

1）问题：无经济自主性，家庭经济状况较差。

2）目标：懂得理财和贴补家用。

3）措施：有计划地用钱，参加简单工作贴补家用。

4）评价：合理利用钱物，按计划实施。

（4）应对压力

1）问题：解决问题能力欠缺，对家属过分依赖。

2）目标：尝试多让自己做决定，自己解决问题。

3）措施：家属减少包办和独断，多征求患者意见。

4）评价：积极解决问题，应对压力。

（中国人民解放军联勤保障部队第九八四医院　胡　婷　尚士渲）

第八节　睡眠障碍

睡眠紊乱在普通人群中十分常见，与行为和不良健康后果相关。失眠，在一般人群中是最常见的睡眠紊乱，通常和精神心理疾病相关。日间过度嗜睡在睡眠门诊中是很常见的主诉，往往提示患者存在器质性病变，睡眠呼吸障碍、发作性睡病和原发性嗜睡是与日间过度嗜睡关系最为密切的疾病。睡眠呼吸障碍主要发生在中年男性和绝经后的女性，其发生与肥胖和心血管并发症相关；发作性睡病和原发性嗜睡是慢性脑疾病，往往年轻时起病。异态睡眠，包括睡行症、梦魇症、睡惊症，在幼年时期发生是良性的；但是发生在青少年或成年人，则往往提示存在病理性或明显的应激事件，发生在老年人身上则提示存在器质性病变。

常见的睡眠障碍包括失眠症、嗜睡症、发作性睡症、睡行症、睡惊症和梦魇症等。造成睡眠障碍的因素很多，包括生理、心理、社会、环境等多种因素。

一、睡眠障碍的特点

（一）失眠症

失眠症是一种对睡眠的质和量持续长时间不满意的状况，是最常见的睡眠障碍。它可以是单独的一种疾病，也可以是其他疾病的临床表现，如果没有明显的发病原因，即称为原发性失眠症。

失眠症的临床表现主要包括入睡困难、睡眠不深、易惊醒、自觉多梦、早醒、醒后不易再睡、醒后感到疲乏或缺乏清醒感，其中最常见的主诉是难以入睡，其次是早醒和维持睡眠困难，如经常醒转、多梦、醒后不易再睡等。患者在就寝时感到紧张、焦虑而无法入睡，这种不良的情绪常造成患者在时间认知上的偏差，感到入睡前的时间非常漫长，而入睡后的时间很短暂。他们常过多地考虑如何得到充足的睡眠以及个人问题、健康状况等。醒后常感到心力交瘁，白天感到困倦、焦虑、抑郁、易激惹，对自身的过分关注，导致工作和学习效率下降，甚至影响社会功能。部分患者可有睡眠感丧失。对失眠的焦虑、恐惧心理可形成恶性循环，从而导致症状持续存在。

引起失眠的原因很多，最常见的原因为心理因素，如遭遇生活事件、个人损失、考试前焦虑、精神紧张、不安恐惧等。躯体因素有疼痛、瘙痒、频频咳嗽、夜尿、吐泻等。也有环境因素（如更换场所、声音嘈杂、光线刺激等），生物药剂因素（如咖啡、浓茶、中枢兴奋药物等），以及其他神经系统和精神障碍因素。此外，人格特征、遗传因素等也是引起失眠的原因。据估计，每年有30%～40%的成人发生失眠。65岁以上的老年人、退休、家庭收入低、单身等类型人群治疗效果不理想。

（二）嗜睡症

嗜睡症（hypersomnia）是指不存在睡眠量不足的情况下出现睡眠过多，或醒来时达到完全觉醒状态的过渡时间延长的情况。此状况并非由睡眠不足或存在发作性睡病等其他神经精神障碍所致，而常与心理因素有关。

本病表现为白昼睡眠时间延长，醒转时要想达到完全的觉醒状态非常困难，醒转后常有短暂意识模糊，呼吸及心率增快，常可伴有抑郁情绪。部分患者可有白天睡眠发作，发作前多有难以控制的困倦感，常影响工作、学习和生活，患者常为此感到苦恼，脑电波检查为正常的睡眠脑波。

本病病因较多，包括心理社会因素、精神障碍及躯体器质性疾病等。部分患者有家族遗传倾向。

（三）发作性睡病

发作性睡病也称为醒觉不全综合征，是一种原因不明的睡眠障碍，主要表现为长期警醒程度降低和不可抗拒的发作性睡眠。大多数患者常伴有一种或几种附加症状，如猝倒症、睡前幻觉或睡瘫，如全部包括，则称为发作性睡病四联症。本病的发病机制不清，可能与睡眠递质功能异常有关。

本病最基本的症状是白天有不可抗拒的短暂的睡眠发作，发作时常在1～2分钟进入睡眠状态，时间一般持续数分钟至十余分钟。睡眠发作前常有不可抗拒的困倦感，部分患者可无发作先兆，从相对清醒状态突然陷入睡眠。每天均可发作数次，发作后自然醒转或被他人唤醒，清醒后常有持续数小时的精神振奋。发作性睡病在单调的环境下容易发作，但典型病例者可在任何活动中入睡，如进食、说话、行走中等。因此，睡眠发作的后果有时候很严重，如发生在开车、操作机器时可能会造成人员伤亡。

发作性睡病的发病率不高，约为1‰，有遗传倾向。本病起病于儿童或青春期，较易发生于15～35岁的年龄段，80%在30岁前起病，发病率在两性间无差异。病初主要表现为睡眠过多，渐发展为猝倒，到中年后病情稳定，有终身带病的可能。本病的病因不明，可能与遗传、环境等多因素有关。

（四）异态睡眠

异态睡眠是指在睡眠过程或觉醒过程中所发生的异常现象，包括神经系统、运动系统和认知过程的异常。ICD-10将这些异常分为三类：梦魇症、睡惊症和睡行症。其中，以梦魇症的发生率最高，有近50%的人曾有过梦魇经历。

1.梦魇症（nightmare） 梦魇症是指在睡眠过程中为噩梦所惊醒，梦境内容通常涉及生存、安全的恐怖事件，如被怪物追赶、攻击，或是伤及自尊的事件。该症的一个显著特征是患者醒后对梦境中的恐怖内容能清晰回忆，伴有心跳加快和出汗，但患者能很快恢复定向力，处于清醒状态，部分患者难以再次入睡，有的在一晚上会反复出现几次。由于夜间睡眠受扰，患者白天常会出现头晕、注意力不集中、易激惹等症状，使工作生活能力受到影响。梦魇多发生在睡眠后期的REM期。有近50%的成年人曾有过梦魇经历，其中女性多于男性，在儿童中无性别差异，该症一般初发于3～6岁时，随年龄增长逐渐减少。

2.睡惊症（sleep terror） 是出现在夜间的极度恐惧和惊恐发作，伴有强烈的言语、运动形式和自主神经系统的高度兴奋状态。患者表现为在睡眠中突然惊叫、哭喊、骚动或坐起，双目圆睁、表情恐惧，大汗淋漓，呼吸急促，心率增快（可达150～170次/分），有的还伴有重复机械动作，有定向障碍，对别人的问话、劝慰无反应，历时数分钟而醒转或继续安睡。患者此时若醒转，仅能对发作过程有片断回忆，次晨完全遗忘，且无梦境体验。睡惊症通常发生在睡眠的前2/3段，持续1～10分钟。发病原因可能与遗传有关，发热、过度疲劳或睡眠不足也会增加该病的发作。本病多发生于儿童，以5～7岁为最多，至青年期消失，偶有成年病例发生。本症难以同一些器质性疾病所导致的相似症状所鉴别，如中枢神经系统感染、肿瘤等。另外，癫痫的自动症如果出现在夜间也难以与睡惊症鉴别。脑电图检查对疾病的鉴别有帮助。

3.睡行症（sleep walking）　俗称梦游症，是睡眠和觉醒现象同时存在的一种意识模糊状态。主要表现为患者在睡眠中突然起身下床徘徊数分钟至半小时，或走出家门、进食、穿衣等，有的口中还念念有词，但口齿欠清，常答非所问，无法交谈。睡行时患者表情茫然、双目凝视、难以唤醒，一般历时数分钟，少数持续0.5～1小时，继而自行上床或随地躺下入睡，次日醒后对所有经过不能回忆，若在睡行期内强行加以唤醒，患者可有短暂的意识模糊。睡行症常发生在睡眠的前1/3期，多发生于生长发育期的儿童，以11～12岁年龄段为最多。家系调查表明睡行症的患者中其家族有阳性史的较多，说明该症与遗传因素有一定的关系。躯体内部刺激如膀胱充盈和外部刺激如噪声等可以诱发睡行的发生。另外，睡眠不足、发热、过度疲劳、精神压力等也与睡行的发作有一定的关系。儿童期偶有睡行发作，大多于青少年时期自行停止。成年人若经常出现睡行发作，则需要排除精神运动性癫痫的可能。

二、睡眠障碍的康复

（一）康复评估

1.精神心理　常用的评估工具包括睡眠多导监护仪的测试、匹兹堡睡眠量表、汉密尔顿焦虑量表（HAMA）、焦虑自评量表（SAS）及广泛性焦虑障碍量表（GAD-7），以及其他睡眠生理功能检查等。另外，针对心理因素如人格特征及应对方式，可以开展明尼苏达多项人格问卷（MMPI）、卡特尔16项人格因素问卷（16PF）等。

2.生理生活　对睡眠的评估不能简单地问患者"昨晚睡得怎么样？"而是必须明确患者是否存在入睡困难、早醒、入睡的难易度，以及次日的精神状况等。调节睡眠的主要神经活性物质包括5-羟色胺、去甲肾上腺素、组胺、下丘脑分泌素。

（1）问题：失眠症、睡眠相关呼吸障碍、过度嗜睡障碍、昼夜节律睡眠障碍、异态睡眠、不安腿综合征。

（2）目标：改善睡眠障碍。

（3）措施：健康教育、改善生活方式、心理支持、环境预防、生理调节（含昼夜节律调节、稳态调节、内分泌系统调节等）、认知行为治疗、时间疗法、唤醒疗法、光疗、氧疗、药物治疗、器械治疗、手术治疗。

（4）效果：睡眠障碍症状减轻。

3.社会功能　社会功能、家庭功能、职业功能或者学业成绩受损。

（二）康复问题

1.精神心理

（1）疲乏：与失眠、异态睡眠引起的不适状态有关。

（2）焦虑：与睡眠型态紊乱有关。

（3）恐惧：与异态睡眠引起的幻觉、梦魇有关。

（4）绝望：与长期处于失眠或异态睡眠有关。

2.生理生活　睡眠型态紊乱与社会心理因素刺激、焦虑、睡眠环境改变、药物影响等有关。

3.社会功能　应对无效与长期处于失眠或异态睡眠有关。

（三）康复目标

1.精神心理　认识失眠，改善认知过程。

2.生理生活　帮助患者纠正不良睡眠习惯，重建规律、有质量的睡眠模式。

3.社会功能　引导患者养成良好的睡眠卫生习惯，逐步纠正睡-醒程序，使之符合通常的昼夜节律，从而获得满意的睡眠质量。

（四）康复措施

1.精神心理

（1）消除诱因

1）建立信任的护患关系：对于由于心理因素、不愉快情绪导致的失眠，心理护理的重点在于建立良好的护患关系，加强护患间的理解和沟通，了解患者深层次的心理问题。

2）支持性心理护理：运用支持性心理护理，帮助患者认识心理刺激、不良情绪对睡眠的影响，使患者学会自行调节情绪，正确面对心理因素，消除失眠诱因。

3）认知疗法：失眠患者由于过分担心失眠，常造成焦虑，结果愈加睡不着，形成恶性循环，这也是失眠的诱因之一。对这样的患者，需要使用认知疗法，帮助其了解睡眠的基本知识，如睡眠的生理规律、睡眠质量的高低不在于睡眠时间的长短、失眠的原因和根源，并帮助患者做到以下几点：①对睡眠保持符合实际的期望；②不把白天发生的不愉快都归咎于失眠；③不试图强迫自己入睡，不给睡眠施加压力；④夜睡不好后不要悲观；⑤学会承受睡眠缺失的后果。引导患者认识睡眠，以正确的态度对待失眠，消除对失眠的顾虑，解除心理负担，纠正恶性循环状态。

（2）睡眠卫生宣教：教会患者自我处理失眠的各种措施。措施包括生活规律，三餐、睡眠、工作的时间尽量固定；睡前2小时避免易兴奋的活动，如看刺激紧张的电视节目、长久谈话、进食等，避免浓茶、咖啡、巧克力、可乐等让人兴奋的食品；白天多在户外活动，接受太阳日照；用熟悉的物品或习惯帮助入睡，如听音乐、用固定的被褥等；使用睡前诱导放松的方法，包括腹式呼吸、肌肉松弛法等，使患者学会有意识地控制自身的心理生理活动，降低唤醒水平。营造最佳的环境：避免光线过亮或直射面部；维持适当的湿度和温度；保持空气流通；避免噪声干扰；选择合适的寝具；镇静催眠药物的正确应用。

（3）消除心理恐惧：多数患者和家属对异态睡眠、发作性睡病等都带有恐惧心理，甚至带有迷信的看法，影响他们生活的往往不是疾病本身，而是他们因为对疾病不了解所产生的惧怕、恐慌心理。因此，对此类患者及其家属，要进行详尽的健康宣教，帮助他们认识该病的实质、特点及发生原因，以纠正其对该病的错误认识，消除恐惧、害怕心理。同时，客观面对该病，做好终身带病生活的思想准备。

2.生理和生活

（1）重建规律、有质量的睡眠模式

1）刺激控制训练：属于行为疗法的一种，主要是帮助失眠者减少与睡眠无关的行为和建立规律性睡眠-觉醒模式的手段。具体方法为要求患者做到以下几点：①把床当作睡眠的专用场所；②感到想睡觉才上床，而不是一累就上床；③不在床上从事与睡眠无关的活动，如看书等；④睡不着或无法再入睡（无睡眠20分钟后）时立刻起床到另一房间，直到睡意袭来再回到床上；⑤无论夜间睡眠质量如何，都必须按时起床，避免白天睡觉。这些方法看似容易，但患者由于各种客观或主观因素往往不能完全做到，因此需要护士有规律地随访、督促和指导。

2）睡眠定量疗法：也是行为疗法的一种。失眠患者常常是在床上待很长时间，希望能弥补一些失去的睡眠，但结果往往适得其反。因此，睡眠定量疗法主要目的是教导失眠者减少在床上的非睡眠时间，限制待在床上的时间，拥有有效的入睡时间。具体方法为：如果患者每晚在床上的时间是9小时，但实际睡眠时间为5.5小时，即通过推迟上床或提前起床减少患者在床上的时间至5.5小时，然后将患者上床睡眠的时间每周增加15分钟，每晨固定时间起床，以保证在床上的时间至少有85%～90%用于睡眠。这种方法可使轻度患者不断改善，获得较好睡眠，但这种方法的代价是睡眠时间相对减少，另外也需要对患者进行随访。

3）其他疗法：根据患者失眠的情况，可适当选用暗示疗法，适合于暗示性较强的失眠症患者。通常选用某些营养药物作为安慰剂，配合暗示性语言，诱导患者进入睡眠：①光疗，即给予一定强度的光（7000～1200lux）和适当时间的光照，以改变睡眠-觉醒节律。②矛盾意向训练，说服患者强迫自己处于清醒状态。如果失眠患者试着不睡，减少了为入睡做出的过分努力，其紧张焦虑情绪就会逐渐减轻，失眠症状就会改善；还可选用各种健身术（气功、瑜伽、太极拳等）及音乐疗法等。

（2）保证患者安全：对患者及家属进行健康宣教，提高对该病的认识，增强安全意识，有效防范意外的发生。对于睡行症患者，要保证夜间睡眠环境的安全，如给门窗加锁，防止患者睡行时外出、走失；清除环境中的障碍物，防止患者绊倒、摔伤；收好各种危险物品，防止患者伤害自己和他人。嗜睡、发作性睡眠患者要避免从事可能因睡眠障碍而导致意外的各种工作或活动，如高空作业、开车、进行有危险性的操作等。

（3）减少发作次数：帮助患者及家属认识和探索疾病的诱发因素，尽量减少可能诱使疾病发作的因素，如睡眠不足、饮酒等。另外，建立生活规律性，避免过度疲劳和高度紧张，白天定时小睡等，都可使患者减少发作的次数。发作频繁者，可在医生指导下服用相应药物，也可达到减少发作的目的。

三、个案解析

患者，女性，55岁，有冠心病、高血压病史，糖尿病病史约20年。约30年前分娩后体重明显增加，后出现打鼾现象，20年前家人发现其打鼾明显，伴有呼吸暂停，于是到某三甲医院行睡眠监测（夜间有效睡眠只有50%），并到耳鼻喉科就诊，当时考虑行手术治疗效果欠佳，医生建议佩戴呼吸机，家人未予特别重视，未配置。此后，患者夜间打鼾逐渐加重，常在夜间憋醒，口干，自觉睡眠差，也曾服用盐酸曲唑酮治疗，但效果欠佳。晨起自感疲倦，头痛，有时觉得心前区疼痛不适，坐车外出时很快就睡着并打鼾。2018年看孩子时坐着就睡着了，后家人陪其到笔者所在医院行多导睡眠监测检查。

多导睡眠监测（PSG）结果显示呼吸暂停，低通气指数（AHI）68次/小时，最低血氧45%，三期睡眠消失。诊断：睡眠呼吸暂停综合征。后根据PSG结果配置合适的呼吸机，约2周病情好转，此后夜间睡眠较好，日间未再出现明显犯困，心前区不适基本消失，自觉精力较前充沛。

（一）护理评估

1.精神心理

（1）健康史：既往体健。否认家族成员中有精神疾病患者。

（2）生理功能：睡眠障碍。

（3）心理功能：结合该患者精神检查进行评估，此患者存在恐惧、焦虑、抑郁、心境低落、情绪消沉。

2.生理生活

（1）睡眠差，夜间有效睡眠只有50%。打鼾逐渐加重，常在夜间憋醒。

（2）口干，晨起自感疲倦，头痛，有时觉得心前区疼痛不适。

3.社会功能　工作表现不佳，家庭关系不良，生活质量下降。

（二）护理计划

1.精神心理

（1）睡眠卫生宣教：帮助患者认识体重明显增加对睡眠的影响。

（2）支持性心理护理：运用支持性心理护理，帮助患者认识不良情绪对睡眠的影响，使患者学会自行调节情绪，正确面对心理因素。

（3）消除心理恐惧：对患者及家属进行详尽的健康宣教，帮助认识该病的实质、特点及发生原因，纠正其对疾病的错误认识，客观面对。

2.生理生活

（1）通气治疗：给予配置呼吸机。

（1）保证患者安全：避免从事可能因睡眠障碍而导致意外的各种工作或活动，如高空作业、开车、进行有危险性的操作等。

3.社会功能　改善工作表现，调节家庭关系，提高生活质量。

（中国人民解放军联勤保障部队第九八四医院　李文涓）

第九节　应激特有相关障碍

应激相关障碍（stress-related disorder），旧称反应性精神障碍或心因性精神障碍，指一组主要由心理社会（环境）因素引起异常心理反应而导致的精神障碍。

总的来说，适度的应激可以提高个体的警觉水平，有利于个体的生存与创造；然而，超出个体承受能力的精神应激则易形成精神创伤，成为直接或间接的病因，导致某些疾病的发生。过度的精神应激可以影响某些疾病的发展与预后，或者对个体的生理心理发育产生不同程度的不良影响，从而参与某些疾病或行为易感素质的形成。应激相关障碍的发生、临床表现和病程受到很多因素的影响，大致可归纳为三个方面：应激性生活事件或不愉快的处境；患者的个体易感性；社会文化和教育背景以及个体的认知能力等。人们暴露于创伤或应激性事件后的症状多种多样，有些人以焦虑和恐惧为主要表现，对这种状况我们应该也有充分的认识。有些人则特征性地表现为快感缺失，烦躁不安，明显的愤怒和攻击行为，或分离症状。

一、应激特有相关障碍疾病特点

（一）创伤后应激障碍

创伤后应激障碍（post-traumatic stress disorder，PTSD）是指个体经历、目睹或遭遇到一个或多个涉及自身或他人的实际存亡，或受到死亡的威胁，或严重的受伤，或躯体完整性受到威胁后，所导致的个体延迟出现和持续存在的一类精神障碍。

临床特点如下。

（1）PTSD的核心症状：有三组，即闯入性症状、回避症状和警觉性增高症状。具体表现如下。

1）闯入性症状：表现为无法控制地以各种形式重新回忆创伤经历和体验。这种反复体验性症状使患者痛苦不堪，一方面难以控制症状的发生时间和次数，另一方面症状会引发个体强烈的痛苦感觉，就像再次经历创伤事件一样。闯入性症状主要有以下三种形式。

①短暂"重演"性发作，即在无任何因素或相关物的影响下，创伤情景经常不由自主地出现在患者的联想和记忆中，或使患者出现错觉、幻觉，仿佛又完全置身创伤性事件发生时的情景，重新表现出事件发生时所伴发的各种强烈情感反应和明显的生理反应如心悸、出汗、面色苍白，持续的时间可从数秒到几天不等。此种短暂"重演"性发作的现象称为"闪回"。

②暴露于与创伤性事件相关联或类似的事件、情景或其他线索时，出现强烈的情感痛苦或生理反应。如事件发生的周年纪念日、相近的天气及各种场景因素都可能促发患者的心理与生理反应。

③闯入性症状还会在睡眠状态中以梦魇的形式出现，表现为患者梦中反复重现创伤性事件或做噩梦。

2）回避症状：即回避与创伤性事件有关的刺激，以及对一般事物的反应显得麻木，反映了患者试图在生理和情感上远离创伤。主要表现有以下几种。

①回避表现：回避谈及与创伤有关的话题，回避可能勾起恐怖回忆的事情和环境，或不能回忆（遗忘）创伤性经历的某些重要方面。

②麻木表现：患者整体上给人以木然、淡然的感觉。表现为对周围环境的一般刺激反应迟钝，很少参加活动或没有兴趣参加；情感淡漠，与他人疏远，有脱离他人或觉得他人很陌生的感受；难以体验和表达细腻的情感（如无法表达爱恋）；对未来失去憧憬，

如很少考虑或计划未来的学习、工作或婚姻等。

3）警觉性增高症状：表现为自发性的高度警觉状态，反映患者长时间处于对创伤事件的"战斗"或"逃跑"状态。警觉性过高的症状在创伤暴露后的第1个月最为普遍，具体表现为以下症状。

①难以入睡或易醒。

②易产生惊跳反应，如遇到一些类似的场面或轻微的感觉刺激表现出容易受惊吓，出现惊恐反应，如紧张、恐惧、心慌、心悸、面色苍白、出冷汗等，或表现为易激惹。

③难以集中注意。

（2）临床表现：随年龄的不同有所差异，主要为年龄越大，重现创伤体验和易激惹症状越明显。成人大多主诉与创伤有关的噩梦、梦魇；儿童因为语言表达、词汇等大脑功能发育尚不成熟等因素的限制，常常无法清楚叙述噩梦的内容，仅表现为从梦中惊醒、在梦中尖叫或主诉头痛、胃肠不适等躯体症状。

（3）少数患者可有人格改变或有神经症病史等附加因素，从而降低了对应激源的应对能力或加重疾病过程。

（4）症状通常在创伤后延迟出现，即经过一段无明显症状的间歇期后才发病，间歇期为数日至数月，甚至长达半年以上。症状一旦出现，则可持续数月至数年。大多数患者可自愈或治愈，少数患者由于病前人格缺陷或有神经症病史导致预后不良，迁延不愈，或转化为持久的人格改变或社会功能缺损。

（二）急性应激障碍

急性应激障碍（acute stress disorder，ASD）是由于突然到来且异乎寻常的强烈应激性生活事件所引起的一过性精神障碍。本病发作几周，经及时治疗，预后良好，精神状态可完全恢复正常。突如其来且超乎寻常的威胁性生活事件和灾难是发病的直接因素，应激源对个体来讲是难以承受的创伤性体验或对生命安全具有严重的威胁性，如严重的生活事件（重大交通事故、亲人突然死亡、遭遇歹徒袭击、被虐待等）、重大自然灾害（如特大洪水、地震）和战争。

临床特点如下。

（1）急剧、严重的精神打击为直接原因。其应激源大多为严重的创伤体验，例如自然灾害、重大事故或人身受到侵略等。另外，个人社会地位或社会关系发生急剧的改变也会导致急性应激障碍的发生。

（2）在遭受刺激的数分钟至数小时内发病。

（3）临床表现：大体分为以下4种。

1）以意识障碍为主的表现：患者多表现为定向力障碍，注意狭窄，言语缺乏条理，动作杂乱，对周围事物感知迟钝，可有人格解体，偶见冲动行为，有的可出现片断的心因性幻觉。患者事后常对发病情况出现部分遗忘。

2）以伴有情感迟钝的精神运动性抑制为主的表现：患者表现为目光呆滞，表情茫然，情感迟钝，行为退缩，少语少动，甚至出现缄默、对外界刺激毫无反应的木僵状态。此型历时短暂，一般不超过一周。有的可转入兴奋状态。

3）以伴有强烈恐惧体验的精神运动性兴奋为主的表现：患者表现为激越兴奋、活动过多，有冲动、毁物行为。

4）部分患者可伴有严重的情绪障碍，如焦虑、抑郁；也可同时伴有自主神经症状，如大汗、心悸、面色苍白等。

以上症状可单独出现，也可混合出现，不同患者在表现上有较大差异。

（4）如果应激源被消除，症状往往历时短暂（通常不超过1个月；如症状持续超过1个月，则为创伤后应激障碍），预后良好，缓解完全。

（5）急性应激障碍出现与否及严重程度取决于个体的易感性和应对方式，因为并非每个人在面临重大打击时都会出现这一障碍。

（三）适应障碍

适应障碍（adjustment disorder）是指在明显的生活改变或环境变化时所产生的短期和轻度的烦恼状态和情绪失调，常有一定程度的行为变化等，但并不出现精神病性症状。典型的生活事件有居丧、离婚、失业或变换岗位、迁居、转学、患重病、经济危机、退休等，发病往往与生活事件的严重程度、个体的心理素质、应对方式、来自家庭和社会的支持等因素有关。

临床特点：本病的临床症状变异较大，主要表现为情感障碍，或出现不良行为、生理功能障碍而影响生活。成年人多表现为抑郁症状，青少年多表现为品行障碍，儿童则多表现为退缩现象，如尿床、幼稚语言等。

（1）根据临床症状的不同，可分为以下几种类型。

1）以焦虑、抑郁等情感障碍为主的抑郁型和焦虑型。

①抑郁型适应障碍：是成人中最常见的适应障碍。主要表现为无望感、哭泣、心境低落等，但比抑郁症轻。

②焦虑型适应障碍：以惶惑不知所措、紧张不安、注意力难以集中、胆小害怕和易激惹为主要表现，还可伴有心慌和震颤等躯体症状。

③混合型适应障碍：表现为抑郁和焦虑的综合症状。

2）以适应不良行为为主的品行障碍型和行为退缩型。

①品行障碍型适应障碍：表现为对他人利益的侵犯或不遵守社会准则和规章、违反社会公德，如逃学、说谎、打架斗殴、毁坏公物等。

②行为退缩型适应障碍：主要表现为孤僻离群、不注意卫生、生活无规律、尿床、幼稚言语或吸吮手指等。

以上类型均可出现生理功能障碍，如睡眠不好、食欲缺乏、头痛、疲乏、胃肠不适等症状，同时可因适应不良的行为而影响到日常活动，导致社会功能受损。

（2）临床表现：患者的临床表现可以某一类型为主要症状，也可混合出现，如情感障碍合并品行障碍出现。部分患者表现为不典型的适应障碍，如社会退缩，但不伴焦虑、抑郁心境，或社会功能突然下降，但无明显的焦虑、抑郁情绪。

（3）患者通常在应激性事件或生活改变发生后1个月内起病。

（4）病程往往较长，但一般不超过6个月。随着时过境迁，刺激的消除或者经过调整形成了新的适应，精神障碍随之缓解。

二、应激特有相关障碍的康复

（一）功能障碍

1.精神心理

（1）意识障碍：急性应激障碍以精神运动性兴奋或精神运动性抑制为突出表现，可伴有一定程度的意识障碍。创伤后应激障碍的患者表现为创伤性体验的反复重现，并可伴有错觉或幻觉。同时可有睡眠障碍，易激惹或惊跳反应等持续性警觉性增高症状。还可有持续的回避，极力避免回想或参加引起痛苦的经验或回忆，甚至不愿意与人接触。

（2）情绪异常：恐慌、麻木、震惊、茫然、愤怒、恐惧、悲伤、绝望、内疚，对于突如其来的灾难感到无所适从、无法应对。

这些情绪常常表现得非常强烈，如被打之后出现强烈的愤怒和恐惧，丧失亲人之后出现极度的悲伤、绝望和内疚。

2.生理和生活

（1）睡眠障碍：具体内容见本章第八节。

（2）过激行为：在强烈的不良情绪的影响下，个体有时候会出现一些过激行为，比如在极度悲伤、绝望、内疚的情绪支配下，有些人会采取自杀的行为以解除难以接受的痛苦。可能还会伴有躯体不适，表现为心慌、气短、胸闷、消化道不适、头晕、头痛、入睡困难，做噩梦。

3.社会功能　社交、职业或其他重要功能方面明显损害。

（二）康复评估

1.精神心理　对应激特有相关障碍患者的康复评估主要包括心理、生理、社会行为、应激源等方面的内容，其中尤其要注意有无危及生命和安全的行为存在，如自杀、自伤、拒食、拒水、冲动、伤人等。对应激源、应对方式、人格特征的评估则有助于选择针对性的护理措施。评估精神状况，包括感知觉症状，如有无幻觉、妄想等；情感状态，如有无抑郁、焦虑、恐惧、淡漠等；意识状态等。评估患者平时对压力事件的处理方式、处理压力事件所需的时间、患者对应激事件的认识、对该疾病的态度。常用的评估工具包括特质应对方式问卷（TCSQ）、领悟社会支持量表（PSSS）、医学应对问卷（MCMQ）、老年应对问卷（WOCS）、应激（压力）反应问卷（SRQ）、团体用心理社会应激调查表（PSSG）等。

2.生理和生活　应评估应激源的发生原因、种类、强度、持续时间、发生频率，当时情景，与患者的切身利益关系是否密切，与疾病发生的关系等。评估躯体的一般情况和各器官的功能水平，以及营养、饮食、睡眠和排泄等情况。

3.社会功能评估　评估患者的人际交往功能、日常生活能力、职业功能、社会角色等状况；评估患者社会支持来源、强度、性质和数量，以及患者家属对本病的认识情况，对患者所持的态度。有无现存或潜在的冲动、伤人、自杀、自伤、木僵等行为；有无退缩和品行障碍行为。主要使用的评估工具为社交技能评定量表、社会适应功能评估量表。

（三）康复问题

1.精神心理

（1）创伤后综合征：与所发生的事件超出一般人承受的范围，遭受躯体和心理社会的虐待，经历多人死亡的意外事故，面临战争，目击断肢、暴力死亡或其他恐怖事件，感觉到对自己或所爱者的严重威胁和伤害等有关。

（2）急性意识障碍：与强烈的应激刺激及应对机制不良有关。

（3）焦虑：与长期面对应激事件，主观感觉不安，无法停止担心有关。

（4）恐惧：与经历强烈的应激，反复出现闯入症状有关。

（5）感知觉紊乱：与应激引起的反应有关。

（6）环境认知障碍综合征：与应激引起的对周围环境认知的不正确有关。

2.生理和生活

（1）强暴创伤综合征：与被强暴有关。

（2）迁居应激综合征：与居住环境改变有关。

（3）有营养失调的危险：与生活不能自理有关。

（4）睡眠型态紊乱：与应激事件导致的情绪不稳，主观感觉不安，无法停止担心，环境改变，精神运动性兴奋有关。

（5）进食自理缺陷：与应激事件导致行为紊乱或行为退缩有关。

3.社会功能评估

（1）有自杀自伤的危险：与应激事件引起的焦虑、抑郁情绪有关。

（2）有暴力行为的危险：与应激事件引起的兴奋状态，冲动行为有关。

（3）有外伤的危险：与意识范围狭窄，兴奋躁动，行为紊乱有关。

（4）个人应对无效：与应激持续存在有关。

（5）社会交往障碍：与应激事件引起的行为障碍有关。

（6）无效性角色行为：与家庭冲突，应激，不实际的角色期望，支持系统不足有关。

（四）康复目标

1.精神心理　患者情绪稳定，无焦虑、恐惧、紧张等不良情绪。

2.生理和生活

（1）患者不发生自杀、自伤、伤人行为，未造成走失、跌伤后果。

（2）患者在自理能力下降期间，其基本生理需要能得到满足。

3.社会功能评估　患者能正确认识应激事件，学会正确应对方法。

（五）康复措施

应激相关障碍的康复包括生理、心理和社会功能等多方面的综合措施，由于应激源不同、患者表现不同，因此不同类型的患者，其康复措施各有所侧重。对急性应激障碍发作期的患者，护理的重点在于保障患者的安全、满足患者的基本生理需要以及稳定患者情绪；对缓解期患者主要在于增强其应对能力。对创伤后应激障碍患者的措施主要是在疾病早期以保障患者安全、消除情绪障碍为主，后期则以帮助其建立有效应对机制为主。对适应障碍患者的康复措施主要在于帮助患者提高对应激的应对能力。

1.精神心理

（1）心理护理

1）建立良好的护患关系：良好的护患关系是实施心理护理的基础。如果不能与应激相关障碍患者建立良好的沟通和合作关系，则心理干预技术难以实施，从而难以达到干预的最佳效果。与患者建立良好护患关系的措施：①主动接触患者；以真诚、友善的态度关怀、体谅、尊重患者；接纳患者的病态行为，不批评和指责；无条件地积极关注。②耐心倾听，不催促患者回答或打断谈话。③操作前耐心解释，以取得患者的合作，减少刺激。④运用非语言沟通技巧如静静陪伴、抚触、鼓励关注的眼神，以传达护士的关心和帮助。

2）给予支持性心理护理：对急性期患者给予支持性心理护理，可使患者情感得到释放与疏泄，使其情绪尽快稳定，避免因回避和否认而进一步加重损害。具体方法：①保持与患者密切接触：每日定时或在治疗护理中随时与患者交谈。②鼓励表达：鼓励患者倾诉疾病发作时的感受和应对方法。③认同接纳：对患者当前的应对机制表示认同、理解和支持，强调患者对应激事件的感受和体验完全是正常的反应。④合理解释、指导：对患者的症状进行解释，帮助患者认识疾病的性质，以解除患者的思想顾虑，树立战胜疾病的信心；对疾病的发生发展情况进行适当的讲解，帮助患者分析疾病症状和导致不良心境的原因和危害性，使患者认识到恶劣心境有害于身心健康；帮助患者分析病因和如何对待这些病因，如何处理和解决好这些应激源；鼓励、指导患者正确对待客观现实。⑤帮助宣泄：通过鼓励患者用言语描述、联想、回忆、表达及重新体验创伤性经历等，以达到让患者宣泄的目的；讨论创伤性事件包括患者的所见所闻、所思所想，减少患者可能存在的自我消极评价；鼓励患者按可控制和可接受的方式表达焦虑、激动，允许自我发泄如来回踱步、哭泣等，但不过分关注。⑥强化疾病可以治愈的观念。⑦鼓励患者参加活动：根据患者承受能力，安排适当的活动，让患者多与他人交往以分散其对创伤体验的注意力，减轻孤独感和回避他人、环境的行为。

3）帮助患者纠正负性认知：积极的、建设性的思维方式，可以用来改变自己对问题的看法并减轻应激与焦虑水平。当患者情绪稳定时，心理护理可进一步加深，采取认知治疗方法帮助患者分析和了解自己的心理状态，认识与情绪抑郁和适应障碍有关的心理因素，纠正自己的负性认知，并建立积极的应对策略。①首先帮助患者找到自己的负性自动思维。通过提问、指导患者想象或角色扮演来探寻其在负性情感反应和创伤之间起中介作用的歪曲认知，并要求患者归纳出其中一般规律，自己找出认知上的错误。②告诉患者其认知评价（即各种想法）是如何导致不良情绪反应和行为表现的。③指导患者通过与现实的检验，帮助患者发现自己的消极认知和信念是不符合实际的，并找出认知歪曲与负性情感的关系，从而矫正这些认知障碍。

4）暴露疗法技术：暴露可以通过想象实现，也可以是真正进入于某种情境，如在车祸后重新乘车或驾驶车辆，让患者面对与创伤有关的特定的情境、人、物体、记忆或情绪。反复的暴露可使患者认识到他（她）所害怕和回避的场所已经不再危险，以帮助患者面对痛苦的记忆和感受，控制情绪，理性处事，正视现实，最大限度消除不合理理念。

5）帮助患者学习应对技能

①教会患者管理焦虑的方法，以更好地应对应激。主要方法有放松训练（系统的肌肉放松）、呼吸训练（学习缓慢的腹式呼吸）、正性思维（用积极的想法替代消极想法）、自信训练（学会表达感受、意见和愿望）、思维阻断法（默念"停"来消除令人痛苦的想法）。

②帮助患者学习问题解决法，处理压力情景。指导患者通过对应激情景的模拟想象、实践、排演等方法，帮助患者学会运用以下步骤解决现实生活中的问题：明确目前存在的困难和问题；提出各种可能的解决问题的方法；罗列并澄清各种可能方法的利弊及可行性；选择最可取的方法，并立即做出决定；考虑并计划具体的完成步骤或方案；付诸实践并验证结果；小结和评价问题解决的结果。

③帮助患者学会应激处理的各种积极、有效的认知和行为技能，并在实际生活中运用。积极有效的行为技能包括：a.选择性忽视，有意不去注意自己的挫折和精神痛苦，对创伤性事件不去感知、不接触、不回忆；b.选择性重视，重视自己的优点和成绩，以自己的长处比他人的短处；c.改变原有的价值系统，用一颗平常心去看待事物，不与他人作对比、不计较得失、学会放弃、接受自己的长处与缺点；d.改变愿望满足的方式，放弃目前难以实现愿望的方法，采取其他方式实现愿望；e.降低自己的期望值，将自己的期望值降低，使之更符合现实；f.转移刺激，用户外散步、运动、听音乐、看电视、与人交谈等方式，转移自己对应激的注意力。

2.生理和生活

（1）脱离应激源：由于应激相关障碍的病因较为明确，均为应激事件所引起，因此对于应激相关障碍，最首要的康复措施是帮助患者尽快消除精神因素或脱离引起精神创伤的环境，包括对患者康复后生活或工作方面的指导或安排，必要时重新调换工作岗位，改善人际关系，建立新的生活规律等，以转移或消除应激源，最大限度地避免进一步的刺激和丧失。同时提供安静、宽敞、温度适宜、色彩淡雅以及陈设简单、安全的环境，减少各种不良环境因素对患者的刺激和干扰。应激相关障碍患者富有暗示性，因此不宜将此类疾病的患者安排在同一房间，以免增加新症状或使原有症状更顽固。通过脱离应激源、减弱不良刺激的作用，可消除患者的创伤性体验，加速症状缓解。

（2）安全措施：急性应激障碍患者常由于意识障碍、精神运动性兴奋、精神运动性抑制等症状导致跌倒、出走、伤人、自伤等安全问题。而创伤后应激障碍患者和适应障碍患者常因情绪低落导致自杀、自伤行为。因此，对于以上患者需严加观察和护理，防止各种安全问题发生。具体措施如下。

1）评估患者意识障碍的程度，评估自杀自伤、暴力行为的危险度。

2）密切观察患者的各种表现，注意有无自杀自伤、暴力行为的征兆出现。一旦发现患者有明显的自杀自伤、暴力行为征兆时，应立即采取措施，保证患者及周围人员安全。

3）提供安全舒适的环境，将患者安置于易观察的房间，并保证房间内设施安全、光线明亮、整洁舒适、空气流通。对各种危险物品，如刀剪、绳索、药物、玻璃等尖锐物品，需妥善保管。定期进行安全检查，发现危险物品或安全隐患要及时处理，杜绝不安全因素。

4）对有自杀危险的患者，需加强沟通，掌握其病情、心理活动的变化，并利用各种机会，运用沟通技巧，鼓励患者表达思想、情感，争取动摇和取消患者的自杀意念。将患者的活动范围控制在护士的视线内，避免患者独处。必要时设专人护理。尤其在夜间、清明、节假日等容易发生自杀的时段，更要严加防范。

5）当患者出现严重的精神运动性兴奋导致行为紊乱、冲动时，给予适当的保护性约束，以保证患者安全。

6）对意识障碍患者加强观察和护理。限制其活动范围，防止走失、跌伤或受其他患者的伤害。

（3）生理护理

1）维持营养、水、电解质平衡：应激相关障碍患者常常由于抑郁情绪不思进食，或者处于木僵、退缩状态而拒绝进食，导致患者的营养状况较差。因此，保证患者的正常入量，维持营养、水、电解质平衡是生理护理中的一项重要工作。护士可先了解患者的饮食习惯，尽量满足其口味，以促进和提高食欲；或安排患者与其他患者一起进餐，或采用少量多餐方式，也同样可以取得提高其食欲的效果。对抑郁、退缩或木僵状态患者，必要时需专人耐心劝导并协助喂饭。如上述方法均未奏效，可按医嘱行鼻饲管进食流质食品，或静脉补液，以保证患者的进食量。

2）改善睡眠：睡眠障碍是应激相关障碍患者比较常见的症状，尤其是合并抑郁或焦虑情绪的患者其睡眠障碍更为突出。因此，改善患者的睡眠是一项重要的护理工作。具体措施可参阅睡眠障碍章节。

3）协助料理个人生活：木僵或退缩状态的应激相关障碍患者常丧失料理自己日常起居的能力，甚至穿衣、梳理、如厕都无法进行。因此，需要护士对患者的生活料理提供帮助。对于终日卧床，个人生活完全不能自理的患者，护士需要做好各项基础护理，包括口腔护理、皮肤护理、二便护理、会阴护理等，以保证患者的各项基本生理需要得到满足，避免发生长期卧床所致的并发症如压疮、口腔溃疡等。当患者的病情开始缓解，意志行为逐步增强时，应鼓励患者自行料理个人卫生。

3.社会功能评估

（1）家庭干预

1）帮助患者和家属学习疾病知识，使患者和家属对应激相关障碍的发生有正确的认识，消除模糊观念引起的焦虑、抑郁。

2）帮助家属理解患者的痛苦和困境，做到既要关心和尊重患者，又不过分迁就或强制患者。

3）指导家属协助患者合理安排工作、生活，恰当处理与患者的关系。

（2）药物护理：遵医嘱给予相应治疗药物，如抗焦虑药、抗抑郁药、抗精神病药等，帮助患者了解和自行观察药物的作用和副作用。

（3）帮助患者运用社会支持系统应对应激：①帮助患者知道有哪些人现在或过去能关心、支持自己，以帮助患者寻求适当的支持系统或社会资源；②指导患者重新调整和建立社会支持，鼓励其调动一切可以利用的社会支持资源，以减轻应激反应，促进身心康复。

（六）康复效果评定

1.精神心理

（1）患者是否学会调整和控制情绪。

（2）患者能否正确认识和应对应激事件。

2.生理和生活

（1）患者是否发生自杀自伤、冲动伤人行为，是否发生跌伤、走失后果。

（2）患者的生理需要是否得到满足。

3.社会功能评估　患者的适应能力是否改善。

三、个案解析

患者张某，女性，30岁，工人，已婚，初中文化。病前个性较孤僻，胆小怯弱。入院前5天，患者骑自行车载其6岁的儿子一同外出，途中被一辆货车刮倒，其儿子不幸被当场撞死。患者目睹了货车从儿子头上碾过的全过程，当即昏倒在地。少顷，患者苏醒后爬到儿子身边，抱着儿子嚎啕大哭，并不时以头撞地。等家里其他人闻讯赶到时，发现患者已不认识家里人，说话不连贯，问什么都只回答："孩子，你不能死"。次日患者表现较安静，但表情茫然双目直视，无任何情绪反应，生活不能自理，需他人协助。入院后，患者表现定向力障碍，尤以时间定向障碍明显。多卧床或呆坐，对检查不配合，难以正常交谈，有时对答不切题，不知道来医院的目的。生活不能自理，需人帮助，无任何要求。进食不主动。协助喂食下进食少量。睡眠时间短，每日只睡3～4小时。诊断为"急性应激障碍"。

（一）护理评估

1.健康史　既往体健。家族成员中否认有精神疾病患者。

2.生理功能方面　生活不能自理，需人帮助，无任何要求。进食不主动，协助喂食下进食少量。睡眠时间短，每日只睡3～4小时。

3.心理功能方面　定向力障碍，尤以时间定向障碍明显。多卧床或呆坐，对检查不配合，难以正常交谈，有时对答不切题。患者病前性格内向，不善交际，小心眼。

4.社会功能方面　患者病前社会交往能力正常，工作能力一般，与同事关系一般，家庭关系和睦。

（二）护理计划

1.急性意识障碍

（1）相关因素：与存在强烈的应激刺激以及应对机制不良有关。

（2）依据：存在定向力障碍、行为紊乱、感知觉迟钝。

（3）目标：患者在意识障碍期间安全得到保障；患者在意识障碍期间生理需要得到满足。

（4）措施

1）评估患者意识障碍的程度，评估有无自杀自伤、暴力行为的危险。

2）密切观察患者的各种表现，注意有无自杀自伤、暴力行为的征兆出现。一旦发现患者有明显的自杀自伤、暴力行为征兆时，应立即采取措施，保证患者及周围人员安全。

3）提供安全舒适的环境，将患者安置于易观察的房间，并保证房间内设施安全、光线明亮、整洁舒适、空气流通。对各种危险物品，如刀剪、绳索、药物、玻璃等尖锐物品，需妥善保管。定期进行安全检查，发现危险物品或安全隐患要及时处理，杜绝不安全因素。

4）当患者出现严重的精神运动性兴奋导致行为紊乱、冲动时，给予适当的保护性约束，以保证患者安全。

5）限制患者活动范围，防止走失、跌伤或受其他患者的伤害。

6）饮食护理：了解患者的饮食习惯，尽量满足其口味，以促进和提高食欲；安排患者与其他患者一起集体进餐，或采用少量多餐方式，以取得提高其食欲的效果；必要时专人耐心劝导并协助喂饭。如上述方法均未奏效，可按医嘱行鼻饲管进食流质食品或静脉补液，以保证患者的进食量。

7）睡眠护理：营造安静的睡眠环境；按时关闭大灯；夜间护理操作集中进行；鼓励患者减少日间卧床时间，增加活动；必要时按医嘱给予镇静催眠药，并观察药物效果。

8）协助料理个人卫生：做好各项基础护理，包括口腔护理、皮肤护理、二便护理、会阴护理等，并协助患者穿衣、洗漱、如厕，以保证患者的各项基本生理需要得到满足，避免发生压疮、口腔溃疡等。当患者的病情开始缓解、意志行为逐步增强时，应鼓励患者自行料理个人卫生。

（5）护理评价

1）患者在意识障碍期间安全是否得到保障。

2）患者在意识障碍期间生理需要是否得到满足。

2. 个人应对无效

（1）相关因素：与应激过强、应对机制不完善有关。

（2）依据：不适当地使用心理防卫机制、不能达到角色期望。

（3）目标：患者情绪稳定，无焦虑、恐惧、紧张等不良情绪；患者能正确认识应激事件，学会正确应对方法。

（4）措施

1）运用非语言沟通技巧如静静陪伴、抚触、给予鼓励关注的眼神，以传达护士的关心和给予帮助。

2）鼓励患者按可控制和可接受的方式表达焦虑、激动，允许自我发泄如来回踱步、哭泣等，但不过分关注。

3）待患者意识清醒后，对患者当前的应对机制表示认同、理解和支持，强调患者对应激事件的感受和体验完全是一种正常的反应。

4）鼓励患者用言语描述、联想、回忆、表达及重新体验创伤性经历等，以达到让患者宣泄的目的。

5）与患者讨论创伤性事件包括患者的所见所闻、所思所想，减少患者可能存在的自我消极评价。

6）鼓励患者参加活动，根据患者的承受能力，安排适当的活动，让患者多与他人交往以分散对创伤体验的注意力，减轻孤独感和减少回避他人、环境的行为。

7）帮助患者学会应对应激的各种积极、有效的认知和行为技能，如选择性忽视、转移刺激等。

8）帮助患者和家属学习疾病知识，使患者和家属对应激相关障碍的发生有正确的认识，消除模糊观念引起的焦虑、抑郁。

（5）护理评价

1）患者情绪是否稳定，有无焦虑、恐惧、紧张等不良情绪。

2）患者能否正确认识应激事件，是否学会正确的应对方法。

（中国人民解放军联勤保障部队第九八四医院　李文涓　王　珊）

第二章

住院精神疾病患者的康复与管理

第一节 组织管理

一、开放住院环境技术

目前我国精神专科医院或精神科病房的管理模式虽然已经向开放式管理模式发展，但大多数的住院环境还是相对封闭的。对于患者来说，每个病房既是一个治疗场所，又是一个生活集体。在这样的环境里，病房的组织与管理就显得非常重要，精神障碍患者的组织管理，成为精神科临床护理工作中的重要环节。做好患者的组织管理对改善医-患与护-患关系、开展医疗护理工作、保证病区秩序、促进患者康复均具有重要意义。

（一）开放式管理技术

1. 角色调整　改变传统的医患关系，将医护人员的角色调整为教育者，患者则为学生，把患者面对的病区环境变成一个学习各种技能的场所，如将原来规定的护士晨间护理、组织管理等规程，改成医护人员教授患者自己去做，医生、护士、康复师时刻需要帮助患者学习技能，归还给患者原来被剥夺了的面对问题、解决问题的机会，让患者在许多机会面前努力学习发挥自己潜在的技能。

2. 环境调整　变封闭病房环境为康复环境，把病房内布置起来，如病房环境更加家庭化、人性化；为使患者自己掌握并安排时间，就应允许患者使用手表、手机，病区挂起电子表、挂历，让患者知道年月日；为使患者有规律地生活，就应帮助患者制订出作息时间表并张贴在墙壁上；为使患者随时获得信息和知识，就应允许患者随身携带手机；为使患者之间展开竞赛，就应设置宣传栏，制订竞赛规则等。

3. 康复治疗的组织管理　为患者制订一天的作息时间，如清晨整理个人卫生、晨跑，上午读书、看报、讨论，下午文体活动，晚上有讨论会、文艺会、看电视等，并有每周的安排（周末工休座谈会）和月计划等。患者生活紧张有序，有的准备小组发言，有的写"与疾病做斗争"的决心书，有的书写家信告诉家人自己在医院丰富的生活内容。这样做减轻了工作人员的负担，让患者自我管理，患者生活愉快，家属对医院的满意度也会提高。

（1）经治医师全面掌握患者情况，为患者制订康复计划，向康复师交代病情及康复要求达到的目标，并总结康复疗效及制订下一步康复计划。

（2）康复治疗由工娱疗师（士或员）和康复师（士或员）组织患者参加手工、陶艺、棋牌、体育运动或由病房工娱疗护士将患者带到康复场地，由农疗师或职业康复专业人员对患者进行具体技能训练，工娱疗护士与专业康复师共同负责患者的劳动纪律、出勤情况，了解患者学习与掌握技能的水平，并根据考勤考绩发放酬金等。

（3）积极发挥患者自我管理的作用：精神康复病房，在病区主任、护士长领导下，由康复师和工娱疗员帮助患者成立"休养员委员会"和各类康复小组，各小组选出组长，如农疗小组，即可由农疗护士带领在康复场所进行学习，接受技能训练，对小组成员的考勤考绩由组长组织开展并接受监督。使用上述管理程序进行精神康复病房的组织管理，患者很容易接受这种方法并能按要求去做。

4.精神康复治疗的观察记录　除建立一份精神康复病历，还要建立康复记录，由康复护士将康复治疗过程中患者的表现详细记载在康复日志中。患者的工娱疗和岗位职业康复观察记录，应由工娱疗师（员）或康复师完成。这些翔实而完整的康复记录，是一份精神康复的系统观察资料，同时也是一份宝贵的精神康复科研原始资料。

（二）开放式管理的实施方法

1.患者的收治及病情评估

（1）做好患者评估是开放式病房患者安全管理工作的前提：开放式病房收治的患者经精神科门诊医生初步诊断，符合开放式病房收治标准后登记住院，病房医生与需要住院的患者及家属或监护人签署"入院告知书"和各种知情协议书，并对其进行评估后收入病房。签订"精神康复治疗知情同意书"，告知患者及家属精神康复治疗的目的、必要性、存在的风险。取得配合与支持是精神科康复护理的前提，尤其是患者在急性症状得到控制后进行体能训练、独立生活技能训练、社会技能训练、职业技能训练等可能存在风险的康复训练项目时。

（2）病情评估：患者是否在精神症状支配下存在极严重的外逃、冲动伤人、毁物、自杀自伤的危险。评估后若患者存在上述危险则不适合收住开放式病房，这样从患者刚入院就有了初步的安全保障。履行精神康复治疗与护理告知义务，取得知情同意是精神科康复护理组织管理的基础。

2.强化制度管理　完善的开放式病房规章制度是质量安全管理的关键环节。在安全管理工作中，只有健全并不断完善各项规章制度，才能使护士在从事日常护理活动中做到有章可循，才能使护理质量与安全得以保证。由于病房的开放式管理，患者住院期间有很大的自主性，给病房的安全管理带来很大困难，因此必须建立一套完整的管理规章制度，主要包括根据患者评估情况进行分级开放，确定明确的条件及开放内容，签订患者住院知情同意书、陪护管理制度、外出请假制度、药品及个人物品管理制度、患者住院期间的权利与义务等。

3.加强患者行为管理　做好健康宣教，定期举办针对患者的健康教育讲座，指导患者如何正确面对压力、紧张、恐惧和无助感。帮助患者培养多种兴趣爱好，保持乐观情绪，正确处理不良生活事件，增强患者的自控力；对患者存在的不遵医行为（如不按时返院、不规则服药等）给予说服教育，对劝说无效或不遵从者建议转入下级开放管理或封闭管理，以保证治疗的正常进行及患者的安全；鼓励患者多参加各种娱乐活动，以分散患者的注意力，减少其不安全行为。

（三）开放式管理的内容

1.与外界保持联系的重建　对长期住院的患者来说，外部世界已是一个陌生的环境，因此，要从患者所住的病房开始，重新建立起与外界的联系，如允许患者使用手机，携带影音播放设备等。

2.人际交往环境的建立　医生、护士要抽出时间定期与患者聊天，定期组织医患召开座谈会和文艺联欢会等，使患者提高与周围人的人际交往能力。为患者创造条件，常给家人写信、打电话。组织患者读书、看报、看电视，鼓励及要求他们对国内外大事提出个人看法。鼓励有文化的患者给报社、杂志社投稿等。

3.病房设备的改造　应设有钟表、挂历、宣传栏、生活园地，提示和训练患者关心时间、年月日、一年四季，以及自己掌握自己一天的行为。

4.医院设施的重建　医院应成为能使患者进入社会的阶梯和桥梁。如设有理发店，供患者自己去理发，提出自己要求的发型。为不具备携带手机的患者设立公用电话亭，病区护士可安排患者在一定时间内，到院子里去理发、打电话。开放式病房的患者可自行安排这些计划。医院还应设有电影厅、娱乐厅、游艺厅，供患者活动。有条件的医院，可配置患者炊事训练的设备，如设有厨房，准备燃气灶、蔬菜、粮食等，可准许部分患者自己做饭等。还可设各种日常劳动的场所、岗位，如打扫卫生、田园劳动等尽力与社会要求接近的劳动内容。总之，要在医院为患者提供一个模拟的小社会环境。

5.自我管理

（1）患者在住院期间，要保管好个人的用品，给予一定的个人活动内容和空间。患者应该有自己的衣柜，供患者自己存放衣服、鞋子、手提包、毛巾、卫生巾等，并让患者自己加锁，自己管理，体现出允许患者在住院期间拥有自己的私人财物。

（2）患者的合理要求应受到允许，如从医院所提供的饭菜、衣服、被褥中挑选自己中意的。如医院能为患者设立小卖部，允许患者用零花钱到小卖部（或商店）自由购物。

（3）患者自己处理个人事务，鼓励患者看电影，参加游艺活动，记住自己的生日，要求患者参加为每个病友举行的生日晚会等，这些活动要根据患者需要和医院条件灵活掌握。开始时，可能有些患者不具备这种自我管理的能力，医生、护士及康复师要训练患者或是鼓励、帮助他学会这样做，这是精神康复、训练患者生活技能的重要内容之一。

（4）帮助患者对自己的出院和未来做出计划：这是慢性精神分裂症住院心理社会康复程序中很重要的一个环节，实际上是训练患者的责任心与计划性，这对患者的回归社会及劳动就业都极为重要。

附：某医院三级开放管理办法——开放住院环境技术

现代精神康复形式丰富多样、体系日趋完善，医院康复之外，社区康复、家庭康复越来越受到重视；日间病房、中途宿舍、庇护工厂等社会功能康复形式的作用日益凸显。目前医院康复、社区康复、家庭康复已形成较完整的精神康复体系，实现住院治疗到回归社会的平稳过渡。开放住院环境是在拓展病区功能和康复内容基础上，实施工娱结合、综合干预的医院康复模式。

（一）精神康复中实施开放管理的目的

建立医院开放住院环境的目的，从医院的角度考虑，是在住院条件下给予患者尽可能多的"自由"，以巩固、检验封闭环境下治疗成果并为转入社区康复、家庭康复提供依据和创造条件；从患者的角度，可以在住院开放环境中逐步适应住院治疗到出院后康复的生活模式和心理状态。

（二）精神康复中开放环境技术的组织形式

医院开放住院环境的形式包括：从时间角度，分为日间开放（日间固定时间段开放）、隔日开放（开放和非开放隔日实行）、周末开放（周末或节假日开放）；按照开放区域，分为指定区域开放（康复区域开放）、院区开放（医院范围内开放）、医院周边开放（医院及周边社区一定范围），另外，已经存在的完全开放，医院治疗和康复训练之余的活动不受限，但一般以不离开当地为限，更接近社区的中途宿舍形式；从患者个人是否需要陪伴的角度，分为单独开放（患者无陪伴）、伴随开放（患者需专人陪伴）。

（三）医院精神康复中开放环境技术的人员管理方式

开放住院环境开展精神康复的管理方式，可以分为标识管理和非标识管理。传统的标识管理通过病衣、腕带等加以区别，科学进步促生了电子标签标识，既可以避免标识化的弊端又提高了管理效率；非标示管理分为完全非标示管理（患者不实施任何与医院有关的标识，如病衣等）和不完全非标示管理（患者所用病衣等与普通住院患者保持一致）。现代科学研究认为，尽可能减少标识性管理，才可以降低和避免由于患者差异化待遇所产生的不良影响。

（四）医院精神康复中开放环境技术的病区设置

开放住院环境的病区设置，传统模式一般男女病区分开设置，近年来更趋向于取消对性别的区别；按照年龄可以设置老年病区、普通病区、儿童病区；按照是否同时伴发躯体障碍分别设置，如普通康复病区、身心康复病区；也有按照原发精神障碍的疾病谱设置病区，如精神分裂症病区、抑郁症病区、睡眠障碍病区等。

（五）医院精神康复中开放环境技术的功能区域设置

开放住院环境的功能区域一般设置为工娱治疗、艺术治疗、职业训练、家庭病房、运动康复、心理测量和咨询等部分；有条件的建立专门的手工工厂、农疗基地，推动了职业康复的发展；有部分康复训练可以设置在病区，方便康复者开展如绘画、十字绣等活动；有部分康复训练适合设置在病区，如生活自理能力训练和劳动技能职业康复的配膳员、宿舍长等。

（六）精神康复中开放环境技术的一般程序

开放住院环境的实施程序包括心理和安全评估、教育和告知、评价和反馈等。

1.心理和安全评估　开放住院环境下精神康复的重点工作之一是心理和安全评估。评估患者是否符合开放住院环境精神康复目前并无统一标准，但其中应包括以下内容：自主性评估，了解患者对开放住院环境的态度；精神和心理评估，了解患者精神和心理状态与开放环境康复的匹配性；安全评估，防范患者意外发生（具体见第七章精神疾病常见意外事件的预防与处理）；家庭评估，了解患者家庭支持度。

开放住院环境下精神康复工作的难点之一在于患者进入开放环境后精神疾病意外风险增加和如何防范。从精神康复的规范化管理角度应建立规范的风险评估体系，内容上包含自杀、走失、冲动、跌倒（坠床）、噎食等因子；评估周期上以每周多见，但应辅助以必不可少的随时评估，如在个体发生某些不乐见的个人事件或家庭事件时、发现康复训练的习惯或行为模式改变时、康复训练效果不佳或未实现目标时等；评估的过程和目的以"坦诚"为原则，在保证患者的知情同意前提下争取配合，有利于促进建立信任和保证评估效果；评估的结果应作为是否继续开放环境下精神康复和选择精神康复具体内容的依据。

2.教育和告知　医院开放住院环境开展精神康复的教育和告知责任，包括开放住院环境的意义、风险评估、意外防范和中止条件、康复流程和内容、患者（含家属）的权利和义务、紧急求助方式等。通过充分的告知，争取患者（含家属）的配合，保证精神康复的有序开展和防范法律纠纷的产生。

3.评价和反馈　医院开放住院环境开展精神康复的评价和反馈，是对实施开放管理的患者定期开展心理和安全评估，以指导后期是否继续实施开放管理、开放管理的区域、开放环境下开展的精神康复内容调整。

（七）精神康复中开放环境技术的应急管理

1.应急管理机制　医院开放住院环境开展精神康复应建立紧急救助机制，配置专门人员、设备和渠道。常用方法是设置求助电话并在活动区域公示；也可以建立专用警报系统并为患者配备应急通信设备；或为患者配备应急求助设备如报警腕带、报警钥匙等。

2.意外事件的预防（县体见第七章精神疾病常见意外事件的预防与处理）

3.意外事件的处理（县体见第七章精神疾病常见意外事件的预防与处理）

（八）精神康复中开放环境技术的意义

1.保证精神康复者的"最少限制"。开放环境技术的实施，体现了"除非必要，避免和减少人身自由受限"的现代法治精神。关于精神卫生立法，无论是国际上如美国、意大利、日本、澳大利亚、法国等国家，还是我国从上海、宁波、杭州、北京、武汉等地的地方性法规，到《中华人民共和国精神卫生法》立法及我国的台湾地区、香港地区、澳门地区的有关法律，其立法、修订的过程均表明避免和减少人身自由受限的法治精神越来越受到重视；开放环境技术在精神康复中实施，是其具体体现。

2.保障精神康复者的"常人权利"。开放环境技术的实施，有利于保障住院患者享受到普通人群的通信、交往、出入、工作与休息的权利。随着国际人权运动和国际上一系列宣言的出现，对精神障碍患者提供的服务和治疗必须以保证他们的尊严和人权为前提已成为国际共识，精神康复中实施开放住院环境是其中的有效措施。

3.改善精神康复的"日常环境"。精神康复开放环境技术实质是为住院的患者提供接近日常化的环境。现代医学认为，让精神障碍患者在远离自然环境的精神病院中长期住院治疗会导致其残疾的加重，在此意义上开放环境技术是改进精神康复开展的直接手段。

4.搭建医院到社会的"回归桥梁"。现代精神康复形式丰富多样、体系日趋完善，医院康复之外，社区康复、家庭康复越来越受到重视，医院、社区、家庭一体化康复能有效促进精神残疾和社会功能的改善。开放环境技术不是医院、社区、家庭及社会康复的部分内容在住院环境中的简单相加，而是相关康复内容与住院诊疗的有机结合，拓展了医院康复内涵，有利于患者从医院到家庭、社区、社会的平稳过渡。

（九）精神康复中开放环境技术的开展思考

1.形式的多样性才能保证开放管理目标人群的最大化。精神康复开放环境技术日趋丰富、方式方法不断创新，适合和纳入开放环境技术的患者将随之增多。

2.技术的成熟必将改善实施者担心医患纠纷的过度化。现代法治精神和医学理念促生了开放环境技术，但"安全"问题和与之相随的纠纷忧虑是实施开放环境技术的重要障碍。随着技术的进步、管理的完善，开放环境技术日趋成熟，对实施中医患纠纷增加的忧虑会逐步减少。

3.法律法规的健全才能保证具体落实中的风险分担合理化。精神障碍诊治、康复的相关法律法规将随着开放环境技术的开展不断完善与之相关的条款，具体实施中医院（及其从业者）、康复者、监护人（及家属）、社区和社会组织等相关方的权利义务将围绕"发展精神卫生事业，规范精神卫生服务，维护精神障碍患者的合法权益"的宗旨下得到科学的界定。

4.效果的显现逐步转变社会、家庭歧视的"非理性化"。随着开放环境技术在精神康复中的应用，必将促进患者回归家庭、社会；同时其与普通患者相同、相近的住院（环境）过程，也有利于推动精神康复科学观念的普及并进一步减少歧视。

二、与患者建立信任关系技术

精神科康复信任关系是康复师在与患者及其家属间信息、情感交流的基础上，在患者治疗、护理、康复过程中共同参与，不断进行支持和鼓励建立起来的。良好的精神科康复信任关系决定着精神障碍患者的康复效果。

（一）建立治疗性关系的技巧——治疗性沟通

以治疗为目的，进行收集资料、满足患者合理需求、解决和促进健康的语言和非语言沟通称为治疗性沟通，在临床上主要以切题会谈的形式进行。

治疗性沟通的要求如下。

（1）保密。康复师应当保护患者的诊断、治疗、康复过程和其他生活方面的隐私，不在医疗护理范围之外进行扩散。

（2）以患者为中心。治疗性关系的建立是以促进患者健康为目的，一切针对患者的康复决定和行为，都应当以患者的利益为中心，最大限度地保护患者的利益。

（3）制订相应的目标。在整个治疗性沟通过程中应该制订完整的康复目标，并以目标为导向完成治疗性沟通。

（4）接纳患者。与患者沟通时，康复师必须理解和接纳患者的行为，不以批判的态度对待患者。

（5）适当地进行自我暴露，有利于拉近距离，促进信任关系的建立，但不能过多，以免将沟通焦点转移到康复师身上。

（二）切题会谈

在精神科康复中，有目的、有计划的治疗性沟通称为切题会谈，包含了摄入性会谈、治疗性会谈等内容和技巧。主要分为四个阶段：准备阶段、会谈开始阶段、会谈展开阶段、会谈结束阶段。

1.准备阶段　康复师与患者接触时，首先应了解患者及家属的基本情况，如患者的姓名、年龄、性别、民族、宗教信仰、文化程度、职业、兴趣爱好、个性特征、生活习惯、成长经历、婚姻家庭情况、经济状况等。患者的精神症状、病史、诊断、阳性检查结果、主要治疗、护理要点、特殊注意事项、患者家属对疾病的认识及关注等，进而选择恰当的与患者接触的方式，确定适当的交谈内容，主动提供患者所需要的帮助。

2.会谈开始阶段

（1）减少环境压力：让患者自行选择自己感觉舒适的座位，会谈开始康复师需进行自我介绍，并说明本次会谈的目的和时间，征得患者同意。可邀请患者家属共同参与，在会谈中不可随意打断或否定患者，不要与患者发生争辩，患者表达完毕后进行补充。

（2）以开放式提问引导患者进入正式会谈阶段：在会谈开始阶段，以开放式提问会让患者选择自己愿意交流的问题而打开交流通道，引导患者放松，主动进行沟通交流。

3.会谈展开阶段　此阶段是切题会谈的核心部分，是达成会谈目的、完成会谈任务、建立信任护患关系的关键所在。不管何种形式的会谈，关键只有"说"与"听"，善于听比说更重要；以"同理心"理解患者，感受患者，可拉近关系，为切题会谈奠定基础。

（1）提问技术：提问是围绕主题进行信息收集与交流的主要方式，如何提问是信息交流能否有效进行的一项技术。提问可分为封闭式提问和开放式提问。

1）封闭式提问设定方向，可以用"是"或"不是"回答，这是一种限定式提问，如"早晨您吃药了吗？"封闭式提问的优点：患者直接回答，答案明确、信息准确、效率高；缺点：信息量不足，患者被动作答。

2）开放式提问未设定方向，问题范围广，未限定患者的回答，以引导患者主动谈论自身感受、情绪、观点、想法等，如"您这几天感觉怎么样？""您对康复治疗有什么看法？"康复师在提问时，要尊重、接纳患者，避免使用"为什么"等质问性的词语提问。开放式提问的优点：患者能发挥主观能动性，有充分表达的机会，谈话内容信息量大，减少了信息的暗示性和不准确性；缺点：所需时间较长。

（2）倾听技术：倾听是沟通交流的基础，是人际交往过程中的一项重要技术。倾听是在接纳与尊重的基础上，积极地听、认真地听，并在倾听时适度参与。

首先，在开放性提问后，患者进行充分表达、宣泄过程中，不论是正面、积极的表述还是负性、消极的情绪，康复师都要善于倾听，学会辩证、客观地看待问题，换位思考，不要指责或打断患者。

此外，要认真倾听，不以个人喜好而对患者所谈问题选择性关注，倾听中走神、突然插入不相干话题都会影响患者的谈话兴趣，降低患者对康复师的信任度。

在倾听中，适当参与、适度反馈，有利于引导、鼓励患者进行深入表达，如"我在听，继续""然后呢"，也可以点头示意或发出"嗯""噢"等声音。倾听不仅要用耳朵听，还要用心听；不但需要通过言语交流，还需要通过非语言交流（如表情、动作等）收集有效信息，解决患者问题。

（3）阐释与内容表达技术：阐释是阐明陈述并解释，在切题会谈中，主要是解答患者疑问，提供患者需要的治疗、护理、康复目的、治疗反应、操作方法、预后等多方面信息。阐释的基本步骤包括收集患者表达的信息，理解后归纳总结反馈给患者。在阐释过程中需要适当运用核实技巧，对患者表达模糊不清或者高度概括的内容可使用重述、归纳、澄清等方式不断核实患者所表达的信息。

重述是不加判断地重复患者的原话；归纳是在与患者交谈告一段落时，将患者所述内容按照事情的轻重或发生的先后顺序进行简要总结，帮助患者理清思路的同时，还有助于患者反省自身问题；澄清是对含糊不清、模棱两可问题的确认。在核实信息时，康复师要给出患者反应时间以进行修正，良好运用核实技术可增强护患信任关系。

在阐释的基础上，可使用内容反应技术，即康复师在会谈中通过提问、倾听获取大量患者信息的同时，参与并给予患者相应影响的过程。如给患者提出建议，指导患者提高对疾病的认识，通过适当自我暴露引导患者进行自我开放，提高患者主动参与治疗、护理、康复的程度，为患者提供参与选择的机会等。

（4）非言语行为观察与运用技术：在会谈中言语表达是交流信息、沟通感情、建立医患关系的基本条件。而非言语行为有时能够作为言语的补充，通过非言语行为传达的共情态度比言语还多，影响更大。因此，康复师在切题会谈中，正确运用眼神、表情、声音、身体语言、空间距离等非言语行为，将有助于在建立信任的精神康复护患关系的同时还能收集到更多可信、有价值的信息。

保持适当的眼神接触，会让患者感受到被聆听。一般来说，当一方听另一方叙述时，目光往往直接注视对方双眼，但不是直盯着；而当自己讲话时，这种注视的接触会比听对方讲话时少些。目光注视以对方面部为好，可给对方舒适、很有礼貌的感觉，表情以自然轻松为宜。若患者眼神有躲避、散漫、心不在焉等行为，康复师就应对谈话及时做出调整。观察患者的嘴巴、鼻子、眉头等面部表情并与言语行为对照，可真实感受到患者的情感与内心反应，同时康复师通过自身表情也可向患者传达真诚、热情与关注。

声音伴随着言语产生，对言语起着加强或削弱的作用。如果声音所传达的信息与言语的信息一致，则会肯定、加强言语所传递的意思，反之则起否定、削弱的作用。康复师在会谈中保持语速中等、语气平和、声音不宜过重或过轻，给患者以稳重、自信、可靠的感觉，有助于较快建立信任的精神科康复护理关系。同时，通过对患者声音的观察，可以掌握患者情绪、情感的变化及对会谈的态度。在交谈中，对过于偏激或固执的精神障碍患者使用沉默，可化解紧张气氛，但康复师要把握好沉默的时间。

患者的身体、手势的运动和位置在相互沟通中起着重要作用。如果患者身体紧缩、僵硬转为松弛、自在，紧靠在一起的双腿开始分开，交叉的双手放了下来，表明患者内心由紧张、害怕、封闭变得平静、轻松、开放，这时更适合进行深入交流与探讨；反之，康复师则要查找自身身体语言是否让患者感受到了压力与不安。如果患者在座位上坐立不安，扭动或者不停地敲击桌子或椅子，目光空洞、答非所问，康复师就需要调整空间距离（这也是非语言行为的特征），在切题会谈中，距离以1米为宜，最好成直角或钝角而坐，这样可以避免太多的目光接触所带来的压力。同时，在交谈过程中，康复师微微前倾的身姿能使患者感受到被接纳和被尊重。

（5）不同精神症状患者的沟通技巧：对于妄想患者，启发患者述说，但不予评论与争辩；对于缄默不语患者，以康复师陪伴为主；对于有攻击行为倾向患者，以家属陪伴，康复师站立或坐在患者侧面，距离以超过单臂距离为宜；对于情绪抑郁患者，可播放轻松的音乐，同时引导患者表达内心感受，以安慰、鼓励为主。

4.会谈结束阶段　会谈根据事先约定时间、内容及目的，在接近尾声时，需要康复师适当提醒，同时与患者共同对本次会谈进行简要的小结，肯定和鼓励本次会谈成绩，预约下次会谈。

（三）支持与鼓励

在精神障碍患者康复护理过程中，使用支持与鼓励的技术不仅对建立护患信任关系至关重要，同时对完成切题会谈和调动患者参与和配合康复护理有积极作用。支持与鼓励是建立在理解、接纳和包容患者的基础上，是康复师共情的一种体现。形式上分为言语和非言语，言语主要以安慰鼓励性语言为主，非言语包括倾听时的微笑、前倾的姿势、及时的回应、赞赏的目光、友善的动作、喜悦的声音等。对精神障碍患者的言语行为都可以进行支持和鼓励。对于新入院患者，通过介绍医院环境、科室人员、病友等，减少患者的陌生感；对于过于担心自身疾病的患者，给予解释和安慰等，及时给康复训练患者一个正向评价；给对自身问题进行积极探索与解决的患者一个肯定；对合理控制情绪的患者报以真诚的赞扬，及时对患者治疗、护理、康复中的进步给予支持与鼓励，会成为患者康复的动力。

三、精神康复组织管理技术

精神科康复护理组织管理既包括院内精神科康复护士的管理、患者的组织管理，又包括社区精神科康复护理的组织管理。

对于住院患者而言，每个病房既是治疗场所，又是生活场所，病房就是一个大集体。患者不仅需要清洁、整齐、便捷、舒适的生活环境，还需要和谐、有序、温暖、关爱的心理环境，因此病房内对精神障碍患者的组织管理就非常重要。同时，通过加强对精神科康复护理人员的管理，规范工作程序、明确工作目标、制定工作职责、完善规章制度，为患者提供优质的康复护理服务，帮助患者掌握生活、学习技能，建立社交沟通平台，可促进患者早日重返社会。完善精神科康复护士管理要求是精神科康复护理组织管理的关键。

1.精神科康复护士管理要求

（1）精神科康复护士职责

1）在病区护士长领导下开展精神科康复护理工作，熟练掌握精神科康复护理技术。

2）根据医嘱对患者开展康复治疗与训练，按照护理工作程序完成患者的康复护理。

3）在康复治疗与训练中，以建立治疗性信任关系为基础、构建主动参与模式为推动力，关注患者功能改善或功能补偿情况。

4）在康复治疗与护理中，严格遵守《精神科康复护理安全工作规范》，保证患者病情和情绪变化，善于使用支持和鼓励技术，引导家属参与并给予患者支持。

5）及时满足患者的合理需求，正确处理患者之间、护患之间的问题和矛盾，提供良好的心理、社会康复环境。

6）做好多学科团队的协作，善于听取团队其他成员的康复理念、分析意见和建议及康复计划，结合康复护理工作，为患者提供科学合理的康复护理。

（2）休养员值班班长职责

1）每天组织休养员起床、洗漱、整理内务、吃药、吃饭、参加工娱活动、小组活动、出操、看新闻、熄灯等一日生活制度内容。

2）安排以室为单位卫生值班，并带领班长检查工作完成情况。

3）制定内务标准、每天带领班长按标准检查内务卫生并督促协助各班内务达标。

4）每周与护士一起评出内务达标、优秀室长、优秀休养员、护理服务之星。

5）每周组织召开班务会。

6）每月配合护士长召开休养员座谈会。

（3）休养员班长职责

1）每天督促检查本班内务达标。

2）带领本班休养员参加卫生值班，并保证工作达标。各班班长轮流值勤。

3）协助本班生活不能自理的休养员洗漱、洗澡、更衣等。

4）每周组织召开班务会，总结讲评本班康复训练、工作、生活及思想情况。

5）经常与本班休养员沟通，掌握他们的思想情况，发现异常情况，及时向护士报告。

（4）休养员室长职责

1）每天督促检查本室内务，协助本室内务达标。

2）带领本室休养员参加卫生值班，并保证工作达标。

3）协助本室生活不能自理休养员洗漱、洗澡、更衣等。

4）每周参加班务会，总结讲评本室康复训练、工作、生活及思想情况。每月组织代表本室休养员参加休养员座谈会。

5）经常与本室休养员沟通，掌握他们的思想情况，发现异常情况，及时向护士报告。

2.精神科康复护理安全工作规范

（1）患者参加康复治疗和训练项目必须根据病区医嘱和患者的实际情况。

（2）康复治疗和训练过程中，指导人员应每15～30分钟巡视一次，发现病情变化及时向医生报告。

（3）接送康复治疗和训练患者时，由病区护士和负责训练人员进行交接并登记，包括患者人数、病情、治疗和训练情况，确保患者衣着得体、鞋子防滑、无危险物品。

（4）带患者外出康复治疗、训练时，均以2名（前后各1名）护士为宜，只有1名护士时必须走在队伍后面且不可脱离队伍。

（5）进行室外康复活动时，负责组织活动的部门检查环境安全后患者方可进入。对于开放性环境，安排活动以患者不离开视野和可控为原则。

（6）对于室外及体育运动，组织者需事先以通知文件形式发至参与科室并评估患者躯体状况、运动强度、安全风险等。

（7）进行院外康复活动时，组织方要对车辆、目的地、餐厅进行考察，以安全、实用、方便为原则；活动过程中应将患者进行分组，每组人数不超过10人，分别由2名护士负责。

（8）康复治疗和训练中，如患者发生损伤，应及时报告病区医生并协助处理。

（9）每周固定一次对康复治疗室、训练场所内所有区域及门、窗进行安全检查，及时清查危险物品并登记，出现问题及时反馈并修理。

附：职业康复农疗方案

农疗是指在专业农疗师的指导下，通过养殖、种植，管理禽畜和农作物、花卉等，使患者收获来自辛勤耕耘的体验，培养热爱劳动的良好习惯，锻炼吃苦耐劳的意志品格，进一步改善消极悲观、懒散被动的精神症状。农疗是一种职业康复手段，职业康复是一种在欧美较为成熟的心理社会治理方法，长期以来被认为是精神疾病治疗和康复的重要手段。职业康复可以训练患者的工作和社会技能，增强自信和自我认同，提高生活质量，促进回归社会。对长期住院的慢性精神障碍患者的康复效果有充分的循证学依据。

一、农疗基地建设方案

见附表2-1。

附表2-1 农疗基地建设方案

项目	内容	备注
地点	医院污水站西侧闲置土地	
面积	1300平方米	约2亩
规划范围	东至医院西围墙，南至租用土地最南端围栏，西至土地最西端围栏，北至1300平方米土地测量边界	
建设内容	在医院西围墙开门，在建设区域南、西、北三面设置围栏，围栏高4米，围栏顶端再设置约1米长防护网（建设方法参照脑科活动小院防护网）；建厕所一间，工具存放间一间；根据需要购置生产工具、生产资料；接通水源，平整规划土地	
岗位设置	农艺师一名	建议由工娱中心管理，不得占有农疗基地生产成果
激励办法	生产成果由医院食堂回购，建立康复基金，用于患者物质奖励和购买生产资料	
管理办法	见附文	

二、农疗康复操作规程

为提高精神卫生服务水平，满足精神疾病患者日益增长的康复需求，完善精神卫生康复体系建设，探索一套可行的精神疾病患者农疗康复的模式，特制定此规程。

【适用人群】

适用于各类精神疾病患者，急性期过后精神症状相对稳定，有部分自知力；有不同程度的精神残疾；懂合作，能听懂操作指令。

【禁忌证】

有外走、自伤、自杀、冲动、伤人、毁物等风险；合并严重躯体疾病、行动不便者。

【目的】

1.作为患者接触社会、适应社会的实践基地。

2.以实行劳动作业方面的技能训练为手段，使患者能恢复或明显提高职业技能，以达到重返社会、恢复工作为目的。

3.培养患者获取工作机会的积极性，提高患者的交流技能和职业技能。

【操作程序】

1.科室主任组织讨论，参加人员包括主管医师、护士长、主班护士，选出适合患者，并负责在康复治疗期间的病情评估。

2.符合条件的患者，由家属及住院患者填写"职业康复农疗治疗申请书"，并签署"康复农疗治疗风险知情同意书"，模拟签订劳动合同，每月发放"工资"，根据工作情况每季度发放"奖金"。

3.按照患者的实际情况，评估参加职业康复的可行性和安全性。

4.主管医生开写"职业能力评定（即刻）""职业功能训练（每周五次）""社会功能康复治疗（每周五次）"医嘱。

5.本病区康复护士接送患者到农疗基地场所，并负责本病区患者康复过程中的安全，观察患者的出勤情况、工作主动性等，每月进行治疗总结，并填写"治疗总结单"。

6.农疗师负责职业康复治疗场所的安全，列出危险物品清单，每次治疗后及时清点。按照农疗基地的相关规定从事康复治疗。

7.科室医务人员应密切观察患者的病情变化。如病情有波动，及时反馈给主管医师进一步评估，必要时停止该患者相关的康复训练。

8.有下列情况可终止康复治疗

（1）患者病情波动，经评估不适合康复治疗。

（2）患者不遵守康复治疗纪律，不服从安排或农疗基地提出不能参加者。

（3）患者本人或家属不愿意继续治疗。

【康复内容】

职业康复农疗基地

地点：三产农疗基地

时间：上午8：30～10：30；下午13：30～15：00

服务项目：作物种植

岗位职数：4～6人

康复流程及安全措施：

（1）各病区护士负责接送和管理参加农疗康复训练的患者。

（2）农疗师负责指导患者进行作物种植。

（3）各病区护士负责患者康复训练期间的安全管理。

（4）各病区护士与农疗基地管理人员共同观察患者的情绪、行为。

（5）护士协助进行工作完毕后的清理物品，服从农疗基地管理人员安排，严禁将现场物品带入病房。

【职责分工】

1.康复科　组成管理小组，成员包括科主任、主管医师、护士长和主班护士。

（1）负责康复农疗基地农疗师的精神卫生知识培训。

（2）负责聘任各岗位人员并定期进行社会功能的评估、职业技能的评估、相关职业康复技能的培训。

（3）负责职业康复各岗位轮换的选择，确定工作时间，上下班时间及工作时长。

（4）按与患者签署的模拟劳动合同发放参加职业康复治疗的患者的酬劳。

2.各病区

（1）负责提供并筛选有需求的职业康复患者。

（2）负责患者往返于病房和职业康复地点的安全。

（3）负责观察参加职业康复治疗患者的病情变化，一旦病情波动，立即通知康复科职业康复小组，及时给予评估，明确是否终止治疗。

（4）主管医生对于患者职业康复治疗期间的评估、疗效及病情波动情况及时做病程记录。

3.农疗基地

（1）负责提供安全的工作场所。

（2）对所涉及相关技能和技术进行培训。

（3）负责分配工作场所的任务。

（4）注意患者在工作场所的安全。

职业康复申请及培训管理流程见附图2-1。

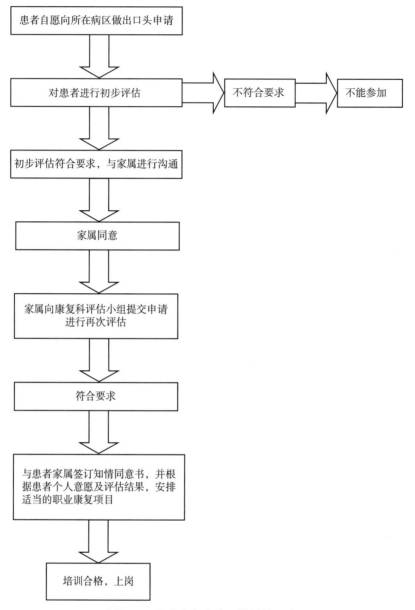

附图2-1　职业康复申请及培训管理流程

三、分级康复技术

精神疾病患者中，根据患者精神残疾程度、生活自理能力、社会及家庭期待不同，需要分级进行康复。

（一）分级标准

一级康复：①已严重衰退，伤残评定等级符合2级及以上；②生活自理缺陷，ADL评分22分以上；③长期残留精神症状，社会功能严重受损患者SDSS评分2分达两项及以上；④个人、家庭和社会期待为提高生活自理能力，减轻家庭负担，延缓衰退，提高生活质量。

二级康复：①伤残评定等级3级及以下；②无法独立生活；③反复发作；④个人、家庭和社会期待为能够洗衣、做饭、整理房间、管理个人财务、独立使用交通工具等。

三级康复：①经二级康复取得预期效果的患者；②病情稳定的其他康复期患者。

（二）康复目标

一级康复：①生活自理，能够规律作息，自己穿衣、洗漱、洗澡、如厕等；②延缓衰退。

二级康复：①提高患者独立生活能力；②改善社会适应不良；③减少复发；④延缓或避免衰退。

三级康复：①保留和提高职业功能；②回归社会。

（三）康复措施

一级康复：①生活技能能力训练：小组训练和一对一手把手训练，每日1次，并持之以恒。内容：培训个人卫生和生活自理，如洗漱、穿衣、饮食、排便等活动。②基础护理查房：一问，二看，三训练。及时发现病情变化，强化基础护理，训练患者建立良好的生活习惯和卫生习惯。③简单劳动技能训练：提高动手能力，延缓衰退。

二级康复：①居家独立生活训练：炊事作业、日常生活料理、自我管理等。②程式化训练：是一种由Liberman等创立并不断改良的先进精神康复技术。近年来的研究表明技能训练对于改善精神症状尤其是阴性症状、预防疾病复发、提高生活质量等方面的康复有积极作用，包括药物自我处置、症状自我监控、回归社会等程式化训练内容。③职业康复、工艺美术体育等训练：延缓衰退，培养兴趣，提高自信。

三级康复：定岗职业康复训练，设置岗位，虚拟就业，观察评估，解决问题，回归社会。同时，在康复中应用激励理论提高康复效果。

有研究表明一级康复患者精神衰退，生活自理能力缺陷。生活技能能力训练对精神分裂症阴性症状和生活质量及社会功能恢复有明显的改善作用，基础护理查房能够提高患者住院生活的质量，延缓患者衰退，并且能够减少院内感染的发生。二级康复患者，因社会功能缺陷，疾病反复发作，无法回归社会，回归家庭。居家独立生活训练，包括炊事作业、日常生活料理、自我管理等，能够提高患者的生活技能和回归社会的信心；程式化训练不仅可以改善患者的精神症状和社会功能，还在预防疾病复发、提高生活质量方面有积极作用。三级康复患者使用定岗职业康复训练，不仅可以改善患者的阴性症状，还能提高他们的生活自理能力、社交能力、讲究卫生情况和工疗情况，为回归社会打下良好基础。

第二节　康复流程

一、收集资料与系统评估

这一阶段的主要目标是尽可能详细地收集和记录与患者有关的各种信息，从而对患者进行全面的了解。

（一）收集资料

1.基本资料　包括姓名、性别、年龄、民族、出生年月、籍贯、学历、职业、婚姻状况、宗教信仰、联系电话、家庭住址、常住地、门诊病历号、住院病历号、诊断、确诊时间等信息。

2.个人状况　包括生长过程（包括生产、成长过程及特殊身体疾病）、求学过程、工作经历、异性交友及婚姻状况、社交生活及人际关系、兴趣爱好、休闲生活、病前性格等信息。

3.家庭及社会资料 包括其他家庭成员的基本情况,家庭关系及互动,家庭经济状况,家庭对待患者疾病的态度及处理经过,家庭对患者治疗的期待及未来的计划,社会支持网络等信息。

4.病情资料

(1)目前主要症状及影响。

(2)病史及主要治疗过程。

(二)与患者进行正式的会谈并进行评估

在评估过程中要对患者表示出关心、共情并建立伙伴关系,表明愿意帮助他(她)的意愿。

1.会谈场所的选择 会谈最好是在特殊设计的会谈室以减少干扰,便利性及舒适性等都是需要考虑的因素。

2.会谈步骤

(1)自我介绍:自己的姓名、职业角色、工作内容等,并介绍多学科团队内其他到场的工作人员(如果有的话)。一对一的指导语:你好!我叫×××,是你的康复师。

(2)向患者及家属介绍本次会谈的主要目的。

指导语:今天邀请你来的目的就是给你做一个全面的评估,与你一同发现你在生活过程中具有哪些方面的优势和需要改善的问题,然后针对需要改善的问题,与你一起协商制订康复(生活)计划,目的是帮助你更好地康复(生活)。

(3)患者本人自我介绍(一般资料)。

指导语:能简单介绍一下你自己吗?

(4)对各个领域进行系统评估(在评估过程中要对患者表示出关心、共情并建立好关系)。

指导语:刚才我们说到我们的全面评估是从精神健康、躯体状况、日常生活、社会交往、工作/学习、家庭这些方面来评估,你觉得在这些方面中哪个方面是你目前最需要改善或需要帮助的?(从患者的需求入手)。

3.系统评估 从以下六方面对患者进行系统评估。

(1)精神健康领域评估:患者诊治的经过;目前存在哪些症状,这些症状对患者造成了哪些影响,是如何应对的,效果如何;患者对该疾病的认识程度,能否按时门诊复查,是否看固定的门诊医生;对服药的认识,所服药物的名称、剂量,能否按时服药;服药后出现了哪些药物不良反应,持续时间、强度、发生的频率,药物副作用对患者的影响有哪些,如何应对的,效果如何;以上内容有哪些优势。危险性评估:既往发生过什么样的危险行为,原因是什么,发生的频率,造成了什么样的后果;现在发生的概率如何,有无涉及司法问题。

如果患者有症状,可尽量了解,但关键在于症状对其生活的影响,如日常生活、工作/学习、是否有风险等。了解这些的目的在于了解开展康复的可能性。如相对于经常影响而言,一个症状偶尔影响对于开展康复工作的难度是降低的。

与患者探讨症状时,要探讨症状对他(她)的意义,对患者的生活、情绪的影响,了解其内心感受及症状支配下可能出现的行为。启发患者思考自己的思维推理过程及患者对推理后得出的结论是否坚信。如果患者的言语中出现"好像""似乎""也许"这些词，康复师要反复询问。

（2）日常生活领域评估：患者对自己日常生活的满意度；日常个人生活的料理是独立进行，还是需要他人提醒、督促，或者不能完成；多长时间洗澡换衣服，衣服是不是自己洗；会不会做饭；能否承担一些力所能及的家务；是否能够按时赴约，工作或其他日常活动守时；能独立合理安排时间（每天的日程）；是否会用电话，使用电话进行求助，查找电话号码；有什么兴趣爱好，有何特长；能否看电视、看电影、听音乐、做体育活动等，以及这些活动的频率；承担家庭责任情况如何；经济来源如何，是否有工作收入；经济自主管理的能力如何，能否有计划花费；以上内容有哪些优势。注意：生活技能的评估是以患者能否独立生活为标准的，并在这个标准上评估患者存在哪些问题。

（3）躯体健康领域评估：既往是否确诊过某种躯体疾病，目前治疗情况；目前的身高、体重（体重指数）；饮食是否合理；是否定期体检等；以上内容有哪些优势。

（4）社会关系领域评估：朋友数量，友谊维持时间长短，与朋友的关系和接触的频度；是喜欢同其他人在一起，还是宁愿独处；是否需要他人的帮助来维持人际关系；与家庭成员（父母、子女、兄弟姐妹）接触的频度；婚姻状况，夫妻关系如何；能否与他人进行有效沟通，能否主动发起交谈；以上内容有哪些优势。

（5）工作/学习领域评估：是否工作、上学；以前是否工作过；如不再工作，为什么不做了；如在工作，疾病对工作的影响哪些。以上内容有哪些优势。

（6）家庭领域评估：是与他人一起居住，还是独居，是否有自己的住房，居住面积；患者的家庭背景、家庭结构、家庭成员之间的关系如何；家庭经济状况；有无家庭暴力或虐待；家庭目前所遇的压力问题及其来源是什么，该问题对患者及其家庭的影响有哪些，为解决该问题曾经使用过的方法，效果如何；家属对患者所患疾病的认识程度如何，该疾病对家属造成了哪些身体、心理的压力和创伤，家属对患者的理解程度，家属对患者的期望；是否得到社区医疗，可否得到来自民政、残联的关照，有无办理残疾证，是否想办，有无可用的社区康复资源。以上内容有哪些优势。

二、列出各领域的优势

康复师首先应列出患者在各领域的优势所在。

三、目前问题的评定

1.协助患者找出问题，确定问题的重点　患者的问题可能会很多，而且是相互交织在一起的，由于我们不可能同时解决患者的所有问题，因此，要与患者及家属一起讨论列出问题。这些问题是患者认知的、了解的和认同的，康复师需要以商量的语气来详述问题和协商处理问题。每一次评估后设定的问题不能太多，以不超过4个为宜。

2.排定轻重缓急和优先次序　患者很可能在一堆的问题中找不到主要的矛盾，或者患者自己认为要首先解决的主要矛盾与康复师对问题的专业判断不一致。在这种情况下，康复师与患者一起确定问题的重点很重要。这时候需要考虑患者最注意的问题是什么，最忧虑的是什么，最急需处理的问题是什么。

3.协助患者明确他（她）想要的结果　患者对自己想要的结果越确定，努力的目标就越清晰。清晰的目标是增强患者改变的动力，同时康复师也需要在此目标基础上制订工作计划。因此，要明确患者想要的结果。如不再工作，为什么不做了；如在工作，疾病对工作的影响有哪些；以上内容有哪些优势。

四、制订康复计划

制订康复计划是个体化康复一个重要步骤。康复计划不是随便制订的，康复计划要切合实际，具有可操作性。同时，要按照我们确定的目标划分成不同阶段的康复计划。每个阶段都要制订康复计划，所采用的方法是不一样的。患者的问题可用很多种不同的方法去解决，康复师在列出这些方法的时候也要考虑到患者的学习能力、思维习惯、沟通能力等，以便所用的方法可以被患者接受。康复师为患者制订的每个阶段的康复计划并不是没有时间限制的，而要根据患者的情况，确定检查时间、个体计划制订后，可以数周检查一次，同时评估效果。

与患者协商制订康复计划时的策略。第一步，问患者愿意做什么，能做什么。只有患者内心有能量、有动力时才能真正实施计划，这个权利要交给患者，从他（她）能做的事情开始设定。第二步，如果患者没有特殊的想法，康复师要启发或鼓励他（她），根据他（她）的优势特长给予一些建议，提起他（她）的兴趣，让他（她）看到自己的优势。第三步，安排一些简单的、能实现的事情给患者做，如起床、扫地、出门等，以可以量化的方法来衡量。患者做事情的过程中，要时时刻刻地注意让患者谈谈他的体会。

对于患者而言，行为记录单能够有效地帮助其实施计划。对于不能很好地执行计划的患者，首先要了解患者生活的现状及他想改变的愿望；要争取患者家属的配合，患者有改变时要给予鼓励和肯定；可以运用行为记录单，对患者的落实情况进行及时检查。

五、设定责任

在个体化康复中，患者、家属和康复师都是非常重要的角色，缺一不可。患者、家属和康复师是一个工作团队，或者说是为了达到患者回归社会的目的而组成的一个联盟。作为团队成员或者盟员，他们的出发点和目的是一致的。所以，在制订个体服务计划时，三者的参与和协商是非常必要的。

患者既是服务对象，又是团队成员，因此，单纯的"患者身份"对他们不适用。他们要按照制订的计划去做，做好了可以受到奖励和表扬，做不好要受到批评和惩罚。

六、效果评定

根据患者的情况，康复师确定检查时间；康复计划制订后，可以对计划的日期进行效果评估。

第三节　常见的康复技术

一、全病程康复技术

精神分裂症是复发性疾病，复发次数越多，恢复到原来功能的机会越少，换句话说，复发次数的增加会造成病情越来越恶化，患者回归社会的机会也就越少。因此，只有防止复发才能使再住院率降低，为患者回归社会创造条件。要达到改善精神分裂症患者的症状、降低复发率和改善社会功能的目的，需要对患者进行药物治疗，将康复和社会支持性干预有机结合。

（一）抗精神病药治疗控制症状是精神分裂症患者康复的先决条件

1.急性治疗期的康复措施　突出的精神病性症状（如幻觉、妄想、行为紊乱、思维形式障碍等）被控制以后，就应该进行技能训练，包括鼓励患者参加集体活动，提高或恢复人际交往能力等。

2.巩固治疗期的康复措施　当急性期症状缓解后，患者即进入了巩固治疗期，可以酌情给予患者独立生活技能训练，如药物治疗自我处置能力的训练，以提高患者药物治疗的依从性，为出院后的康复做准备。

3.维持治疗期的康复措施　巩固治疗期结束后才进入维持治疗期，此时疾病已处于缓解状态，治疗重点是预防新的发作，帮助患者恢复或提高社会功能，目的在于使康复者回归社会。当然，对于一部分经过急性期和巩固期治疗后仍有残留阳性症状或阴性症状者，还需要继续治疗。因此，我国卫生部门要求精神疾病防治工作以社区为基础，采用全面康复手段，积极治疗精神疾病；要求各个地区相关卫生部门建立以社区为基础的康复网络，进行精神疾病的查访，开展精神疾病知识的教育和宣传；在对精神疾病患者进行持续有效的基础管理的同时，要求积极进行个案管理，针对患者的个人情况，为患者制定具有针对性的康复治疗措施，使精神疾病患者可以在社区内得到持续有效的治疗。

（二）个案管理是精神分裂症患者康复的重要途径

20世纪70年代以后，在西方国家，经济发展停滞不前，政府财政危机，人口老龄化；伴随着人民福利需求范围的日益广泛，政府开始积极推行社区照顾政策，提倡以社区为依托，发展以各种社会组织为主体的服务体系。社区照顾的推行与发展，使个案管理（case management）在传统的社会工作方法中应运而生，并逐渐发展与完善。目前国外个案管理研究已涉及多个领域，如糖尿病、精神疾病、癌症、哮喘、体弱的老年患者、性病等。个案管理模式正是在"社区照顾"的基础上，不断发展与完善的结果。

"去机构化"是20世纪60年代早期首先在英国产生的、对照顾方式谋求改革的运动。自19世纪后半期开始，西方国家在实践过程中就发现在一些大型的福利机构中存在着大量问题。首先，在福利机构中服务质量差，人权难以保证；其次，这种福利机构限制了人们的自由，使他们与社会隔绝，缺乏正常的社会生活环境；最后，大型福利机构给政府带来了沉重的经济负担。自20世纪中期开始，去机构化运动开始在西方社会兴起。英国政府开始推行社区照顾政策，关闭了大型隔离性的残疾人安置机构，将残障人士从"机构"中解放出来；鼓励非政府组织积极参与和促进非正规服务的发展，在社区里建立了小型的、专业服务机构和以社区为基础的服务设施，以便被照顾者更好地适应社区生活。在这种情况下，社区照顾逐渐取代了大型机构在照顾服务体系中的主导地位，并以其"人性化"的服务理念、积极鼓励参与意识、使资源得到更好的利用等优点得到逐步推行。

1. 个案管理的目标　Intagliata根据个案管理的特性及功能，说明个案管理具有以下三个目标。

（1）提供全面而完整的连续性服务：个案管理有强化社区照顾的功能和作用，它提倡的是以社区为基础的长期照顾，要求的是一个有多种服务项目的、能够进行持续照顾的服务体系，其目的在于通过整合、协调社会服务资源，确保有一个整体性的服务方案，对高危人群提供专业化、持续性和个别化的照顾。个案管理员应该根据案主的个体化需求，提供全面、系统性的服务。同时，由专门的管理员进行跟进，根据案主不同时期的实际需要，提供相互关联而完整的服务，从而保证整个服务环节的连续性。

（2）协助案主获得案主所需要的服务：个案管理是一种对多重服务进行协调、整合的过程，服务的对象一般是有复合需求的案主——他们的问题较为复杂；个案管理的目标就是由个案管理员协助服务对象获得其所需要的服务，即协助将多重服务资源通过服务体系输送给案主，增强案主获得和使用资源的能力。所以，个案管理员应该协助服务对象获得其所需要的服务。

（3）提供监督服务，以提升服务输送的成本效益：个案管理不单要协助案主获取连续性的、可及的服务，还要随时对服务过程进行评估，以确保服务的成效与成本效益，并通过提供持续性的服务，确保对案主的服务质量。

2. 个案管理的基本流程

（1）初步接触，建立关系：在个案管理工作中，与案主的初次接触，便是提供帮助的起点。在此阶段，与案主建立良好的关系非常重要。个案管理员应向案主表明，自己在个案管理中承担的是服务提供者、整合者、倡导者和记录者的角色，并应用个案管理的基本沟通技巧澄清案主的问题之所在，介绍个案管理的基本步骤，让案主对整个服务过程有一个认识。随后，个案管理员询问患者及家属是否接受个案管理服务。这个使患者成为案主的过程也称为"接案"。在"接案"之初，个案管理员最好能对案主的资料（如病历）有所了解。在此需要注意的是，在接案之初，应该尽量避免涉及隐私性的话题。关于接案过程中的沟通技巧方面与建立关系的内容，将在后边的章节中详细描述。

（2）资料收集和问题评估：通过访谈、阅读病历、填写问卷等方法，收集案主的相关信息。资料收集主要包含"八大领域"：精神状况、躯体状况、日常生活、社会交往、工作/学习、经济、居住、家庭。在对案主的整体情况有了大致了解之后，个案管理员根据案主需要解决问题的轻重缓急，与案主协商，列出优先等级顺序，方便制订计划，提供帮助。这个环节主要解决三个问题：①服务对象目前存在的问题是什么？②解决这些问题需要哪些资源？③服务对象使用这些资源的困难或者障碍是什么？

（3）制订工作计划：上述三个问题的答案明确之后，个案管理员根据案主提供的优先等级顺序，确认服务目标，从而提出一个具体、现实、可评估、与资源匹配、共同制订的服务计划。在制订计划过程中，有几点需要注意。首先，这里特别强调案主参与制订计划的重要性。计划指向服务过程，通过与案主协商共同制订服务计划，从而对个案管理结束之前想要达到的目标达成共识。其次，制订计划中的灵活性非常重要。案主的状况在随时变化，他（她）的需求也在随时发生改变。在制订计划过程中应该重新回顾资料，再次对问题进行审视，确立目标。最后，在制订计划过程中应当把握案主的整体情况，审视全局。对案主所能获取的资源进行评估，避免制订不切实际的服务计划。总之，制订计划是明确目的、订立目标、决定干预措施的动态过程。

（4）执行计划：当案主与个案管理员就预期目标达成一致之后，便开始付诸行动。执行计划的过程是个案管理中最重要的环节，实质就是协调运用多学科团队的资源来帮助案主解决问题的过程。在计划执行过程中，个案管理员帮助案主通过有效途径获取所需要的外部资源，积极调动案主的内部资源，形成服务网络。同时，在计划执行过程中，个案管理员需要随时监测服务的成效与效率，保证资源有效利用。

（5）结案与评估：在计划执行过程中，个案管理员需要对案主的基本情况做动态的评估。个案管理员在确保案主的主要问题得到解决、能够有效实现自我管理之后，便可以采取渐进式的方法结束个案。结案前个案管理员应与案主讨论，对其当前的自身状态进行评估，使其有心理准备，并许诺必要时可重新开案协助，而不能给案主一种"被弃"的感觉。

附：精神障碍社区康复服务工作规范

社区康复（community-based rehabilitation，CBR）是指通过多种方法使有需求的人在社区生活中获得平等服务的机会。社区康复服务是精神障碍患者恢复生活自理能力和社会适应能力，最终回归社会的重要途径，是多学科、多专业融合发展的社会服务。

为充分发挥各级民政、卫生健康和残联等部门和单位，精神障碍社区康复机构，基层医疗卫生机构，精神卫生专业机构和社会组织在精神障碍社区康复服务工作中的作用，明确各自职责、任务和工作流程，提高康复服务效果，根据《中华人民共和国精神卫生法》《全国精神卫生工作规划（2015—2020年）》、民政部等四部门联合印发的《关于加快精神障碍社区康复服务发展的意见》的相关要求，制定本工作规范。

1.部门协调机制、职责

1.1 工作协调机制

县级以上民政部门要主动配合当地人民政府建立康复工作领导小组或部门协调工作机制，将精神障碍社区康复服务工作纳入康复服务体系，每年至少召开2次例会，研究制定辖区精神障碍社区康复政策和相关制度，统筹协调解决资源整合、机构运行、保障等问题，建立精神障碍社区康复机构、基层医疗卫生机构、精神卫生专业机构、社会组织和家庭相互支持的精神康复服务模式，完善医院康复和社区康复相衔接的服务机制。乡镇（街道）的综合管理小组、社区关爱帮扶小组成员之间要加强协作，全面了解辖区内登记在册患者及其家庭的基本情况，解决患者社区康复和生活中的难题，促进社区康复服务与精神卫生专业机构康复服务、社区卫生服务的有效衔接。

1.2部门和单位职责

1.2.1民政部门

各级民政部门要会同有关部门制定辖区精神障碍社区康复服务工作规划和工作方案并组织

实施，加强与当地财政等部门的沟通与协调，保障必要的工作经费，各级福彩公益金项目适度向精神障碍社区康复工作方面予以倾斜。加强精神障碍社区康复设施和队伍建设，成立精神康复专家组，负责技术指导和培训等。统筹辖区内康复资源，组织开展辖区精神障碍社区康复工作培训、督导及考核等。各级民政部门主动协调卫生健康部门组织精神卫生专业机构、基层医疗卫生机构，为社区康复提供技术指导，与社区康复机构建立快速转介机制。积极探索支持、引导、培育社会组织参与社区康复的政策措施，引导高校、社会组织、党团组织等开展志愿服务。

1.2.2 卫生健康部门

各级卫生健康行政部门要配合民政部门制定辖区精神障碍社区康复服务工作规划和工作方案，协调精神卫生专业机构对社区康复服务给予技术指导，将院内康复延伸到基层，康复理念和技术下沉到社区。建立定点指导或对口帮扶等机制，提高精神障碍社区康复机构服务水平。

1.2.3 残联

反映残疾人诉求，协助政府部门制定精神障碍社区康复服务工作规划和工作方案并组织实施。维护残疾人康复权益，根据政府委托，履行康复机构及其服务质量的监督责任。推动完善社区康复服务设施，采取多种形式，为广大残疾人提供基本康复服务。开展精神残疾预防和康复知识宣传。

2. 服务对象

本规范的服务对象为有康复需求的居家精神障碍患者。

依据《中华人民共和国精神卫生法》，精神障碍是指由各种原因引起的感知、情感和思维等精神活动的紊乱或者异常，导致患者明显的心理痛苦或者社会适应等功能损害。

3. 服务机构

3.1 精神障碍社区康复机构定义

精神障碍社区康复机构是指能够为精神障碍患者提供社区康复服务的机构，可设在社会福利机构、残疾人康复中心、残疾人托养机构、基层医疗卫生机构、城乡社区服务机构等，鼓励有条件的地区独立建设精神障碍社区康复机构。

3.2 精神障碍社区康复机构类型

根据社区康复机构主要提供的服务内容，可分为农疗站、工疗站、日间活动中心、住宿机构、精神康复综合服务中心、康复会所等。

3.3 服务机构基本服务设施和条件

各服务机构应具备必要的精神障碍康复设施和条件，设置康复活动区、阅读室、职业康复区、心理咨询室、户外活动区、日间休息室等，根据开展的康复活动可设置各类专项活动区域，例如舞蹈室、音乐室等；配备必要居家生活、娱乐、康复活动所需设施，如多媒体、电视、棋牌等。

3.4 服务机构职责

3.4.1 精神障碍社区康复机构

精神障碍社区康复机构应当依照法律法规政策和章程健全内部管理制度，为需要康复的精神障碍患者提供场所和条件，对患者进行生活自理能力和社会适应能力等方面的康复训练；与精神卫生专业机构建立康复转介机制、与就业服务机构建立就业转介机制；开展家庭照护者居家康复、照护技能培训，定期组织家庭照护者学习交流，为家庭提供照护咨询、政策咨询、情感支持、照护者喘息等专业服务；开展大众精神卫生健康教育和宣传活动。

3.4.2 精神卫生专业机构

精神卫生专业机构要不断提升康复理念、学习康复技术，引进专业康复人才，应当为在家居住的严重精神障碍患者提供精神科基本药物维持治疗的用药指导，对社区康复机构给予技术指导。对就诊患者的疾病风险和严重程度进行评估，并与基层医疗卫生机构形成患者病情双向反馈机制。要通过定点指导或对口帮扶等方式，协助精神障碍社区康复机构提高服务水平。

3.4.3 基层医疗卫生机构

基层医疗卫生机构应当对辖区内常住居民中诊断明确、在家居住的严重精神障碍患者建立健康档案，对其进行患者信息管理，随访评估，分类干预和健康体检。与精神障碍社区康复机构建立康复转介机制。

3.4.4 社会组织

社会组织应依法登记，建立和完善内部管理制度，积极参与精神障碍社区康复服务，承接政府购买服务项目，提升自身能力建设，引进康复技术和人才，提高服务质量，满足患者康复需求。

3.4.5 就业服务机构

政府资助或享受税收优惠政策的残疾人辅助性就业单位、集中使用残疾人用人单位要积极安排病情稳定、有就业意愿且具备就业能力的精神障碍患者。

4. 服务人员与培训

4.1 服务人员

提供社区康复服务人员主要包括社会工作者、康复治疗师、心理咨询师、精神科医生、护士、志愿者等，由其组成团队对精神障碍患者提供社区康复服务。具备条件的地区，可建立个案管理团队，与患者及家属共同制订个体康复计划，针对患者情况进行精准康复。省级层面和有条件的地市级层面，应建立精神障碍社区康复服务专家指导组。

4.2 开展培训

4.2.1 培训对象和目的

对各级政府和相关部门的行政管理人员、各类康复机构的服务人员开展多层次培训，使其了解开展精神康复工作的相关政策、知识和技术。

4.2.2 培训内容

精神障碍患者社区康复相关的法律法规和管理规定。包括《中华人民共和国精神卫生法》《健康中国行动（2019—2030年）》、民政部等四部门联合印发的《关于加快精神障碍社区康复服务发展的意见》《严重精神障碍管理治疗工作规范（2018年版）》《精神障碍诊疗规范（2020年版）》《残疾人社区康复工作标准》，以及地方出台的关于精神卫生工作的政策法规、工作规划、管理规定等文件。要在培训中特别注重与社区康复精神障碍患者实际生活相关的政策与办理途径。

精神障碍社区康复的基本知识和技术。包括社区康复的本土经验与模式，以及基本的精神康复技术、家属支持技术、心理咨询技术等。

精神障碍和大众心理健康的基本知识。包括精神障碍的种类、表现，精神障碍与心理问题的区别，患者症状识别，药物不良反应识别及处理，复发先兆识别，风险评估与自我保护技术，应急处置，以及大众心理健康和精神障碍预防等。

4.2.3 培训要求

省、地市级民政部门要建立培训制度，制订培训计划，评估培训效果，储备和组建培训师资队伍。依托现有资源，在省级层面和有条件的地市级层面，设立精神障碍社区康复服务培训基地，大力开展精神障碍社区康复服务培训。省、地市、区县级民政部门均应组织开展培训，省、地市、县、乡级工作人员每年至少应接受1次培训。新上岗的社区康复机构工作人员，在上岗前应接受相关业务的培训或具备相应的工作技能。鼓励有条件的地区将精神康复相关培训内容纳入继续教育项目。制定短期、中期、长期的培训计划和结对指导计划，培训内容可根据当地情况及需求进行调整，培训内容要注重实用性。

5. 服务内容

社区康复服务内容主要包括服药训练、预防复发训练、躯体管理训练、生活技能训练、社交能力训练、职业康复训练、心理康复、同伴支持、家庭支持等，患者接受训练前均需由专业人员进行评估，确保患者适合该项康复服务。开展康复训练前进行环境安全评估，至少配备2名工作人员为宜。训练中坚持正性强化、优势视角原则，激发精神障碍患者康复训练动机。

5.1 服药训练

5.1.1 目的

教育患者正确认识疾病，帮助患者了解药物治疗相关知识，学会药物自我管理，养成遵医嘱独立服药习惯。

5.1.2 训练内容

（1）理论学习

以小组或个别辅导的方式进行，通过授课、情景模拟、角色扮演等多种形式使患者了解药物治疗的重要性、全病程治疗的理念、常见药物不良反应及其应对、预防复发的技巧和向医师求助的方法。

（2）行为训练

按照患者自主服药程度的不同，将训练分为五级。

第一级：药物由工作人员管理，工作人员摆好药物后让患者服药。每次服药时教授患者药物的名称、剂量、形状，使患者认识药物，知道每次服药剂量。

第二级：药物由工作人员管理，工作人员摆好药物后，患者按指定的时间在工作人员面前服药，使患者养成按时服药的习惯。

第三级：药物由工作人员管理，患者在工作人员帮助下自己摆药，并按指定的时间在工作人员面前服药，使患者学会药物的自我管理。

第四级：药物存放在工作人员指定的个人药柜内，患者定时取药，无须在工作人员面前服药，使患者学会自主服药。

第五级：药物由患者自行保管在所属储物柜内，自行定时服药，无须工作人员督促，使患者养成药物自我管理的习惯。

每级训练时间约为2周，达到目的后可进行下一级训练，如服药过程或精神状态出现问题，降回上一级重新训练。

5.2 预防复发训练

5.2.1 目的

帮助患者和家属掌握复发先兆表现及应对和寻求帮助的方法。

5.2.2 训练内容

组织医护人员和社区精神卫生防治人员（简称精防人员）通过专题讲座、一对一指导等形式开展。包括学习认识精神疾病、常见精神症状、药物治疗的好处及常见副作用、复发的因素、复发的先兆表现、预防和应对复发的措施等。

5.3 躯体管理训练

5.3.1 目的

采取针对性措施，增强患者体质、缓解药物副作用，提高患者躯体健康水平。

5.3.2 训练内容

可以组织患者进行慢跑、快走、打太极拳、跳绳、篮球、羽毛球、乒乓球等有氧运动，集体运动时鼓励协作，通过趣味性吸引患者积极参与。运动强度适宜，保证运动时间，培养患者养成自觉运动习惯。

5.4 生活技能训练

5.4.1 目的

使患者恢复原有的生活技能，适应家庭与社会环境，提高患者独立生活能力。

5.4.2 训练内容

采用场景模拟与日常实践相结合的方式进行，家属应当积极参与和督促患者实施。训练内容主要包括个人生活技能训练和家庭生活技能训练。个人生活技能训练内容为：洗脸、刷牙、漱口、饭前便后洗手、不随地吐痰等个人卫生训练，洗衣服、整理内务、做饭等简单的家务劳动训练，规律上床和起床时间等作息训练，见面打招呼等基本礼仪，求助能力，财务管理，互联网及智能手机使用，乘公车地铁等交通工具。家庭生活技能训练，主要围绕履行相应的家庭职责和义务来开展，如与家人一起吃饭、聊天、看电视，参与家庭事情的讨论，关心和支持家人等。

5.5 社交技能训练

5.5.1 目的

提高患者主动与人交往及参加社会活动的能力。

5.5.2 训练内容

（1）理论学习

社交训练课程旨在训练基本社交技能（如倾听、表达积极的感受、提要求、表达不愉快的感受）和会谈技能（如发起并维持谈话）、有主见的技能（如拒绝要求、抱怨）、处理矛盾的技能（如妥协和协商、不同意他人的观点而不争吵）、交友约会的技能（如邀请）、职业技能（如面试）和维护健康的技能（如如何看门诊）等六方面的常用技能。课程的具体持续时间可以根据实际情况而定。

（2）模拟训练

可通过角色扮演等方式进行，模拟社交活动、工作面试、与邻居同事产生矛盾等场景。工作人员介绍训练背景，可以先演示再让患者扮演，其他患者观察模拟过程中运用了哪些技能，工作人员注重引导和给予肯定的反馈。

5.6 职业康复训练

5.6.1 目的

提高患者学习和劳动能力，促使患者重返工作岗位或找到合适的职业，参加社会生产活动。

5.6.2 训练内容

（1）工作基本技能训练

可以由工作人员带领，以小组形式学习、训练。具体内容包括：准时上班；个人卫生及职业着装；正确利用工作休息时间；正确接受工作中的表扬与批评；听从具体的指令；完成工作的责任感；帮助同事及求助于同事的能力；遵守工作中的规则、纪律等。

（2）职业康复训练

第一步是庇护性就业，在庇护工厂、工疗车间等机构中从事低压力、非竞争性的工作，或在适宜的农疗地区开展果蔬种植、园林维护、家禽养殖等活动，从而学习工作和劳动技能。

第二步是过渡性就业，由社区或康复机构与企业签订协议，受训的患者可以轮流上岗，根据患者工作量支付报酬。

第三步是辅助性就业，患者在康复机构的安排下以正常雇员的身份工作并获得相应薪水，但需要精神卫生专业或具备相应职业能力的服务人员进行评估、协调和支持。

第四步是独立就业，患者同正常人一样从事竞争性的工作岗位。

5.7 心理治疗和康复

5.7.1 目的

与患者建立平等协作关系，予以感情上的支持，帮助患者消除来自自身或者外界的各种消极因素，使患者处于积极的情绪状态，修复精神功能，适应生活环境和社会环境，最终回归社会。实施心理治疗和康复措施应该贯穿于与病人接触的每一个环节，可以采用支持性心理治疗、认知治疗、行为治疗等方法。

5.7.2 训练内容

心理治疗和康复程序的核心是要确定目标，通过了解与分析，从患者的大量心理需求中选择最主要的、最关键的需求作为要解决的问题，然后确定最佳干预手段。其程序如下。

（1）评估

一般通过观察、晤谈、测验、调查等手段，收集有关患者各种需求的信息，关注患者的某些需求得不到满足时的情绪变化。

（2）心理治疗和康复需求分析

不同患者在不同时期有各种各样的不同需求，在深入的交往中对这些需求进行归纳分析，了解内在原因。

（3）提出问题的解决方法

根据了解和分析的结果，以主次问题先后排序，明确心理治疗和康复目标，制订计划，设计如何解决问题的心理干预手段。

（4）心理治疗和康复的实施

贯彻执行计划中的各种方案和心理干预措施，记录治疗和康复过程，作为下阶段的依据。

（5）心理治疗和康复的效果评价

对照分析患者对心理治疗和康复的反映，评估心理治疗和康复的目标是否实现，如果没有实现，要分析原因。根据评价提出下阶段的新要求。

5.8 同伴支持

5.8.1 目的

通过组建由专业技术人员指导的互助自助小组，让患者共同进行情感交流、信息分享、支持反馈、功能锻炼等，进而提高患者的康复信心，进一步稳定病情，改善社交技能，提高服药依从性。

5.8.2 训练内容

（1）确定同伴支持者（康复较好的精神障碍患者）

同伴支持者可以自己推荐，也可由专业人员筛选推荐，之后由精神卫生专业人员评估确定。同伴支持者需要有较好的表达沟通能力，对疾病有一定的认识，有责任心、同情心等。

（2）前期培训

同伴支持者在提供服务前，需对其进行精神疾病知识、组织沟通能力和服务要求等方面的培训。

（3）提供服务

同伴支持者可自行组织活动，服务时限可长可短，服务地点可在社区、医院或其他适合开展训练的场所。服务内容通常包括情感支持、疾病健康教育和自我管理、社交和生活技能交流等。在提供服务过程中，需要有社区医生、社会工作者、心理咨询师、精神科医生和护士等专业人员进行定期督导和强化培训。

5.9 家庭支持

5.9.1目的

减轻患者家属的压力和负担，帮助家属学会照顾患者以及处理困难的方法技巧。

5.9.2训练内容

通过健康讲座、交流互动、联谊会等方式开展，分享照顾患者的经验和技巧，提高家属对复发征兆、药物副作用、自杀伤人先兆等现象的观察能力和处理方法，同时，让家属学会掌握一些情绪自我调整、自我减压的方法。

6.服务流程

6.1转入

患者可由精神卫生专业机构、基层医疗卫生机构的医生、护士、康复治疗师等评估后，填写"社区精神康复服务转介单"，转介到社区康复机构。居家患者也可自行前往社区康复机构申请加入，并提供诊断治疗等材料。

6.2登记建档

对参加康复服务的患者，社区康复机构应及时登记建档，主动告知患者和监护人社区康复服务内容、权益和义务等，患者同意参加，填写"基本情况登记表"，并签订社区康复服务协议，明确责任、权利等事宜，维护双方合法权益。

6.3功能评估与服务提供

6.3.1基线评估

对刚进入康复机构参加活动的患者，服务团队与其及监护人进行面谈，详细了解患者当前的精神和身体健康状况、家庭结构、居住环境、成长过程、兴趣爱好等情况，收集资料并填写心理社交功能评估表、精神状况综合评估表。

在1个月内，根据评估结果制订个性化康复计划，并开始提供针对性康复服务。

6.3.2过程评估

每3个月，服务团队对患者进行阶段性评估，回顾总结前阶段康复情况。填写心理社交功能评估表、精神状况综合评估表、社会适应能力评估表、社会功能缺陷筛选量表（SDSS）。集中在3个工作日内完成评估。

根据评估情况，对康复训练效果达到预期目标的患者提出新的康复目标，制订新的康复措施和计划；对康复训练效果不理想者，修正原康复计划、调整康复目标和康复措施。

6.4转出

康复良好的患者可离开社区康复机构，回归社会。患者康复需求如发生变化，可转介至其他相应康复机构，原康复机构应将患者相关档案复印后交给患者带至新康复机构。

6.5特殊情况及处置

如发现患者病情变化，工作人员与监护人随时沟通信息，必要时转介至精神卫生专业机构治疗。患者康复活动中突发紧急情况，工作人员要通知家属并做好急救及转诊工作。患者缺席康复活动时，工作人员要及时了解情况，以便采取相应措施。

7.调研与评估

各级民政部门要建立精神障碍社区康复服务工作调研和评估制度，制订年度调研计划和方案，每年会同卫生健康、残联等有关部门和单位开展1次联合调研。调研要坚持问题导向，查找工作中存在的问题、困难和薄弱环节，以及工作中形成的可复制、可推广经验，不流于形式，不走过场，发现问题及时提出改进建议，被调研单位在规定时间内反馈改进情况。

7.1调研

7.1.1调研形式

（1）汇报座谈：听取相关部门的工作汇报，了解被调研地区工作情况及存在问题，研究解决困难和问题。

（2）查阅资料：包括查阅各种管理或技术的指导性文件、会议材料、工作记录、管理文档等资料；核实相关数据和填报内容；检查实际工作程序及操作过程。

（3）现场检查：抽取社区康复机构进行现场检查，实地了解精神障碍患者康复服务情况及存在问题。

（4）人员访谈：与患者、家属、康复机构工作人员等进行访谈，听取对社区康复服务的建议与意见。

7.1.2 调研报告

调研组通过集体讨论，分析总结该地区的成绩和亮点，分析存在的主要问题及原因，提出解决建议；通过召开反馈交流会口头反馈调研的主要结果，提出改进意见和建议，与被调研单位就相关工作意见进行交流。

调研组在调研结束后15个工作日内向组织实施调研的单位提交调研报告，实事求是反映调研情况，包括基本情况、工作进展与特色做法、存在问题及下一步建议等。

7.1.3 调研频次

民政部每年选取部分省份进行重点调研。省级民政部门每年对所辖地区进行精神障碍社区康复服务专项调研，2年覆盖所有市（地、州、盟）。市（地、州、盟）民政部门每年对已开展精神障碍社区康复服务的县（市、区、旗）进行1次精神障碍社区康复服务专项调研。县（市、区、旗）民政部门每年对所辖各乡镇（街道）进行1次调研。

7.2 评估

各级民政部门应定期对辖区精神障碍社区康复服务工作进行评估，包括服务覆盖面、服务规范性、服务效果等，可委托第三方开展相关评估。

相关链接：

1.民政部　国家卫生健康委 中国残联关于印发《精神障碍社区康复服务工作规范》的通知. http://www.mca.gov.cn/article/xw/tzgg/202101/20210100031781.shtml

2.民政部、国家卫生健康委、中国残联三部门和单位联合发布精神障碍社区康复服务工作规范. http://www.mca.gov.cn/article/xw/mzyw/202101/20210100031779.shtml

二、药物自我管理技术

在精神分裂症的治疗过程中，患者需要经历长期的药物维持治疗阶段。但是长期服药，即使对于正常人来说，也是一件困难的事情；精神分裂症患者常常由于疾病的自知力受损和药物副作用等因素而拒绝服用药物。本节将讨论如何激活患者服药的主动性，帮助患者进行药物自我管理。

（一）药物自我管理技术策略

1.帮助患者分析药物治疗的利弊　使患者认识到自己患有精神疾病并需要长期服药，结合康复目标，探索药物治疗对实现患者目标的作用，选择合理的治疗方案。

2.修正关于服药的错误认识　帮助患者了解药物起效的机制及常见副作用的处理，以获得对药物良好的掌控感；认识不同阶段用药的目的，以强化患者服药的动机，建立合理的服药习惯。

（二）精神科药物的知识

由于对精神科药物知识的匮乏，很多患者及家属并不清楚药物的作用，对于急性期、巩固期和维持期的服药存在误解。此外，自知力的缺乏也是影响治疗依从性的重要因素，导致足量、足疗程的治疗过程无法得到保障，最终的结局往往是疾病的状况控制欠佳，疾病反复发作，患者的社会功能逐年下降。

精神科药物（包括抗精神病药物、心境稳定剂、抗抑郁药、抗焦虑药）的药理学机制是作用于中枢神经系统的神经递质而起到改善精神症状的作用。神经递质是神经信号传递中充当"信使"的特定化学物质。不同的精神药物所作用的靶点是不同的，包括多巴胺、5-羟色胺、谷氨酸、去甲肾上腺素等受体，也有些药物是同时作用于多受体的；另外，不同精神药物的作用位置也是有差别的，如突触前膜或突触后膜。护士在对药物作用解释时，未必需要这么详细地呈现其药理机制，但展现这一部分的教育不仅可以增进患者对药物的理解，还可以提升患者对疾病的掌控感。我们常用的做法是介绍药物对神经递质的协调作用以起到神经传导的再平衡，最终控制精神症状。

1.抗精神病药物　精神分裂症治疗过程：目前的抗精神病药物尚不能彻底根治精神分裂症，同时结合疾病反复发作的特点，对于精神分裂症需要进行长期的维持治疗以减少复发的风险。临床上，精神分裂症的治疗过程通常被划分为三个阶段，即急性期治疗、巩固期治疗和维持期治疗。根据自然病程呈现的特点，每个阶段的治疗目标各有侧重。急性期治疗精神病性症状突出，尽快缓解主要症状，争取最佳预后。巩固期治疗急性期的精神病性症状缓解，以及防止复燃或波动，巩固疗效；控制预性发作尚未完全结束，还可能防止发生精神分裂症后抑郁；促进社会功能症状的复燃（复燃是指症状的波动，而能恢复；预防和控制长期用药的不是复发；复发是指急性期结束后，副作用再次出现症状）。维持期治疗症状基本缓解但存在高复发率，需预防和延缓复发，改善社会功能。有些时候区分治疗期可能是有困难的。例如，患者的幻听、妄想症状缓解了，但是仍有持续的情感症状，那么巩固期治疗的目的就不仅要巩固疗效，防止复燃，还要继续控制持续存在的症状；同理，维持期治疗可能也需要持续控制阳性或阴性症状。此外，我们还可以通过治疗的不同阶段来了解药物副作用的处理。

对于药物的治疗阶段，大多数患者还会关注到治疗时间的问题。临床上，治疗时长明显存在着个体差异。急性期通常需要6～8周，巩固期疗程至少6个月，而维持期的时间长短要依据患者个体的疾病特点及发作次数决定，一般认为不少于2～5年，对5年内有2次以上（包括2次）发作者应长期维持治疗（参照《中国精神分裂症防治指南》第二版）。

患者对治疗时间的担忧：长期服药会让我的身体变得糟糕；服药会不断在提醒我是个患者；我跟别人不一样；别人会认为我是个怪物，并疏远我；我已经好了，我不再需要服药了；这会让我承受太大的经济压力；我永远也好不起来；我一辈子都毁了；没有人愿意和精神患者交往；别人会看不起我；恋爱或婚姻的失败。

2.心境稳定剂　心境稳定剂（又称情感稳定剂）帮助治疗极端情绪变化（波动从最高的躁狂情绪，到最低的抑郁情绪）的问题。在躁狂时，患者可能会出现明显异常的情绪高涨，或者易激惹；自尊心膨胀或夸大；睡眠的需求减少；比平时更健谈或者有持续讲话的压力感；意念飘忽或主观感受到思维奔逸；注意力太容易被不重要或无关的外界刺激转移；有目标的活动增多（工作或上学时的社交或性活动）或精神运动性激越（如坐立不安，无目的的性活动增多，对外界刺激过度反应）；过度地参与那些可能产生痛苦结果的活动（如无节制的购物、轻率的性行为、盲目的商业投资等）。在抑郁时，患者可能会出现情绪低落，所有或几乎所有的活动兴趣或愉悦感明显减少，在没有节食的情况下体重明显减轻，或体重增加（在1个月内体重变化超过原体重的5%）；失眠或睡眠过多；精神运动性激越或迟滞（坐立不安或变得迟钝）；疲劳或精力不足；过分地自责、内疚；认知能力下降（思考能力下降、注意力不集中、难以做决定）；反复出现死亡的念头或自杀企图。常见的情感稳定剂包括碳酸锂、丙戊酸钠和丙戊酸镁、拉莫三嗪、奥卡西平、卡马西平等。

在心境稳定剂的自我管理中，患者需要了解的重点内容如下。

（1）心境稳定剂，特别是丙戊酸盐和卡马西平存在致畸性是已经可以明确的结论，使用这些药物的孕妇，其子女发生严重先天畸形的风险是普通人群的2～3倍，其中以先天性心脏缺损和面裂最常见。中孕期和晚孕期使用，可能增加早产风险，导致新生儿并发症，甚至导致产后长期的神经行为后果（如发育迟缓、智能低下）。因药物能够通过乳汁分泌，使用情感稳定剂时不建议哺乳。

（2）心境稳定剂可能会导致肝功能损害，尤其是两岁以下的儿童和本身存在肝脏问题的人群。

（3）当出现肝脏或胰腺问题的迹象时，如食欲缺乏、上腹部疼痛、持续的恶心或呕吐、全身水肿、黄疸（皮肤或巩膜黄染），应立即复诊。

3.抗抑郁药　抗抑郁药可以治疗抑郁症状，如情绪低落、兴趣缺乏、食欲问题、睡眠问题和注意力不集中等。常见的抗抑郁药有氟西汀、帕罗西汀、舍曲林、氟伏沙明、艾司西酞普兰、文拉法辛、度洛西汀、米氮平、曲唑酮等。

抗抑郁药的自我管理中，患者需要了解的重点内容如下。

（1）抗抑郁药没有成瘾性。但需要注意，突然停药或减药可能会出现撤药综合征（停药反应）。撤药综合征是指不具有依赖性的药物停止或减少服用后出现的症状。停药反应通常表现为流感样症状、精神症状及神经系统症状等，轻者表现为躯体症状和胃肠道症状，重者伴有较为明显的运动障碍及精神症状。躯体症状为全身不适、头痛、头晕、肌痛、疲乏、无力；胃肠道症状为恶心呕吐、厌食、腹痛、腹泻等。运动障碍主要表现为运动迟缓、齿轮样强直、静坐不能等锥体外系反应。精神症状常为失眠、多梦、焦虑、烦躁和惊恐发作等。停药反应通常发生在5天内，但并不等同于戒断症状，戒断症状意味着成瘾，而停药症状并非如此。

（2）漏服药可能也会出现停药反应。

（3）抗抑郁药起效通常需要1～2周。

4.抗焦虑药　焦虑是一种内心紧张不安，预感到似乎将要发生某种不利情况而又难以应付的不愉快情绪体验，其表现可以是心理上或躯体上的焦虑，或两者都有。当症状损害了患者的正常功能时，如学习、上班或社交的能力，那么就需要进行干预。焦虑障碍是人群中最常见的精神障碍之一，可以独立发生，也可以继发于其他的问题。精神分裂症患者常伴发焦虑症状。抗焦虑药是一种主要用于缓解焦虑、紧张和恐惧情绪，兼有镇静、催眠、抗惊厥作用的药物。常用的为苯二氮䓬类药物和阿扎哌隆类药物，苯二氮䓬类药物包括劳拉西泮、氯硝西泮、奥沙西泮、地西泮及阿普唑仑、艾司唑仑等，阿扎哌隆类药物包括丁螺环酮和坦度螺酮等。另外，还有抗焦虑作用的药物如抗抑郁药物及受体阻滞剂等。临床使用最多且疗效较确切的是苯二氮䓬类药物，虽然这些药物能够快速缓解焦虑症状，但有别于其他的精神科药物，长期使用苯二氮䓬类药物可能会造成依赖。因此，临床使用的原则是最低有效剂量以及持续最短的时间。只有极少数的焦虑患者，可以从长期的苯二氮䓬类药物使用中获益。

在抗焦虑药的自我管理中，患者需要了解的重点内容如下。

（1）长期使用苯二氮䓬类药物会导致成瘾，主要表现为药物耐受性增加（剂量越用越大）、戒断症状和心理依赖。

（2）苯二氮䓬类药物必须在医师的指导下使用，切勿自行调整。

精神药物自我管理的要点如下。

（1）除了苯二氮䓬类药物，绝大部分的精神药物没有成瘾性，因此不会出现戒断反应，但是停药或减药可能会导致停药反应。

（2）精神药物的起效具有延迟效应，通常需要1～2周。部分精神药物有明确的致畸作用，如心境稳定剂，因此不管服用什么药物，有妊娠计划时应该咨询医师。患者出现严重的药物副作用或无法判断的情况下应及时复诊。

（三）识别和处置药物副作用

精神分裂症患者的治疗依从性对疗效有重要影响，药物的依从性与一系列因素有关，药物副作用是其中很重要的因素。因此，提高患者对药物的认识以及对常见问题的处置能力，对于促进患者康复和回归社会具有十分重要的意义。

1.识别副作用　掌握合理的服药方法，并有效地服用药物，实现药物获益的最大化。

药物副作用是所有疾病治疗中常见的问题，并非只在精神分裂症等精神疾病的治疗中才出现。学习识别和处理药物副作用，目的是让患者能够识别药物的副作用以及明白如何处置（表2-1）。了解药物副作用之后，治疗师可以协助患者记录曾经或者目前出现的药物副作用，并将它整合记录到下面的表格中（表2-2）。

表2-1　抗精神病药物的常见副作用

药物副作用类型	具体表现
锥体外系副作用	急性肌张力障碍：局部肌群持续性强直性收缩，呈现不自主的表现如眼上翻、斜颈、面部扭曲等
	类帕金森综合征：面容呆板、动作迟缓、肌肉震颤、流涎等
	迟发性运动障碍：口－舌－颊三联征，如吸吮、舔舌、咀嚼等
	静坐不能
代谢综合征	体重增加；糖脂代谢异常
内分泌系统紊乱	月经紊乱：经期延迟、经期缩短、闭经等

药物副作用类型	具体表现
心血管系统副作用	性功能障碍：性欲障碍、射精障碍、阴茎勃起障碍 直立性低血压（由于体位的改变，如从平卧位突然转为直立位时出现的血压降低，常导致脑供血不足）、心动过速或心动过缓、心电图改变
镇静作用	嗜睡
抗胆碱能副作用	口干、视物模糊、便秘
其他副作用	皮疹、流涎、肝功能损害

表2-2　患者服药后副作用记录表

药物类型	剂量	服用时间	作用（积极）	药物副作用	服药后的感受
抗精神病药：					
心境稳定剂：					
抗抑郁药：					
抗焦虑药：					
其他药物：					

2.处理药物副作用　治疗师向患者介绍药物副作用的要点是：药物可能有副作用，副作用发生的情况因人而异，有可能发生，也有可能不发生。发生副作用时不必惊慌，及时向医师反映。绝大多数副作用是可以预测的，可以治疗的（表2-3）。

表2-3　患者自行减轻药物副作用的措施

症状	处理
对阳光或强光过敏	戴太阳镜和遮阳帽，避免长时间暴晒；涂防晒油或穿长袖衣服
视物模糊	佩戴眼镜
口干或口唇干燥	饮少量水，或咀嚼无糖口香糖
偶尔的胃部不适	喝少量的苏打水
便秘	多吃高纤维的食物，如谷类、薯类、豆类；多吃水果和绿叶蔬菜
偶尔的头晕	体位改变时，动作要慢，避免过快地起床、起立
疲倦	简单的户外活动；白天简短的休息；请教医师是否可以调整服药时间，如只在晚上服药
皮肤干燥	使用润肤露、柔和的洗发水和沐浴露
轻度不安，肌肉僵硬或动作迟缓	简单的运动，如散步、肌肉拉伸、瑜伽等
体重增加	运动、控制食量、调节饮食结构等

临床中，不同治疗阶段出现的药物副作用在处理上是有差别的。急性期时，重点关注的是锥体外系不良反应；而维持期治疗，重点需要关注的是代谢内分泌的改变。要特别指出的是，急性期阶段，药物治疗的主要目的是控制精神症状，如果此时是比较轻微的副作用，对日常生活并不产生影响，医师会权衡利弊，可能会选择在监测身体状况的前提下继续使用精神药物，这时候患者可能需要忍受较轻程度的不适。例如，使用足够治疗剂量的奥氮平，患者感觉到困倦，睡眠时间增加，但这时候医师可能未必会马上进行药物调整，原因除了控制症状之外，镇静本身也可以减轻大脑紊乱的状态，减少患者威胁自身或他人安全的风险。

在某些情况下，患者会对药物副作用导致的躯体不适做出妄想性解释。此时，治疗师可以通过认知行为策略引导患者进行检验。

临床中患者出现锥体外系副作用的情况：治疗师通过疾病教育，引导验证，让患者通过发生在自己身上的例子了解药物副作用的情况。尽管交谈中患者仍担心邻居要害他，但通过这样的行为验证及引导思考，患者在以后应对类似的症状时恐惧感会明显降低。

由于文化的影响，有些患者及家属可能会寻求中药治疗，以避免西药的副作用。但是，目前中药治疗精神疾病还没有足够的循证医学依据，中药的有效性尚需要更多的证据。

药物治疗是一个长期的过程，患者可能会面对很多关于服药剂量和方法的问题，例如如何处理漏药、避免忘记服药、制订合适的服药时间表用药问题。

3.患者常见的服药问题和处理方法

（1）忘记服药

1）将服药与生活习惯联系起来，例如每次早餐后、上班前、洗漱后等。

2）使用特殊的提示，如设置闹钟，家人提醒，在容易看到的地方贴一张便利贴提醒、将提醒文档设置成手机屏幕等。

3）尽量固定服药的时间，以保证药物在体内浓度的稳定。

4）服药时间没有硬性的规定，建议根据具体的生活安排，制订一个合适的服药时间，并尽量在固定的时间服药。

（2）漏药

1）漏药后不能服用超出医嘱的药量（不能在下次服药时服用两倍的剂量）。

2）发现漏药的短时间内（2小时内），补服药物。

3）发现漏药的时间已经接近下一次服药时间，不补服药物，只服下一次的药物。

三、预防复发技术

精神分裂症是一类缓慢起病、病程迁延、复发率高的精神疾病。精神分裂症经过积极的治疗，精神症状会得到缓解或者消失。若消失的精神症状重现，很有可能预示着疾病复发。而疾病复发的问题不是单一因素所致，与服药、维持治疗的情况、家庭、社会心理、性格基础、社会功能恢复等有一定的联系。疾病的反复发作会给患者及其家庭带来沉重的负担，无论是精神上，还是经济上。预防复发是精神分裂症治疗的重要目标之一，本章着重讲解如何通过既往经历了解患者发病的信号及危险因素，制订复发应急预案。

（一）预防复发的策略

（1）制订复发应急预案，可以让患者获得对生活和疾病管理的掌控感。在康复治疗过程中，结合患者的康复目标来制订预防复发的计划。

（2）帮助患者学习预防复发的知识，包括诱发事件、复发预兆的概念，以及制订复发预防计划的作用。制订复发预防计划：①鼓励患者总结学习中对自己有用的部分，使用这些策略为患者带来好处；②使用榜样示范的方法，提出其他人在制订预防复发计划后获得的良好成果；③完成"诱发事件表""复发预兆表"，完成该练习有助于患者更清楚地了解自己的复发预兆，并使患者有机会去觉察自身的状态，并评价这些信号的危险性，为复发预防计划的制订打下基础；④完成"复发预防计划"，帮助患者发掘自身的力量，调动社会资源；⑤对于患者治疗中表现的进步，治疗师应给予积极正面的反馈。

（二）疾病复发与预防的相关知识

根据压力易感模型，精神分裂症的复发主要受压力和生物易感性的影响。简单来说，较为可能引起复发的情况通常有承受较大压力、停止服药（生物易感性增高）、物质滥用（生物易感性提高）等。

多数情况下，患者复发前可能会经历一些事情，称为诱发事件。同时，患者的状态也可能发生一些改变，我们把这些改变称为复发预兆（early warning sign）。尽早识别诱发事件和复发预兆可以缩短患者发病到接受医师有效处置的时间，有研究表明，时间间隔越短，患者对药物治疗的应答效果越好。在与患者沟通后，应向患者提供新的方法以保持良好的状态，主要有以下几步：①识别诱发事件；②识别复发预兆（具体症状与表现）；③建立预警机制，及时处理复发预兆；④（有用的资源）在亲朋好友的帮助下，及时发现复发预兆，防止疾病全面暴发。

患者回忆他们复发时的情境，可能会让他们出现情绪波动的情况："如果我能早点知道就好了，不至于复发了"。治疗师可以帮助患者把注意力集中在当下能够做的事情，集中于复发预防计划是如何设计并实施。

（三）识别诱发事件和复发预兆

1.诱发事件　指的是发生了发病前发生的，患者觉得有可能与自己发病有关的事件。

2.复发预兆　指的是发病前身心以及行为上的变化。

以下是常见的患者病情波动的诱发事件，供治疗师参考（表2-4，表2-5）。

表2-4　患者病情诱发事件记录表

诱发事件	有过的体验（打钩）	既往采取应对的方法
失恋		
失业		
搬家		
家人去世		
离婚		
生孩子		
子女升学		
父母不和		
人际关系紧张		
无法偿还债务		
考试失败		
宿醉		
其他		

表2-5　复发预兆记录表

复发预兆	有过的体验（打钩）
感到朋友和家人对我疏远	
我认为有人通过语言或者行为针对我	
我睡眠不好	
我感到紧张不安	
我觉得有人捉弄、嘲笑或议论我	
我容易发脾气	
我有伤害别人的想法	
有人告诉我看起来我的行为与众不同	
我对以前习惯的环境感到恐惧	
我不想吃药了	
变得喜欢喝酒	
听到一些别人听不到的声音	
其他	

　　如果等到患者病情完全复发才去应急处理，很可能已经错失预防复发的好时机。在上述内容中曾经提及，复发是会呈现过程的，那么患者尽早学会识别并掌握这些信号，对预防复发而言十分有意义。

　　患者发病前遇到的诱发事件，对复发前患者状态的影响，鼓励患者进行自我观察，总结曾经遇到的事件，自己采取的应对措施，以及措施的危险因素，对此展开讨论。

值得引起治疗师注意的是，除常见的复发预兆症状以外，有些患者还会有个体化的复发预兆。例如，患者表示在复发之前，读句子的时候会不自觉地倒过来读；又有患者表示在复发之前，自己会特别想喝奶茶，最多的时候一天喝过十几杯。个体化的复发预兆同样需要值得注意，患者对常见的复发预兆的固有认识，有可能影响他们对个体化复发预兆的识别能力，导致出现遗漏或者识别困难。举上述例子，一天喝十几杯奶茶，引导患者陈述或记录行为背后的原因，可以协助患者更好地识别个体化的复发预兆。另外，有部分患者对自己复发前先兆识别感到困难，或者表示记忆不清晰，治疗师在对患者进行疾病健康教育的同时，可邀请患者家属一同参与，请患者家属与患者一同回忆，找出患者复发预兆的具体表现。

（四）应对复发预兆并制订应对计划

我们要和患者讨论如何应对复发预兆，并在此基础上制订应对计划。

有些患者对于识别自己的复发预兆感到困难。例如，患者开始认为身边人的行为变得特别讨厌，此时，他们有可能不会觉察自己情绪异常烦躁，却十分相信自己想法的真实性。患者的家人、朋友、同事、医师会更容易发现患者的变化。作为治疗师，鼓励患者家属或好友（支持性的人际关系）参与患者识别复发预兆的治疗中，可以更有效以及在更短时间内协助患者进行识别和采取干预，从而让患者建立早期复发预兆有效的应对方法。

激发患者发展支持性人际关系有重要意义。在患者有困难或者病情波动时，得到人际支持，可以让患者学会在自己信任的人的帮助下有效识别复发预兆，进而减少复发的风险。可参考表2-6，鼓励患者记录。

表2-6　应对复发预兆的人际支持

能帮助自己识别复发预兆的人	具体是谁	能给予的帮助
家人（配偶）		
家人（子女）		
亲戚		
好友		
同事		
医护人员		
其他		

在预兆发生时，做什么可以帮助患者，有哪些人和（或）事可以帮助患者，紧急联系人是谁，引导患者浏览下面的例子，做一份复发预兆的应对计划表（表2-7）。

表2-7　应对复发预兆患者记录表

复发预兆应对计划	记录人：
发病前遇到的事情	1.与相恋五年的男朋友分手
	2.房东要卖房子，被她赶了出来
复发预兆	1.胃口变差
	2.压力变大
	3.不愿意吃药
	4.喜欢喝酒
	5.不愿出门
	6.夜里总是惊醒
复发预兆时做什么对你有帮助	1.胃口变差时，找自己喜欢吃的东西吃，可能增加我的食欲
	2.不愿意吃药时，应该去找原因，分析为何不愿吃药，然后去找医生谈这个问题
	3.要停止饮酒，请家人督促
	4.出门活动能让我感觉好一些
	5.睡眠不好可以求助于医生
复发预兆时，可以找谁帮助	1.可以请家属提醒你出现了复发预兆
	2.身体不舒服可以找医生帮助你
	3.家属可以陪你出门散步
	4.心情不好可以打电话给家属聊天
紧急联系人有谁	1.我的妈妈：×××　电话：×××
	2.我的心理治疗师：×××　电话：×××
	3.我的康复治疗师：×××　电话：×××
	4.我的医生：×××　电话：×××

以上表格患者可在家属及医师、治疗师帮助下制订，记录过程中，注意鼓励患者使用具体的事例进行描述。

四、独立生活技术

Liberman 编制的独立生活训练模式是一种较为成熟的社交技能训练程式。有研究表明社交技能训练不仅可以使康复期患者学习新技能，提高生活质量，其社会功能也可得到显著提高。回归社会的准备工作、人际交往和应对压力等内容，对社会功能的整体康复状态的改善起促进作用。通过对患者进行回归社会程式化训练使患者增强自信心，发掘自身潜能，树立积极的生活态度，促使其积极投身社会活动和家庭事务，从而在社会能力、个人卫生、社会兴趣等方面得到进一步提高。

（一）训练内容

（1）正确处理来自社会压力的技能。

（2）正确度过出院后闲暇时间的技能。

（3）制订每天活动计划的技能。

（4）正确进行约会和遵守约会的技能。

（5）寻找工作机会的技能。

（二）训练步骤

（1）由康复师负责授课，宣讲训练的目的、意义，每个阶段的目标，解释要用到的术语，鼓励患者参加学习，患者要考虑怎么学习对自己有利。

（2）观看录像，观看过程中康复师要随时停下来，提问问题，这样可以让患者集中注意力看录像，并检查他们是否已经完全理解学习内容。

（3）角色扮演，患者练习录像演示的技能，每组患者相互提出积极的反馈意见，并提出改进的建议。

（4）资源管理，患者学会监控与自己的病情、药物和生活有关的问题，并有能力求助。

（5）实际练习，患者在康复师的帮助下把录像学到的技能运用到生活中。

（6）家庭作业，患者独立完成课堂上所学到的内容。

（7）评估患者进步。

（三）组织形式与时间安排

回归社会训练项目采取小组训练的形式，由7～8名患者、1名康复师组成一组；训练时间根据患者注意力能够集中的时间弹性安排，但每次不少于30分钟，每周3次训练。

五、定岗职业康复技术

定岗职业康复在生活技能和社会康复训练的基础上，把患者放到为他们准备好的某种职业岗位上，让患者按照岗位职责要求去从事某种职业性劳动。定岗职业康复会增加患者与病友及工作人员的沟通机会，工作成果能使他们感到自身存在的价值，每周班务会工作质量讲评和评选优秀，并进行物质奖励，能够激发他们的工作激情，减少不良情绪，提高康复信心。定岗职业康复根据慢性精神分裂症患者的精神残疾程度、病前工作经历等为其提供工作岗位，按照自愿原则，根据自己的情况报名，模拟现实的招聘活动，增强了其社会适应和交往能力。通过在岗工作提高工作技能和沟通技巧，培养工作习惯，增进纪律观念，因为工作的要求，也更加注重个人卫生及形象。

方法：①设置保洁员、分餐员、餐厅值班员、理发师、训练员、阅览室管理员、棋牌室管理员、宣传报道员、助护员等岗位。②入组前与主治医师谈话，主治医师向患者讲明这项工作的目的、意义、岗位设置、工作要求、评优标准、奖励办法。③让患者根据自己的情况报名，一个岗位多人报名，实行公开竞聘。④由科室主任、护士长、主治医师三人小组审核通过，由护士或相关人员带岗1周后符合要求即可以上岗。⑤所有岗位实行戴胸牌上岗，主治医师及康复护士定期查岗，建立岗位观察记录。⑥每周召开班务会，在班务会上对一周工作情况进行讲评，肯定患者的进步和成绩，以鼓励为主，不能胜任工作者，调换岗位。每月评优，发放奖品。

六、心理动力学干预技术

（一）心理动力学干预概况

自20世纪30年代以来，心理动力学治疗已经以更有效率、更实用的面貌出现在临床实践中，影响力也非常广泛。心理动力学干预又称精神动力学干预，作为一种重要的心理干预流派，它是在经典精神分析理论的基础上，逐渐发展演变成多种精神分析取向干预方法的总称，注重童年期的创伤和潜意识的冲突，通过心理动力学治疗师与患者的互动，来探索患者的防御机制和移情反应，帮助理解患者的病态思维和行为。已有的多项研究均认为精神分裂症患者存在人格缺陷，伟静等认为精神分裂症患者具有共同的人格特点如依赖、胆小、内向等，都有早年创伤经历，情绪上表现为担心、内疚、敏感、害怕等，存在负性的思维推理方式。王赞利等研究发现缓解期精神分裂症患者的人格特质主要表现为内倾性、松散性和情绪不稳，与正常人存在显著差异。刘诏薄等对101例精神分裂症患者的人格特征进行了调查研究，结果发现精神分裂症患者存在病态人格。当前很多研究和治疗方法往往把症状减轻作为主要标准，而心理动力学治疗强调人格的完整和整体的心理健康，它的疗效是非线性的。其实，心理动力学治疗边缘型人格障碍，具有良好的疗效和预后，是否适用于精神分裂症，目前观点仍不统一，但越来越多的研究者开始从心理动力学的角度去分析精神分裂症患者的人格特质。Restek-Petroviĉ等对60例患者进行为期2年的随机对照研究，病例选择以精神分裂症为主，少数为分裂情感性精神障碍和妄想障碍，其中30例给予长程心理动力学团体干预，另外30例为一般药物干预组，采用自我评估和干预师评估问卷对患者亲密关系、恋爱关系、工作能力、总体社会功能的改变、求助和住院的次数等进行评估，结果显示心理动力学干预组社会功能的改善更为全面，其中能主动向治疗师求助的患者是药物干预组的2倍。使用心理动力学干预精神分裂症不良人格倾向，国内研究较少，因此在理解其病理机制的基础上对精神分裂症患者进行动力学干预，是治疗师面临的新课题。

（二）心理动力学干预方法

1.心理治疗工作由受过专业训练的治疗师完成，每名治疗师负责10名患者的心理治疗工作。所有治疗师均经过3年以上连续的心理动力学培训，累计受训超过500学时，个人体验不少于100小时。采用统一的督导师。

2.每名患者每周进行1次心理动力学治疗，每次持续约50分钟，持续13周。

（三）心理动力学治疗的特点

（1）心理动力学治疗在谈话内容的设置方面，存留"自由的空间"，自由联想、行为、愿望及幻想、梦成为谈话主题。

（2）治疗师采取积极关注，对患者的价值观、人格特质、敏感性采取中立的态度，行为较灵活，以便营造一个自由受保护的空间，让患者可以有机会呈现或体验完全相反的心理状态。

（3）对早年经历事件进行回顾，并与当下情形相结合，关注和利用此时此地。

（4）治疗的重点在于探索患者的潜意识动机和冲突。

（5）重视移情过程对治疗过程的意义，如理解并针对内外冲突进行工作、理解阻抗、构建治疗联盟等，帮助患者不再掩饰自己的幻想。

（6）理解并探索患者的自我防御机制。

（7）治疗师格外注重"节制"。

（四）心理动力学干预效果

在稳定的长程动力学心理治疗设置的框架下，患者的自由表达被积极关注，随着治疗的进行，安全感逐渐增强，健康自恋得到有力的支持和发展，患者逐渐获得自我的灵活性。通过对早年关系及依恋方式的理解，减少了对适应不良相关的强迫性重复，减少了原始性防御，增强了对建构关系的探索和理解，改善了自我的结构，完善了人格。

七、应对持续症状技术

有些患者在接受足量足疗程的药物治疗之后，依然存在部分精神症状。此外，患者在康复过程中可能还会遇到除了症状以外的具体困难。因此，学习如何应对症状以及处理生活困难，对于患者减轻症状影响，提高生活质量非常重要。

（一）在疾病教育过程中始终给患者灌注希望

精神分裂症的治疗中，有2/3的患者可能需要承受持续症状的影响。在疾病教育过程中始终给患者灌注希望此时变得非常重要。

（1）即使存在持续的症状，患者依然可以通过学习一些技巧去克服这些症状对他们的影响，实现他们之前制订的康复目标。

（2）让患者明白有时当药物无法完全缓解症状的时候，让症状完全消失并不一定是治疗的目标，而他们之前制订的康复目标才是我们始终需要持续关注的内容。症状没有完全得到控制并不意味着需要放弃治疗或放弃康复目标。让患者学会关注症状以外的康复内容。

（3）由于症状的持续，患者会感到无助、悲观、消极，家属也表现得焦虑，对患者过分关注。此时应针对这些问题对患者及家属进行疾病教育，灌注希望，减少各种负面情绪对实现康复目标的干扰。

（二）正确认识持续症状带来的问题

应帮助患者认识到康复的过程并非一帆风顺，帮助他们应对包括精神疾病本身及精神疾病以外带来的困扰。

（1）精神疾病本身带来的困扰，包括疾病对患者外貌、认知、思维、行为能力的影响，让患者感到自己像变了一个人，因此，埋怨治疗导致他们变得更糟糕了、变丑了或者变矮了。此时我们需要站在患者的角度理解他们的诉求与担心，而不是忽略这些诉求，我们一起和患者分析目前他们最关切的问题，和医师一起解决这些疾病本身带来的问题，找到适合他们的治疗方案。

（2）疾病以外的因素，包括不能顺利找到工作，不能处理好人际关系，病耻感。有些时候患者会埋怨是精神疾病或治疗本身给他们带来了这些麻烦。此时应该让患者看到，上述问题不是不能解决的，而治疗本身及康复的过程，就是寻求解决这些问题的过程。

（3）有持续精神症状的患者常见的问题：怀疑治疗的必要性；对持续幻听感到恐惧、烦躁、困扰；对部分妄想症状的负性强化，更不愿意相信周围重要的人及不愿意相信治疗师。此时，可以通过找出患者以偏概全、过分推理的思维错误，回应患者对治疗的怀疑，也可以通过利弊分析技术和患者探讨继续或终止治疗的利弊。通过注意力转移技术、放松技术帮助患者减轻幻觉对他们的影响。通过行为检验的方法帮助患者减轻妄想对他们的困扰，降低妄想的坚信程度，从而让患者有更多的精力关注他们的康复目标。

（4）对于持续出现的生活中的困难，如找工作，不能很好地和别人建立人际关系，病耻感等困扰，我们可以找到患者的非适应性思维。例如：觉得自己什么事情都做不好；不会有单位愿意聘用他们；只有生病的人才需要吃药；只有所有的症状都被控制了才算正常，只有正常了才可能找到工作等。通过认知重建帮助患者发现这些认知偏差对他们的生活造成的不良影响。我们可以通过角色扮演技术模拟患者需要面对的人际交往情境，如怎样表达自己不同的看法，怎样准备应聘面试，怎样面对别人的误解等。我们可以通过设计一些小任务让患者完成，让他们重新审视自己的能力，让他们发现自身的资源，并加以强化。

常见的持续症状主要有以下几大类。

（1）注意力问题：有些患者表示自己在服药后的康复过程中，感觉自己做事情时很难集中注意力，无法专注于当前的活动。

（2）情绪问题：主要包括对于生活的过度担心、情绪的持续低落、难以抑制的愤怒情绪。

（3）睡眠问题：睡得过多或过少，入睡困难。

（4）阴性症状问题：精神萎靡，退缩懒散，缺乏生活目标，回避社交等。

（5）精神病性症状问题：幻听、妄想。

（三）针对注意力问题的策略

（1）一次只做一件事，比如在写作业的时候不要听歌。

（2）如果觉得跟别人交谈的时候比较困难，那么可以主动请对方说得慢一点或者重复一下。

（3）与别人交流的时候，通过重复对方的话以确认自己正确领会了对方的意思。

（4）将大的目标分解成一个个小的目标，做自己力所能及的事情。

（5）完成不同事情的难度是不同的，在开始的时候选择自己喜欢做的事情，那样你将更加容易集中注意力。从最愿意干的事情开始，增强自己集中注意力的能力。

（6）与朋友一起活动，比如下棋、打球、打麻将、玩扑克牌等，这类活动相对来说比较容易集中注意力。

（7）针对注意力的问题，通常需要先明确具体在何种情境下感到困难。

（8）要确认是否对使用的策略存在顾虑，治疗师往往需要帮助患者分析可能存在的困难，在每个阶段可能会遇到什么具体的问题，有些时候治疗师可能会设置一些具体的问题以检验患者对方法的使用情况。

认知行为策略是经常被使用的重要技术。

（9）建立应对策略，一般会选择从简单的技术开始，再逐渐提高难度，因为这样对患者来说更容易理解和执行。

（四）针对情绪问题的策略

患者最常见的情绪问题包括焦虑、抑郁、愤怒。下面就这些问题分别介绍应对策略。根据患者的回答查找合适的部分进行会谈。

1.焦虑　人处在焦虑的状态下，会感到明显的担忧，并伴随着一些生理症状，如脸红、心跳加快、尿频尿急、肌肉紧张等。极端情况下，甚至可能出现惊恐发作、濒死感等。以下是一些可能有效的应对策略。

（1）使用前面学过的放松训练进行放松，以保持冷静。

（2）向朋友倾诉。

（3）当患者表露出要伤害自己或者轻生的念头时，治疗师需要及时通知家属和医师，并帮助他们寻求紧急援助。

（4）告知患者在心情低落的时候可以拨打心理危机（psychological crisis）援助热线，那里有专业的人员可以提供一些紧急援助。

（5）除了援助热线，治疗师还可以使用百宝箱技术，让患者在有自杀的危况下使用他们之前治疗中发现的资源。

（6）通过会谈对患者出现自杀想法或行为进行干预。我们常用到正向激励（positive incentive）技术，在共情的同时让患者发现他们已经拥有但被他们忽视的资源——家属、朋友、宠物、梦想、目标、有意义的事、成就、兴趣、爱好、优点、经验，并用正向的语言鼓励，如"很好""很棒""非常了不起"给予肯定；同时引导患者发掘更多资源。正向的资源越多，"百宝箱"就越丰富，就越有可能降低患者自杀的风险。在案例中，患者的资源包括父母、恋人、资助的贫困儿童、宠物、康复目标、旅游梦想、学画画的梦想、素描本，以及自己的优点（有工作经验，能吃苦，能搞好人际关系）。在提及旅游时，治疗师还可以引导患者进行积极想象，目的在于激发患者对美好事物的意象，让这些事物更具体，从而起到动机激活的作用。此外，我们还可以让患者用具体事例描述自身的优点，这样的好处是强化他们对这些正性事件的印象，因为患者处于抑郁情绪的时候，消极的认知会导致他们对自己已经拥有的资源视而不见。最后，我们用卡片的形式归类、记录，放到"百宝箱"里（一个自行制作的盒子），并鼓励患者随时增添百宝箱的内容，让他们获得更强的掌控感。

2.愤怒　处理愤怒的策略如下。

（1）识别愤怒的早期迹象，如心跳加快、咬牙切齿、手心出汗、握拳等。

（2）在愤怒时保持冷静的策略，如在意识到自己愤怒时，果断地离开现场，或者在意识到自己愤怒时，心里默数十下再说话。

（3）可以跟对方表示自己不想谈这个问题，礼貌地转换一下话题。

（4）适当地表达自己的愤怒情绪，务必要做到坚定而平静地发言、坚定地告诉对方他让你感到烦恼，讨论将来如何避免这个情况（可参考建立社会支持网络，"表达不愉快的情绪"）。

（5）思考哪些情境会使你感到愤怒，并在一开始就避免使事情往那个方向发展。

（6）与患者讨论他们是否经常会有愤怒情绪，这些愤怒情绪是否使他们做出一些不可理喻的事情，造成一些不良的后果。然后向患者介绍并选择合适的应对策略。

（五）针对睡眠问题的策略

精神疾病患者普遍存在睡眠问题，睡得过多或者过少都是问题。有些睡眠问题是由于情绪问题导致的，可以通过上述提供的策略去改善情绪，从而起到改善睡眠问题的作用。另外，还有一些生活习惯方面的小技巧可以帮助患者拥有更好的睡眠质量。

（1）保持良好的作息习惯，定时起床、入睡。

（2）尽量避免在晚上喝茶、咖啡等带有刺激性的饮料。

（3）白天尽量多地进行活动，可以保证晚上有良好的睡眠。

（4）睡觉的时候尽量保证所处环境足够黑暗，并且保持足够的安静，需要的情况下可以戴耳塞。

（5）可以先洗个热水澡，再上床睡觉。

（6）在白天尽量不睡觉。

（7）避免睡前与人发生争执。

（8）避免睡前观看令人不安的节目。

（9）可以做一些放松训练。

（10）如果30分钟还没有睡着，应该起床做一些放松活动，听音乐、做放松训练等至少15分钟，然后再回床上睡觉。

（11）尽量不要在床上看书、玩手机，让床的功能单一化。

（12）在患者康复过程中有时会出现另一种情况：家属或患者对偶尔的失眠极度紧张恐惧，担心会复发。这种情况，我们同样要对患者及家属进行疾病健康教育，告诉他们偶尔失眠不等同于复发，关键是要及时发现是否存在一些常见的诱因，如其他科药物的使用，压力及应激事件没有及时解决，躯体疾病的变化，或者其他中枢神经刺激物的使用，如咖啡、酒精或其他精神活性物质。诱因去除，睡眠也会得到改善。当然，如果确实有复发的其他症状，要及时复诊调整治疗方案。

（六）针对阴性症状的策略

1.兴趣缺乏　兴趣缺乏主要包括对以前感兴趣的事情不再感兴趣，以及变得很懒散，什么事情也不愿意做，个人卫生也变得很糟糕。以下是一些常见的应对方式。

（1）请家属或者朋友一起活动，比如一起去散步，在散步的同时可以与人进行交流。

（2）对自己要有信心，相信情况会逐渐发生变化。

（3）选择那些你以前喜欢做的事情，逐步进行活动，假如你喜欢去公园跑步，但目前这么做是困难的，那么可以尝试从在公园走路开始。

（4）定期安排娱乐活动，规律地参加娱乐活动会改善自己的心情。

（5）针对兴趣缺乏的策略是建立在行为改变的基础上，所以选择合适的活动是比较重要的。而患者可能会说，自己对什么事情都没有兴趣。在这种情况下，可以询问患者或家属关于过去对什么事情感兴趣。

（6）尝试跟患者讨论相关的事情，或者以请教的态度向患者询问具体活动的相关事项。一方面，可以使患者重新去体会该活动的感觉，从而唤起对该活动的兴趣。另一方面，通过请教他们，他们可能会产生一些价值感，觉得自己是有价值的。如果患者及其家属都表示他本来就没什么爱好，那么可以鼓励患者培养一些爱好，如听音乐、散步、看体育比赛、学瑜伽、打麻将、玩扑克牌、唱卡拉OK、写作、跳广场舞、画画等。

2.社交回避　患者从病态恢复到正常状态，需要一个适应过程，有些患者会感到很不适应，与人正常的交往也产生了很大的问题。常见的解决方法如下。

（1）参加互助小组，大家可以互相支持、交流心得并练习所学的沟通技巧。

（2）如果社交活动会给你带来很大的压力，那么在社交活动前后，使用之前学习的放松技巧进行放松。

（3）去超市购物，去市场买菜，多与人进行接触。

（4）如果与人面对面接触有较大压力，可以先选择网上聊天。

（5）如果与陌生人接触比较困难，那么可以选择与自己熟悉的人交往，把符合条件的人列出来。评估哪些人是比较容易接触的对象，并从最容易相处的人开始进行交往。

（6）参加一些有意思的活动，比如去博物馆和听演唱会。

3.妄想的应对　尽管没有相关证据，有些人会有一些常人不可理解的想法。比如觉得自己是外星特工，或认为邻居会在自己的饭菜里下毒等。这些想法经解释也无法消除，这就可能存在妄想症状。

治疗师可以询问患者最近的想法是否发生了变化，会不会因为一些事情感到烦恼，表达自己很愿意听他说自己的烦恼，并采取我相信你有这种感觉的态度，在倾听的基础上，把关注点从"对方的感觉是否是真的"改为"如何才能使患者过得舒服点"。达成一致以后，可以让患者谈谈自己处于这种情况下的时候采取了什么样的方式让自己过得好受点。之后，治疗师可以给他提一些建议，常见的策略如下。

（1）可以做一些需要集中注意力的活动，比如画画、写字或者下棋。

（2）进行一些体育运动，尤其是与他人一起进行的体育运动，运动可以舒缓情绪，并且可以帮助集中注意力。

（3）与自己信任的人讨论这些想法。

（4）检查证据可能对轻中等程度的妄想有效。

4.幻觉的应对　患者有时候会听到一些别人听不到的声音或者看到实际上不存在的东西，或者能闻到其他人闻不到的气味以及一些其他人感受不到的感觉。治疗师在与有此类症状的患者进行康复治疗时，一定要记住，虽然这些事情客观上是不存在的，但是患者的感觉是真实的。与这些患者进行工作一定要尊重和理解他们的感觉，站在他们的角度与之交流。与"妄想"的患者接触一样，一定要注意其幻觉症状的变化。针对幻觉常见的策略主要有如下几种。

（1）做一些能让自己专注起来的活动，如散步、读书、拼图等。这样可以有助于转移注意力，减少幻觉的影响。

（2）与信任的人谈这些感觉，如家属、亲密的朋友，寻求他们的意见。

（3）给自己一些积极的暗示，如在出现奇怪感觉时告诉自己不用去管它，会没事的。

（4）把这些奇怪的感觉当成背景，当成噪声，就如你在嘈杂的大街上依然可以跟人说话一样。

（5）有的人表示在压力状态下，症状会加重，那么放松训练可能可以缓解症状。

（6）在心中不出声的默念可以减少幻听产生脑区的活动。

（7）积极想象一些令人愉悦或平静的景色。

八、康复训练中的激励技术

精神障碍患者主动性差，意志要求贫乏，生活能力及社会功能减退。他们对康复训练兴趣不大，被动训练，效果欠佳。激励理论是关于如何满足人的各种需要、调动人的积极性的原则和方法的概括总结。激励的目的在于激发人的正确行为动机，调动人的积极性和创造性，以充分发挥人的智力效应，做出最大成绩。

美国管理学家E.洛克（E.A. Locke）和休斯（C.L. Huse）等提出"目标设置理论"，有一定难度的，具体明确性的，可接受的目标能够起到激励作用。良好的集体文化氛围能使患者适应性行为得到强化，负性行为消退。患者获得一定的劳动报酬，赢得他人的认可、激励，使患者感到了劳动带来的成果和快乐。代币激励能调动患者的积极性，改善患者的阴性症状及社会功能，提高患者的生活质量。

马斯洛需要层次论的观点认为，满足尊重需要、自我实现的需要才能产生有效激励。我们通过荣誉激励、晋升激励、尊重激励等满足患者尊重和自我实现的需要，通过对患者进行激励使患者增强自信心，发掘自身潜能，树立积极的生活态度，促使其积极投身社会活动和家庭事务，从而在社会能力、个人卫生、社会兴趣等方面得到进一步提高。

1.激励内容

（1）物质激励：有代币工资、物质奖励等。

（2）精神激励：主要有目标激励、认同激励、荣誉激励、晋升激励、情感激励、文化激励、尊重激励。

2.方法步骤

（1）物质激励：参加康复工厂劳动，定岗职业康复，发放代币工资。

（2）目标激励：通过每次给患者设置一定难度的阶段性目标，讲解康复训练的目的、意义、具体康复措施及下一步计划，征得患者同意，让患者参与到康复计划的制订中来，可以使患者在康复训练中变被动接受为主动参与，积极性得到提高。

（3）认同激励：每月组织休养员书画手工作品展并评奖；在每日护理查房中发现患者的正性行为及时给予鼓励等阳性强化。

（4）荣誉激励：科室在病区走廊设立荣誉栏，制定争先创优标准，每月由患者投票选出优秀休养员、优秀班长、优秀室长，评出内务标兵并将照片张贴在荣誉栏。

（5）晋升激励：对参加康复训练积极、热心帮助病友的患者可晋升室长、班长、排长；可晋升职业康复岗位，提高代币工资。

（6）情感激励：医院设专职人员为患者提供入院关怀、手术关怀、生日关怀、节日关怀和出院关怀。

（7）文化激励：开展创先争优活动，每天组织适量的体能训练，每周组织内务评比及班务会，每月组织休养员大会，定期组织政治学习，每季度组织文体比赛，节日组织茶话会，病区走廊及餐厅悬挂具有心理支持及文化特色的展板。

（8）尊重激励：每月由患者评出服务满意护士，照片张贴荣誉栏，作为护士晋升及年底评优依据，每月对科室工作进行满意度测评，建立患者建议意见整改措施反馈本，每周班务会记录患者对科室、医务人员、伙食、活动安排等方面的意见建议，由科室护士长负责制定整改措施，与相关部门沟通联络，解决落实，并在休养员大会上给予答复。

九、健康教育技术

（一）健康教育相关知识

1. 健康教育定义　健康教育是指通过具体的教育活动帮助他人建立能够促进健康的行为和生活方式，或消除、减轻影响健康的危险因素；具有目的性、计划性、组织性、系统性的特征。

健康教育的目的是预防疾病，促进健康，提高生活质量；健康教育的计划是健康教育为了具体目标设计的教育步骤、活动方式、时间安排、人员组成等；健康教育的组织性是健康教育由专业机构、人员规范实施，并对涉及的环节、步骤、技术科学筹划，结合科学发展总结健康教育自身规律并改进；健康教育的系统性是健康教育在具体的实施中计划、实施、评价和改进的整体运行，广义讲是健康教育理论的研究、学科的建设、实践的操作、技术的运用、人群的覆盖、质量的管理等，具有自身规律性并不断丰富。

2. 健康教育目标　健康教育的目标是帮助人们树立健康意识、转变健康观念、调整行为方式、培养健康生活方式，建立健康生活的自觉性，以降低或避免影响健康的危险因素。

3. 健康教育对象　健康教育的对象，可以是特定个体，也可以是某个具有相同或类似特质的群体，甚至是所有人。

4. 健康教育的分类　从不同角度，可以对健康教育进行不同的分类。

按照健康教育的场所，可以分为家庭健康教育、医院健康教育、学校健康教育、厂矿健康教育、农村健康教育、城市健康教育、社会健康教育等。

按照实施者，可以分为医学健康教育、计生健康教育、社团健康教育、公共健康教育等。

按照受教育的对象，可以分为特定健康教育和不特定健康教育。如对某患者、备孕者进行的健康教育，内容具体、计划明确、指向确定，为特定健康教育；如垃圾分类、吸烟的防控等健康教育，面向大众，内容适用于多数相关人员，为不特定的健康教育。

按照健康教育对象的年龄，可以分为婴幼儿健康教育（父母）、幼儿健康教育（父母）、青少年健康教育（父母）、中老年健康教育。

5. 健康教育与健康促进　WHO定义健康促进是促使人们维护和提高他们自身健康的过程，是协调人类与环境的战略，它规定个人与社会对健康各自所负的责任。

健康教育与健康促进的关系体现在以下方面。

（1）健康促进指导并支持健康教育。

（2）健康促进包含多层含义，其战略中最活跃、最具有推动作用的是健康教育。

（3）健康促进战略中包含了健康教育。

（4）健康促进需健康教育具体落实和推进。

6.健康教育工作程序　健康教育实施的一般程序包括明确问题、制订计划、落实方案、评价反馈和改进。

（二）精神康复健康教育

1.精神康复健康教育概念　精神康复健康教育是依据行为改变理论由专业人员开展的，针对精神康复者在康复期间进行理论教育和行为干预，以帮助其树立科学的健康观念，克服和改进不良的心理和行为模式，促进精神康复和保持心理健康；内容涉及精神康复的社会学、医学、心理学等领域的知识和应用，对象包括患者个人、家庭、同事及其他相关人员。

2.精神康复健康教育的一般理论　精神康复健康教育的行为改变理论包括知信行模式、健康信念模式、保护动机理论、行为改变阶段模式等。

3.精神康复健康教育手段　基本手段包括宣教和授课、引导和说服、访谈和咨询、指导和示范、观摩和训练。

4.精神康复健康教育的基本策略　基本策略包括个体健康教育、小组健康教育、家庭健康教育、同伴健康教育。

5.精神康复健康教育内容　可以从不同角度来分类。

（1）按病种：不同的精神障碍在精神康复中健康教育内容不同，如分为脑器质性精神障碍健康教育方案、精神分裂症健康教育方案、情感性精神障碍健康教育方案。

（2）按进程：按照健康教育的时机，可以分为康复训练前健康教育、康复训练中健康教育、康复训练后健康教育。

（3）按住院周期：依据健康教育对象即精神康复者是否住院及院外康复的周期可以分为入院健康教育、住院期健康教育、出院前健康教育、社区健康教育、家庭健康教育、入职前健康教育、岗位健康教育。

（4）按内涵：按照健康教育的具体内容可以分为疾病认识健康教育、健康观念健康教育、自我照料健康教育、药物管理健康教育、自我监控健康教育、劳动技能健康教育、职业岗位健康教育等。

（5）按对象：根据健康教育对象的不同可以分为康复者健康教育、主要照料者（监护人）健康教育、一般人群健康教育等。

（三）精神康复健康教育工作程序

精神康复健康教育工作程序一般包括收集信息和评估诊断；制订计划和设计方案；实施教育和康复干预；评价效果和改进计划。

1.收集信息和评估诊断　收集信息包括直接调查、间接调查两种方式。

直接调查包括向患者本人了解和向其他相关人员了解。相关人员包括患者的主要照料者、监护人、家属、同事和精神康复的协助者如社区医生、心理工作者、社工等。间接调查指通过患者的既往日记、病历、精神康复档案等资料了解信息。

评估诊断是将收集到的精神康复信息资料归类整理，分析影响精神康复的因素并确定健康教育问题和健康教育需求。

2. 制订计划和设计方案　制订计划是将精神康复的健康教育问题与患者的实时状况和临床实际结合进行可行性排序，明确具体开展时间、时机。

设计方案是根据健康教育计划针对具体健康教育问题明确教育内容和目标，选择实施方法，确定实施主体、客体和对象；实施主体是健康教育的施教者，一般由临床医师、护士、康复治疗师、心理治疗师、社会工作者等担任；实施客体即健康教育所需场地场所、设备器材等；实施对象即健康教育的对象，可以是患者本人，也可以是其主要照料者、家属或其他人员。

3. 实施教育和康复干预　实施教育和康复干预指按照精神康复健康教育计划，依据方案实施具体的健康教育活动。

精神康复中实施教育和康复干预具体内容分为一般健康教育内容和特定健康教育内容。一般健康教育内容是患者一般都应掌握的知识、培养的习惯、树立的观念，具有普遍性，如用药依从性教育、科学的运动观念等；特定健康教育内容是对某个个体需开展的健康教育内容，具有针对性，如某患者因体能原因无法按照计划完成运动康复的目标，从而丧失信心的问题。一般健康教育内容可以多人一起组织实施，特定健康教育内容的同类问题也可以多人一起组织。

实施健康教育常用方法包括标识警示、理论讲解、授课讲座、操作示范、现场带教、行为观摩、模拟演练、团体互助、同伴教育等。标识警示多用于提示、提醒类的一般健康教育内容，如床头张贴"一看、二坐、三起立"的文字、图片，用于提示防止跌倒。理论讲解多用于健康知识的传播，如康复制度的介绍。授课讲座多用于某类健康知识、康复内容的专题讲解，如运动康复的意义。操作示范多用于康复训练中具体技术的培训，如工娱治疗中陶艺制作的手法培养。现场带教一般用于精神康复的某项技能培训，如劳动技能训练中与患者一起完成配膳员工作。行为观摩一般用于精神康复训练的自我评价，如患者观摩本人的康复训练录像并与施教者或其他康复者的行为或录像进行对比。模拟演练一般用于临床不具备条件的康复内容，模拟现实场景开展训练，如职业康复中模拟应聘面试。团体互助是将几名患者编为小组开展康复训练，组内成员的健康教育问题、健康教育需求具有相似性或互补性，可以互相督导、促进，如运动康复中的健身操、军体拳学习，虚拟就业中的招聘和应聘训练。同伴教育是由患者向同伴介绍个人既往经验教训、心得体会，或示范演练康复技能；一般精神康复的内容均可通过同伴教育实现信息、观念、行为技能的分享，从而激发自信心、提升依从性。

4. 评价效果和改进计划　精神康复健康教育中评价效果是指对照健康教育的目标评估健康教育的实现程度。

评价效果可以分为知识测查、行为观察两个部分。知识测查了解患者对精神康复知识的掌握程度，可以口头问答，也可以问卷调查；行为观察评估患者对精神康复行为依从性、科学性的实践程度，可以直接观察，也可以从第三者渠道了解。

健康教育评价可以通过定量、定性等方式表达和记录。定量是对患者开展健康教育后其实现程度按照阶梯打分的方法进行评价，如某项内容问卷调查的得分、某项训练按时完成功课的比例，优势是避免"非黑即白"，可以表现出变化过程。定性是对患者开展健康教育后其实现程度按照"是与非"的方法评价，如是否按要求服药、有无头晕跌倒，优势是表达直观、评价简明。

改进计划是指在健康教育效果评价的基础上调整健康教育计划和方案。改进计划是精神康复健康教育有序开展的重要环节，体现了健康教育的系统性。改进计划的首要依据是健康教育开展效果，针对未能实现健康教育目标者分析原因和继续开展的可行性，在结合患者意愿的基础上制定继续落实或调整目标、方法的方案。因此，改进计划包括局部调整和完全调整。局部调整是调整健康教育某项内容的时间、方法、对象、目标等某一个或几个要素；完全调整是调整健康教育的内容并重新制订计划和方案。

（四）精神康复健康教育应遵循的原则

精神康复健康教育实施中应遵循的原则包括一般性沟通原则和健康教育实施原则。

1.一般性沟通原则　实施健康教育应遵循医患交往中人际沟通的一般性原则，包括理解和尊重、接纳和容忍、给予支持和消除顾虑、提供信息和保密、持续性和系统性、一致性和选择性、主动性和回避、客观性和引导性等。

（1）理解和尊重的原则：理解并尊重的态度，从人格上与患者平等沟通；是取得信任的基础。

（2）接纳和容忍的原则：接纳患者，在言行上容忍患者的"精神和行为"；是融洽沟通的保证。

（3）给予支持和消除顾虑的原则：不仅在言语上，更要在身体语言上给予患者支持，减少和消除顾虑；是帮助树立信心的关键。

（4）提供信息和保密的原则：健康教育的重要步骤是知识传播，沟通中应把握提供信息和保密的尺度；是帮助患者科学认识精神障碍和精神康复的前提。

（5）持续性和系统性：沟通的持续性和系统性，要求精神康复中实施健康教育应贯穿始终，并循序渐进、科学完整；是帮助患者正确实施康复训练的重要条件。

（6）一致性和选择性原则：沟通的一致性和选择性原则是健康教育的态度要求。一致性指健康教育中面对患者同一个人的不同阶段、不同人的同一类问题，每一个健康教育实施者应保持持续一致的态度；选择性指健康教育中对于患者的"不良"反馈应及时分析"利弊"，合理规避，避免教条的"照本宣科"落实教育；是取得患者信任和尊重的有效手段。

（7）主动性和回避原则：沟通的主动性是指实施健康教育应积极主动，不因教育对象的消极、教育实施者的好恶出现消极被动；回避原则是指健康教育实施者对于自己不擅长、无法胜任的内容要主动回避；是精神康复健康教育的伦理要求。

（8）客观性和引导性原则：沟通的客观性和引导性是指对患者的信息收集、分析评价、问题应答等保持科学客观，同时给予必要的、科学的引导；是患者实现知情权、选择权的重要保障。

2.健康教育实施原则　精神康复中实施健康教育应遵循的原则包括以下方面。

（1）健康教育务必取得患者及相关人员的配合，避免"自说自话"。健康教育对象的良好依从性，特别是患者的主动参与、自觉合作是健康教育顺利开展的保证。

（2）健康教育的信息收集和评估诊断的唯一依据是患者的"实际"，避免制造"空中楼阁"。直接或间接收集所得信息应通过观察和验证；评估诊断应结合临床诊疗意见，并通过集体讨论把关。健康教育诊断常用格林模式，其中确定教育内容要依据重要性和急迫性确定优先项目。

（3）健康教育的目标要明确、具体，切忌"贪大求全"。健康教育的目标应区分大、小目标，大目标做长远计划，小目标做短期计划；目标确定要结合康复者的经济条件和预算、时间成本和承受力。

（4）健康教育计划和方案的制订要贴合实际，避免"理论最佳"。健康教育计划和方案的要素包括具体内容、方法、日程、场所和设备、活动组织网络和工作人员、评价时机。健康教育开展的时间、时机的确定不仅要考虑患者及其他教育对象的需求，还要综合统筹开展教育的场地、设备、施教者人力的调配，保证能够按照计划实施。

（5）健康教育方法手段的选择要综合考虑可行性，防止"一厢情愿"。选择健康教育方法手段，既要考虑与教育内容的适配性，也要考虑教育对象的喜好和禁忌、时间和经济成本。

（6）健康教育的效果评价和计划调整要与临床实践匹配，杜绝"蒙眼拉磨"。成绩要充分肯定，不足要明确提出，评价保证客观但结果阐释侧重从提升信心角度入手；计划的调整改进，应重点考虑原计划无法推进的因素或原目标未能实现的原因、开展健康教育的客观条件。

（7）健康教育开展应考虑个体的"社会性"因素，重视社会支持、关注社会网络和社会舆论的力量，防止"真空包装"。精神康复健康教育既不是孤立的医学知识、心理知识教育，也不是单纯的康复训练行为、临床诊疗活动，必须结合社会环境、家庭氛围、同事关系、个人成长等患者的"社会性"综合干预。

（8）健康教育要依据传播理论和健康传播的规律，有效应用人际传播、大众传播的特点、技巧、原则，防止"家长里短"。精神康复健康教育的主要对象是患者，在与其沟通的环节应遵循的基本原则包括鼓励和支持、肯定与引导、信任和坦诚、沉默与陪伴、适度的接触、恰当的交往距离，减少或避免否定性评判、消极性评价及因为结果不理想而出现态度变化，杜绝挖苦、嘲笑和生硬的拒绝。

（9）健康教育要建立质量管理机制，防止"经验主义"。精神康复健康教育应开展培训考核，实施者开展信息收集、评估诊断、计划和方案制订、效果评价和计划改进，应经过专业培训，保证实施的科学性、一致性；健康教育的过程应定期监测和检查，保证开展教育的持续改进；健康教育的开展应建立专家指导机制，避免实施者的能力不足影响健康教育水平。

（10）健康教育要明确定位，避免"本末倒置"。精神康复健康教育服务和服从于具体精神康复效果，评估、计划、实施、改进等环节的方式方法，要在具体开展中对照教育效果检验合理性，切忌因为"方法科学"而认定正确。

（五）现代精神康复健康教育思路

健康教育在现代精神康复中的作用越来越受到重视，健康教育的方式方法得以不断发展，先后有学者、专家报告了多种实施方案，为精神康复健康教育的具体落实提供了新思路。

1.健康教育的系统性更受重视　健康教育的内容前后呼应，结合患者的需求开展针对性教育；健康教育实施和评价对照改进，健康教育的质与量持续改进融合；患者、家属双维度教育的健康教育思路，主要体现在健康教育的多维度和实施健康教育范围的立体化，健康教育对象不仅是患者，还应包括家属（主要照料者）；不仅患者有计划，家属的健康教育同样有计划，有考评。

2.健康教育的全面性日渐实现　教育对象包括患者、监护人、家属、主要照料者、同事（战友）、社区管理者等；全程健康教育在时间上包括住院期间、出院前、院外、日常定期；范围包括精神康复的日常生活技能训练、劳动技能训练等康复训练内容，也包括职业康复、运动康复等训练手段教育，既包括康复训练教育，也包括婚姻家庭关系、情绪管理、心理动力学教育等心理服务。

3.健康教育的科学性取得长足进步　健康教育执行路径化，规范健康教育的实施步骤；健康教育内容处方化，规范健康教育的内容；健康教育方式菜单化，规范健康教育手段；健康教育落实制度化，规范健康教育的质量。

4.健康教育的精细化逐步落实　健康教育实施时机、措辞用语、关键点、评价标准逐项规范细化。

5.健康教育的创新性得以发展　健康教育的手段、方法创新；健康教育内容适应精神康复训练手段需求；健康教育方案创新，如入院时建立出院计划；针对性增强的个案管理形式健康教育。

（中国人民解放军联勤保障部队第九八四医院　孟文峰　顾克胜）

第三章

精神疾病患者居家和社区康复与管理

第一节　精神病患者居家和社区的监护

《中华人民共和国民法典》第二十八条，无民事行为能力或者限制民事行为能力的成年人，由下列有监护能力的人按顺序担任监护人：配偶；父母、子女；其他近亲属。《中华人民共和国精神卫生法》第九条明确规定，精神障碍患者的监护人应当履行监护职责。对于无监护人的患者，所在社区要按照规定为患者指定监护人并督促落实监护责任。精神病患者病情稳定，从医院回归到社区家庭，需要继续维持治疗，作为精神病患者的监护人，一定要履行好监护责任，做好对患者的安全管理，要尊重他们的人格，就像对待其他疾病一样，精神疾病也是一种疾病，不是什么思想问题，要充分认识他们是患者，不是"罪人"。实践证明，尽管患者有各种各样的异常言语、行为，但他们仍保留着部分正常的思维活动，并非完全杂乱无章，对他们反复教育，是可以听家属话，接受家属管理的。如果他们做错了事或偶然做了违法行为，不要只顾粗暴地训斥，或者采取简单、生硬的办法去解决，要坚持说服教育，用摆事实、讲道理的方法，使他们逐步改正。同时，要树立监护人的威信，监护人只有从对患者的真诚关心、体贴和爱护中才能获得患者的真正信赖，从而树立起威信。

一、安全管理

精神障碍患者由于受精神症状的支配，常可出现自杀、自伤、伤人、毁物等破坏行为，这些将有可能危及患者与他人的生命安全和周围环境的安全，一些精神衰退及老年痴呆患者还可能走失。患者生活在社区和家庭中，家属一定要有安全意识，随时警惕潜在的不安全因素，谨防意外的发生。

1.防止走失、噎食　家属对患者平时言语要注意，多与患者交谈，一旦发生外跑的言语和苗头时，应及时看管和劝阻。对老年痴呆和精神衰退的患者应限制患者独自外出，外出时有专人陪护，在患者口袋里写有家庭地址、联系电话的卡片，方便走失后送回家。对已经离家出走，到处漫游的患者，家属有义务将其找回，以避免造成对社会的危害及患者本人的不良后果。

2.预防自杀、自伤　精神病患者除可受精神症状支配发生自杀自伤外，恢复期的患者对疾病缺乏正确的认识；抑郁症、强迫症患者，对自己行为感到痛苦产生消极自卑；长期服用抗精神病药物，出现药物副作用、药源性抑郁；社会上对患者的歧视，家属对患者言语的刺激、行为上的打骂、关押、捆绑等，都会让患者产生罪恶感，从而产生消极情绪和自杀自伤。因此，家属要给予患者足够的重视，预防意外事件的发生，家中一切危险物品均要收藏好，防止患者当作自杀、自伤的工具。对行为紊乱、情绪低落、消极厌世观念非常明显的患者，家属要寸步不离，严加看管，并收好剪刀、药品等可被患者用于自杀的工具。住房内墙壁应光滑不宜有钉子、铁丝或拉绳，电源插头安装时，以不让患者触摸到为宜，暖气应有安全护罩。患者如果居住在楼上，应在窗户上安装护栏，防止坠楼。家属要了解药物副作用的相关注意事项及患者藏药服毒的危险性。治疗用药应由家属妥善保管，不能让患者自取，家属要定时定量给患者服药，并注意预防患者藏药。如发现患者有明显的药物副作用，应与社区医护人员联系，采取适当措施。患者如因药物副作用有吞咽困难时，家属要注意饮食护理，防止发生噎食。一旦发生药物中毒，要争分夺秒，立即送医院抢救。

3.防止伤人、毁物 精神分裂症患者有严重的被害妄想、罪恶妄想，以及产生一些幻觉，具有这些症状的患者，往往受症状支配而伤人，或担心别人害自己和家人而先发制人，是因为别人的态度生硬激起患者的暴力行为也不在少数。此外，患者认为自己的合理要求没有得到满足也容易出现暴力行为。研究表明，大多数的家庭暴力行为由现实事件激发，这些事件包括与家人争吵、被家人殴打、住房条件差、经济紧张、家人歧视、生活受干扰等。暴力行为以精神分裂症、双相情感障碍、酒精所致精神障碍、癫痫、精神发育迟滞、偏执性精神障碍、脑外伤、人格障碍多见。发生冲动行为的患者往往是爆发性的、突如其来的，可能处于高处等危险地带等，患者缺乏自我保护不考虑后果，因此，需要采取措施，防止患者从高空坠下。但不能采取威胁患者的方法，以免患者发生自杀或自伤。如冲动伤人毁物行为发生在人多的地方，应尽快让这些人撤离，可以好言抚慰患者，帮助患者平息情绪，答应患者的任何要求，提供饮料和食品，尽量用平和的方法使患者停止冲动、伤人、毁物行为。如果患者手中有武器，应及时报警，由警察协助。

4.对家属的要求 家属及患者的其他监护人对患者要有耐心，不能训斥、威胁甚至恐吓患者。对患者病情特点要做到心中有数，注意患者的言语、行为有无异常情况，情绪是否稳定，生活是否规律，有无睡眠障碍，以便了解疾病复发先兆。要严密观察病情动态，凡有冲动伤人、自杀企图和言行的患者，都会有明显的焦虑、愤怒情绪，表情敌意、易激动气愤、高声喊叫、坐立不安、动作多而快、粗暴、自制力降低、拒绝治疗和经常违反纪律；有严重情绪低落，自责、自罪、妄想、坐卧不安、频繁如厕等；无特殊原因突然表现出过分合作等行为，这时要主动与患者接触交谈，了解患者的想法，帮助患者用适当的方式控制情绪与行为，要注意患者住房中的危险物品，随时检查不安全因素，如衣服、床下等，把患者周围可伤人毁物的攻击性物品及时取走，适当满足患者的一些要求，对患者的过激言行不辩论。要警惕可能的意外事件，家中的贵重物品应妥善保管，防止患者在发病时破坏；密切与社区医护人员保持联系，如实反映病情。适当给患者安排体力活动，使其精力得到发泄，分散对病态的注意力，并在出现暴力意向时立即向社区医护人员求助，及时将患者送往医院治疗。

二、预防复发

1.坚持药物维持治疗 精神疾病多为慢性病，与高血压、糖尿病等慢性躯体病一样，坚持服药大多数可以保持良好的状态。研究表明，长期维持用药可使病情复发及再次入院的机会明显减少，预防复发最关键是要坚持药物维持治疗。据统计，在复发患者中，自行停药者占54%～77%。维持治疗的患者，复发率为40%；而没有维持治疗的患者，复发率为80%。因此，家属和患者都要高度重视维持治疗，有很多家属和患者认为病好了，不经医生同意自行停药、减药；有的怕"上瘾"；有的怕对大脑有影响，长期吃药会变"傻"；认为抗精神病药伤肝伤肾而停药；有的患者谈恋爱或结婚时隐瞒病情，怕对方发现而不敢吃药；有的女性患者因为怀孕怕影响胎儿而停药等，最终都会导致病情复发。临床案例表明，精神疾病尤其是精神分裂症，复发一次病情加重一次、治疗病程比上一次更长，距再复发间歇期更短，所以，患者和家属都不要抱侥幸的心理"以身试法"，否则最终会付出惨痛的代价，只有坚持服药才是巩固疗效、预防复发的重要保证。

2.定期到医院复诊　通过急性期的治疗，回到家庭和社区后，要定期到医院门诊复查，使医生连续、动态地了解病情，以便能够及时根据患者的病情变化及时调整药量。通过复查也可使患者及时得到咨询和心理治疗，解除患者在生活、工作和药物治疗中的各种困惑，对预防复发有重要的作用。

3.了解复发的先兆　观察睡眠情况，精神疾病睡眠与病情有密切的关系，睡眠的好坏与病情好转和恶化有着提示作用，要观察患者有无入睡困难、早醒，特别是昼夜节律颠倒，白天卧床不起，夜间不睡等。其他复发先兆如患者否认有病、不愿坚持门诊随访和服药；情绪不稳、发脾气，或发呆、发愣；工作、生活由原来主动变得被动，做事效率下降、懒散、独处、不合群、不与人交往；不讲卫生、不主动洗漱更衣；敏感多疑、对人持敌对态度、重提过去病中所说的事情；或出现一过性的幻觉、妄想，或偶尔表现自语自笑，或言谈举止异常等。当家属发现患者有以上症状时，要提高警惕，给予患者更多关怀和安抚，有复发的先兆或患者自我感觉不好时，要及时陪伴患者去医院就诊，做进一步观察和处理，早期得到治疗，这样就有可能避免复发，或者使复发程度减轻。

4.发挥家庭的支持作用　家庭是促进患者恢复健康，提高适应社会能力的最好场所，家人是患者接触最密切、最长久的群体，是患者支持系统中最主要的来源之一。家属应为患者提供适宜的休养环境，有充分的研究表明，因为不良的家庭人际关系，尤其是家庭关系紧张的情况下，疾病复发的机会比家庭气氛融洽时约高4倍。所以，家属要尊重、关心患者，在家庭中营造和谐的气氛。由于疾病的原因，患者可能会有一些令人感到尴尬的言行，对此，家属不要一味地指责，要从患者的角度去感受他们的心情，家属要经常与患者谈心，让患者有表达内心情感的机会，教会患者正确处理负面情绪从而也可以发现患者存在的心理问题并加以疏导，鼓励和创造条件让患者多参加社会活动，尤其要患者能正视社会上对精神障碍患者的歧视，帮助患者提高心理承受能力，学会应付应激事件的方法，纠正性格中的缺陷。

5.保持乐观的心态，坚持力所能及的工作　能够较好地控制自己的情绪，保持愉快、积极向上的情绪，处于顺利时不欣喜若狂，遇到不幸时也不悲观失望，经得起悲喜的考验；对生活中的各种压力不苦恼、不恐惧，泰然处之，尽可能发挥自己最大的潜能来面对，如应付不了，可向家属及好友求得帮助，不可灰心丧气；面对现实，善于适应，尽可能适应社会中种种变化，自己能力达不到的事情，不强求；协调好人际关系，保持家庭和谐，要充分理解他人，也让别人理解自己，与人相处应信任、友好，不猜疑、不敌视，平等待人；坚持力所能及的工作，工作对疾病的康复可以起到药物起不到的作用，工作可以让自己体会到价值感，可以调节情绪，减少不必要的忧虑，工作安排紧凑时，就不会过分关注自己的病态体验，能减少忧虑和不安，工作还可以使人保持良好的心境，并能与周围环境建立良好的联系，防止出现社会适应不良，可以说，工作是恢复健康、防止复发一剂最好的良药。

第二节　精神病患者居家和社区的学习训练

精神病患者在治愈后能够进行正常的生活，在工作、学习、家务劳动、社会交往等方面都能适应，有的患者甚至可以取得出色的成绩。但部分精神病患者，因疾病的原因，各种社会功能都会有不同程度的下降，存在着不同程度的生活技能缺损，以至于影响他们的生活自理能力，不能很好地适应家庭与社会环境，不能很好地负担起自己在家庭及社会的责任。比如注意力不集中，不能较长时间专注一件事情，不能坚持完成作业以及不能学习新知识，不易掌握新技能，导致学习技能缺损，所以对患者进行学习和训练是十分必要的。家属在对患者的学习技能进行训练时，首先应训练患者掌握时间，即做事要有时间概念，如按时起床，按时上课或工作。其次，训练患者在学习时要坐得住、听得进，而且多实践，积极参与讨论，培养自信。在训练过程中，家属的期望值不要过高，不要操之过急，对患者的每一点进步都要给予表扬和肯定。主要学习训练包括以下几个方面。

一、日常生活活动训练

应遵循患者参与和自理的模式，家属协同患者制订康复计划，培养患者的兴趣，让患者说出自己的想法、目标，指导患者自我照顾，使患者了解家属对他的期望，克服生活上的懒散、终日卧床的做法。根据患者具体情况安排一些有益身心健康的内容，如外出散步、听音乐、看电视、家务劳动等，以增强生活兴趣，培养生活能力。与此同时，家属应肯定成绩，给予鼓励，使患者相信自己的能力，树立信心。

1.个人生活技能训练　这类训练包括个人卫生、进食、衣着、排便、基本对话、空闲时间的安排、钱物的管理等。鼓励患者自我照顾，要让患者了解家属对他的期望和要求，克服懒散、终日卧床，努力完成计划。家属根据患者的具体情况，安排一些有益身心的健康活动，如游览、散步，要注意不要剧烈活动，鼓励患者看书、读报、看电视，参加娱乐活动，但不要看情节过于悲伤和恐怖的电影、电视，着重培养生活能力，增强生活兴趣，如洗衣服、做饭、洗碗、扫地、摘菜、编织、园艺等劳动，促进患者熟练掌握家务技能，适当的劳动不但可以增强患者的体质，而且可以改善患者的生活质量，促进社会功能的康复，减缓精神衰退。患者通过劳动，使大脑与整个神经系统获得适宜的刺激与锻炼，会转移患者的病态注意力，减轻病态体验，矫正病态行为，恢复和发展与他人交往的能力和社会适应能力，但不宜过于疲劳。家属不必对患者的生活给予无微不至的照顾，应让患者尽可能有自己的独立生活，比如在衣着方面，不仅要学会按照气候、季节变化更换衣服，还有学会按照不同的场合选择衣服。无论患者做得如何，不要对患者叫喊、批评过多或过分参与。研究表明，当家属拒绝患者时，会导致患者的罪恶感，而更加焦虑和降低自尊心，有碍于患者的功能康复，让患者独立自主地处理自己的事情，给患者锻炼的机会，尽管有时患者处理得并不如意，但通过这些过程，可以有效地恢复患者的社会功能。

2.饮食睡眠训练　养成按时一日三餐的生活习惯，不暴饮暴食，不饮浓茶和咖啡，不挑食，吃普通家常饭，自己吃饭自己盛，饭后帮助收拾碗筷，自己能做的事情家属不代替。自己制订合理的作息时间表，养成良好的睡眠习惯，早晨按时起床，午休不超过1小时，其他时间争取不卧床，晚上看电视、刷手机时间不要太长，保证每天有8～9小时的睡眠时间。

3.日常运动训练　运动疗法是指利用器械或患者自身的力量，通过某些运动方式（主动或被动运动等），使患者全身或局部运动功能、感觉功能得以恢复的训练方法。康复医学所要解决的最常见的问题是运动功能障碍，因此，运动疗法已经成为康复治疗的核心治疗手段。现有研究表明，运动可以改善精神病患者的孤僻、退缩行为，提升患者与人沟通的能力，其次可以改善患者的认知功能、社会认知、工作记忆、注意力等，有很好地改善社会功能的作用，运动疗法可以提高患者的社会适应性，使其早日回归社会。可以根据每个人情况的不同而选择不同的训练方式。可以选择徒手运动，不需要借助器械，仅靠自身的力量及坚持可以完成，其主要内容包括呼吸训练、热身运动、健身体操、太极拳等。有条件的情况下可以选择器械训练，在训练的过程中借助体育器材或用具，以达到训练肌肉力量、提高身体协调性的目的，其主要内容包括各种球类运动、健身器材、瑜伽、跳绳、踢毽子等。

二、社会功能学习训练

精神疾病的治疗目标已经不再是消除精神症状，而是恢复患者的社会功能，使患者最终回归社会，涉及患者是否有在社区中工作、学习、生活所需的各种技能，包括社会技能和人际交往技能、解决问题能力、日常工作生活能力、娱乐消遣技能等。社会功能的学习训练需要利用一切可以利用的条件和时机，使患者在生活、职业、人际交往等社会技能方面达到最大程度的恢复，适应社会环境、锻炼集体生活、树立生活信心，保持和增加脑力和体力活动，尽可能恢复病前工作能力或达到基本上能够自食其力，减轻家庭、社会的负担。社会功能训练主要训练生活、学习和工作等方面的行为技能，可以从三个方面入手。

1.自我照顾训练　生活自理是对精神病患者最起码的要求，如果一个患者做不到在生活上自理就很难谈得上下一步的康复。患者如果生活不能自理就要对患者进行训练，包括起居、洗漱、饮食等方面，这些技能的训练要使患者持之以恒，最终是要让患者自己去主动做。

2.人际交往训练　这是较高级的社会活动所必需的技能，一些社交活动对改变患者的孤独、退缩、少语等症状有积极的作用，患者参加有意义的社会活动可以防止其精神衰退，起到药物所起不到的作用。训练患者的社交技能方法：可以组织一些患者乐于参加的活动，如逛街购物、买菜、下棋、玩扑克牌、参观、游览、郊游、野餐、观赏文艺节目等；也可以进行一些患者喜欢的传统项目，如节日互访、节日座谈、祝贺生日等，这些节目会引起患者的兴趣。在安排这些活动时，一定要从简到难，循序渐进，因人因地而异。

3.职业技能训练　工作不仅是劳动，而是创造性活动，因此，它属于技巧性训练。许多工作是集体的工作，需要同事之间的密切配合，互相沟通联系，在工作中还需要集中注意力，同时有相应的思维活动。通过工作和职业训练，可以使患者逐渐恢复自己的工作能力，同时也能提高患者的社会适应能力。

此外，要动员家属参与教育和干预，家庭是患者活动最多的场所，家属是训练患者的重要资源，家属最了解患者经常要面临的问题是什么，家属要学会如何对待患者，在患者生活中既不要粗暴干涉，也不要过度保护。家属需要做好以下工作：一是训练并提高患者对异常心态的分辨能力和调适能力。二是制定切实可行、逐步提高要求的作息时间表和劳务安排，按时检查执行情况，使患者从被动地接受照顾到主动操持家务和承担责任。三是帮助患者按实际情况接受新的职业训练，恢复职业能力，哪怕做一些无酬金的工作，去做一名志愿者，推动患者参加必要的社会活动，扩大社会接触，使患者与社会相融，并尽量争取社会支持以解决就业问题。

三、人际关系学习训练

人际关系训练的目的是使精神病患者对社会中种种应激具有应对能力，使之具有与人交往的社会技能，从而提高患者的生活质量，防止复发。可根据患者的实际情况，设立合适的目标，建立自立、稳定的生活目的，并给予反复训练与帮助。最直接最有效的办法是给患者找一份工作或让他加入适当的社会团体。另外就是家属一定要发挥作用，首先应鼓励患者参加适当的社会活动，让患者在活动中获得快乐和价值感，树立自信心；帮助患者恢复兴趣爱好，俗话说得好，球有球友棋有棋友，有共同的爱好才会有共同的语言。

家属正确对待患者，理解、包容、尊重、关心患者，建立和睦的家庭气氛，有利于患者缓解内心压力，过分指责和过分包容都不利于健康。教会患者人际沟通的方式和表达愤怒情绪的适宜方法，指导患者正确对待矛盾和处理好人际关系及增强自我保护能力，提高患者生活中的应对能力和处理冲突的技巧。

人际交往的训练是一个艰难的过程，家属在对患者进行训练的过程中不能丧失信心。可以先从简单的社交训练入手，基本社交技能主要包括与人交流时眼神的接触、姿势/身体动作、面部表情、说话语调高低、语速快慢、语言流畅、整体活力水平等。教会患者怎样主动与亲属、朋友、同学、同事打招呼，怎样称呼对方；与对方交谈时应从问候开始，自己应站到关心对方的角度上来，问候语多一些，然后再寻找话题进行交谈。家属教会患者利用公共设施，如约亲戚朋友看电影、去公园、参观、逛街、购物、聚餐等。通过这些活动，可适当地增加人际交往，循序渐进地提高患者的社会技能。家属对患者每一次社交活动都应给予评价、分析和总结，共同制定下一个阶段的训练目标，如此反复进行，患者的人际交往能力是可以提高的。

四、婚姻维护与生育指导

医学上认为，精神病患者在精神病发作期间或未经治疗者及预后不良者不宜结婚，各种精神病患者经治疗后精神症状缓解，疗效巩固较好的，是可以恋爱结婚的。这是为了患者今后的家庭利益和幸福考虑，对于已经治愈或者基本治愈，症状缓解后已经持续了很长一段时间的精神病患者，如果限制其结婚，不让其组建家庭，会使患者产生低人一等的自卑心理，这对患者是一种潜在的压力，甚至会成为病情复发的诱因。相反，如果患者组成了家庭，会使患者体验到人生的幸福和温暖，无疑可巩固疗效，对患者的进一步康复十分有利。家属首先应估计到患者在痊愈之后的恋爱、结婚等问题，以及承担家庭义务和责任的能力，同时要在婚前的适当时机把患者曾患过精神病的病史告诉对方，使他们在充分理解和自愿的基础上结合，这样，对患者的婚后生活、工作及病情稳定有好处。因此，家属对精神病患者的婚姻一定要慎重地给予解决，特别是女性患者，家属更要谨慎小心，不能放任不管，以免上当受骗，更不能用强迫蒙蔽的手段求得非法的婚姻。

在疾病未痊愈前不要考虑婚恋，因为婚恋过程中要处理和决定各种事情，而病情未恢复的患者，更容易带来思想负担，加重病情。加之有些患者还存在部分精神症状，如幻觉、妄想或其他异常言语和行为，不具备料理家庭和个人生活的能力，更不能教养子女，所以说处于这个阶段的患者是不宜恋爱结婚的。此外，重度精神发育迟滞者，由于严重的智力低下，患者不会说话，生活不能自理，还常伴有畸形，也不宜结婚。

病情完全恢复确已巩固的患者，可以考虑婚姻问题，但注意不要选择配偶也是精神病患者，因为如果两个人都有精神疾病，一旦病情波动反复，整个家庭都会陷入混乱之中。另外，夫妻双方同患精神疾病，其后代患精神疾病的比例会非常高。

关于精神病患者的生育问题，精神分裂症、情感性精神障碍、癫痫等都与遗传有一定的关系，其发病机制目前还不十分清楚，因此，从优生的观点来考虑，最好是结婚而不宜生育。精神疾病处于发病期、精神症状未缓解、正在接受药物治疗的患者，也不宜生育。精神分裂症患者病愈后仍需较长时间服用抗精神病药，这些药物有致胎儿畸形的副作用，如果患者为生育停药，又可能导致病情复发；有的患者遗留有社会功能和生活技能缺损，这会影响他（她）做父母的责任，孩子不能健康幸福地成长。而对病情已稳定2年以上者，可考虑生育，由于精神病患者需要药物维持治疗，必须考虑到妊娠期间服药造成胎儿畸形的风险，为了减少胎儿畸形的危险性，在妊娠前3个月内，可考虑停用抗精神病药物，如果停药后病情复发，则应继续服药而终止妊娠。同时，还要注意到患者在妊娠、分娩时，有的患者会由于精神紧张、内分泌和代谢的改变等原因而病情复发。另外，精神药物对婴儿也有不良影响，药物可以通过母乳导致婴儿嗜睡、反应迟钝、发育迟缓、体重下降等，所以，哺乳期患者不要服药，如服药，就不要母乳喂养，改用其他方式喂养，避免给婴儿带来不利。因此，家属必须认真对待，做好优生优育。

第三节　精神病患者居家和社区的自我管理

一、日常生活的自我管理

居家和社区精神病患者安排好日常生活至关重要。

1. 个人卫生方面　尽量让患者自己料理，家属督促执行，最好为他们制订一个合理的生活制度，包括起床、吃饭、午休和晚间睡觉。督促患者早晨洗脸刷牙，整理自己的床铺如叠被、扫床，饭前、便后洗手，头发梳理整齐，督促男患者每天刮胡须。不随地吐痰、不随地扔杂物，每天睡前洗脚，保持衣着整洁，自己房间的卫生尽量自己整理，常用的东西摆放整齐。冬季每周洗澡1次，夏季每周2～3次，洗澡后及时更换衣裤，每周剪指/趾甲。

2.饮食方面　患者生活懒散、不主动进食时，家属要督促患者进食。长期服用抗精神病药，副作用可导致吞咽困难，应训练患者避免大口吞咽，要细嚼慢咽，每餐最好给患者准备汤，必要时将馒头掰碎放在汤中泡软再食用。

3.睡眠方面　教育和督促患者逐渐养成良好的睡眠习惯，制订合理的作息时间表，晚间按时就寝，早晨按时起床，中午休息1小时左右，其他时间尽量不卧床，晚上按时吃药，看电视、刷手机不能太晚，保证每天有8～9小时的睡眠。

总之，患者的日常生活需要有家属的督促、协助，但是不能包办代替，尽可能让患者自己的事情自己做，锻炼自我管理的能力，以减少患者对家属的依赖。日常生活的训练最终目标是患者能达到自我照料。

二、药物的自我管理

精神药物的维持治疗是预防复发的重要措施，精神病患者常年吃药，药物种类多，服药的次数也多，加之让人烦恼和痛苦的药物副作用，使许多患者产生厌倦情绪，感觉稍好就自动停药或减药，因此，应对患者进行药物治疗的自我管理训练，将维持治疗坚持下去，这是精神病患者康复的关键。

药物自我管理技能训练包括：获得抗精神病药物治疗的知识，学会自我管理和评价药物作用的正确方法，识别和处置药物的副作用，学会与医务人员商讨药物的治疗问题等。药物自我管理训练目标：让患者了解药物相关知识，知晓服药原因、服药的益处，学习安全、正确服药技巧和评价药物作用的方法等，最后能够建立良好的服药习惯，提高服药依从性。药物自我管理训练内容：自行取药，服药的正确方法和注意事项，药物保存，要求患者自行制订服药计划，让患者自述所服药物的名称、形状、颜色、剂量、种类、用法、服药时间。

1.从以下几方面观察副作用

（1）睡眠：每天的睡眠时数，有无入睡困难、多梦、早醒。

（2）饮食：有无食欲下降、恶心、呕吐或呛咳。

（3）大便：几天一次，是否干燥。

（4）小便：是否排尿困难。

（5）脉搏：是否感到心慌，安静时每分钟多少次。

（6）口水：是否感到口干或流涎。

（7）运动：是否不灵活或颤抖。

（8）情绪：是否情绪不高或躁动不安。

（9）体重：是否增加或减低。

（10）性功能：是否性欲亢进或减退，是否月经不调。

（11）皮肤：是否出现皮疹，有无色素沉着。

2.从以下问题中了解患者对服药的看法

（1）在每次服药前应该看标签（对）。

（2）如果自己忘了服药，是不是再次服药时补上（错）。（正确答案：如果忘了不要再补药，防止一次性药物过量）

（3）即使我感觉很好，我还是应该把药吃了（对）。

（4）只要我吃了药，每天在什么时候吃都没关系（错）。（正确答案：一定要按照医嘱时间吃，因为有的药是提高情绪的要早晨吃，有的是改善睡眠的所以要放在晚上吃）

（5）虽然我感到口干、有时犯困，我还是坚持按时吃药（对）。

（6）我已经吃了半年的药了，我的病已经治好了，是不是可以减药或停药了（错）。（正确答案：一般精神病首次发病后服药时间为1～2年，在医生指导下减药或停药，如果停药后复发，则需要终身服药）

（7）吃药有副作用是正常的（对）。

（8）我的药丢了一片，我看到有一片药的颜色、大小差不多，我就吃了它（错）。（正确答案：许多药外表都是一样的，所以不要看长得一样就随便服用）

（9）有些药的副作用比疾病对我的影响还大（对）。

（10）如果我长时间用药，会引起药瘾（错）。（正确答案：抗精神病药和抗抑郁药是不会成瘾的，但是安定类药物会成瘾，要在医生指导下应用）

（11）我应该定期和医生谈谈我服药的感受（对）。

（12）我每次吃药记住吃几片就行了（错）。（正确答案：即使是同一种药物，名称一样剂量不一定一样，每次从医院开药回来一定要看药的剂量）。

经过分析上述答案，就会对患者的看法及态度有初步了解，有助于制订训练计划，并有针对性地开展教育。

药物自我管理案例：

患者张某，男性，软件工程师。1999年4月，患者32岁，因情绪不稳、乱花钱、发脾气打人，第一次住入精神科，诊断为双相情感障碍躁狂发作，给予口服富马酸喹硫平、丙戊酸镁等药物治疗，2个月后痊愈出院。出院后不遵医嘱，不听家属劝说自行停药，以后每年3月、7～8月份常会出现情绪波动，兴奋、话多、睡眠差、情绪低落、不愿见人、不想去人多的地方等交替出现，先后5次住院治疗。2011年3月父亲去世后，患者情绪低落，常自责，睡眠差，感觉有人要杀他，家人将药量加大，出现坐立不安、来回走动、心烦，无法进行正常生活。2011年5月再次住院治疗，诊断"双相情感障碍伴精神病性症状"，给予碳酸锂、氯氮平口服治疗1个月，病情缓解，自知力恢复。在院期间，护士对患者进行"双相情感障碍"疾病知识宣教，帮助分析其病情反复明显季节性的特点，以及疾病反复发作对自身和家庭带来的伤害，强调坚持服药和定期门诊的重要性。患者也对护士袒露了为啥没有坚持服药的原因：一是服药后感觉脑子变得迟钝，怕影响工作，单位不要他，所以每次病情稍稳定就停药；二是孩子小，吃药后困倦早晨起不了床，没办法送孩子上学，干脆就不吃药了。导致十年来多次复发，平均2年就得住一次医院。我们又与其母亲及妻子进行了交流，了解到，张某这些年出院后基本不吃药，起初家人看着他挺好，也就没再坚持强迫他，每次当他有犯病苗头时也带他去医院门诊调药，但他总是不能按医嘱吃药，还自己减药、藏药，随着多次的反复，病情有加重的趋势，在家生活没规律，经常夜间上网，白天睡觉，现在父亲去世，母亲年龄大身体也不好，妻子既要工作又要管孩子，根本无力管他，一家人愁容满面。

结合患者的个人和家庭情况，我们对家属讲解"双相情感障碍"疾病的相关知识，家庭护理方法，对家属进行心理辅导。对患者进行药物自我管理技能训练、疾病症状的自我监控训练，通过3个月的训练，掌握了如何管理自己的药物，患者从开始在家属监护下服药，到主动按时按量服药，1～2个月定期到医院复诊，特别是春秋季节敏感时期，家属都会陪同患者到医院门诊调药和咨询，3年前患者提前办理了病退，在家承担接送孩子上下学、辅导孩子功课，陪母亲做些家务，一家人其乐融融，至今患者已坚持8年，病情一直比较平稳，有些小波动时通过门诊调药和医护人员的指导，都能平稳过渡。

（中国人民解放军联勤保障部队第九八四医院　蔡红霞　陈元旺）

第四章

精神疾病的药物治疗与康复

第一节　常用的精神疾病药物

一、精神药物的范畴与类别

精神药物是指主要作用于中枢神经系统而影响精神活动的药物，可以对紊乱的或出现障碍的大脑进行修复，以缓解精神病理性症状，改善和矫正病理性思维、心境和行为等障碍，预防精神疾病复发，促进患者恢复社会适应能力并提高患者生活质量。精神药物的化学结构复杂而繁多，目前主要以临床作用为主、化学结构或药理作用为辅的原则进行分类，大致可以分为以下几类。

1.抗精神病药物　药物作用于中枢神经系统，主要通过调节多巴胺等神经递质传递功能，治疗精神分裂症和伴有精神病性症状的精神障碍。分为典型抗精神病药物（第一代抗精神病药，传统抗精神病药物）和非典型抗精神病药物（第二代抗精神病药，非传统抗精神病药物）。

2.抗抑郁药　通过提高中枢神经系统神经递质功能而治疗各种抑郁症状的药物。主要类别有三环类抗抑郁药（TCA）、选择性5-HT再摄取抑制剂（SSRI）、5-羟色胺（5-HT）和去甲肾上腺素（NA）再摄取双重抑制剂（SNRI），去甲肾上腺素能和特异性5-羟色胺能抗抑郁药（NaSSA），以及单胺氧化酶抑制剂（MAOIs）。多数抗抑郁药物也有抗焦虑作用。

3.心境稳定药　又称为抗躁狂药，治疗躁狂、轻躁狂状态和双相情感障碍的躁狂与抑郁交替、混合发作状态，对反复发作的双相情感障碍有预防复发的作用，主要有碳酸锂和抗癫痫药物，如丙戊酸盐拉莫三嗪和卡马西平等。一些第二代抗精神病药物也用于治疗双相情感障碍，特别是躁狂急性期的治疗。

4.抗焦虑药物　一类用于减轻焦虑、紧张、恐惧，稳定情绪兼有镇静、催眠、抗惊厥作用的药物，如苯二氮䓬类药物可以快速缓解焦虑、紧张、惊恐。另一类为非苯二氮䓬类的5-羟色胺能部分激动剂抗焦虑药物，如丁螺环酮、坦度螺酮等。多数抗抑郁药也具有缓慢持久的抗焦虑作用，用于焦虑障碍的急性期与维持治疗。

5.催眠药　改善睡眠的不同时相，促进睡眠，治疗失眠症，提高睡眠质量。

6.认知改善药物　一类为精神兴奋剂，可改善注意力集中障碍，用于治疗儿童注意缺陷多动症，如苯丙胺等。一类为具有改善记忆衰退等神经认知障碍、延缓神经退行性疾病症状发展加重的药物，用于治疗老年痴呆等神经认知损害的药物。

二、使用精神药物应遵循的原则

1.个体化的药物治疗方案　不同个体对精神药物的治疗反应存在很多差异，需要考虑患者的性别、年龄、躯体情况、是否同时使用其他药物、首发还是复发、既往用药反应等多方面因素。

2.靶症状与药物选择　同一类的精神药物在作用谱上也有一定的选择性，例如有的抗抑郁药镇静作用强，有的振奋作用突出；抗精神病药物有的对阳性症状作用较强，有的对阴性症状作用较好。在选择用药时需分析患者的临床特点，优先选择针对性强、副作用少的药物。药物不良反应不同，不同个体对药物剂量的耐受程度也不同，既往接受过药物治疗者，可根据既往耐受性，快速滴注。

3.剂量滴定　评估有效剂量和维持治疗的最低有效剂量。

4.用药方式及剂型的选择　目前绝大多数精神药物的剂型为口服型，对于兴奋躁动、治疗不配合的患者以及吞咽困难的儿童、老年患者，口服水剂、快速崩解片、注射针剂比较方便实用，而对于需要长期服药维持治疗的依从性不良的患者，长效注射针剂常是较好的选择。

5.疗效与安全性的综合评估　对于急性期，特别是兴奋躁动、攻击性强或者有严重自杀、自伤行为的患者，首选快速起效和镇静作用强的药物，同时需要考虑安全性。一旦患者开始精神药物治疗，需要密切观察药物副作用，随时根据治疗反应和不良反应调整治疗剂量和对症处理不良反应，必要时更换药物品种，避免产生严重不良反应。

第二节　抗精神病药物

抗精神病药物，曾经被称为强镇定药、神经阻滞剂、抗精神分裂症药，这些名称都不太妥当，它们虽有较强的镇定和安静作用，但并非它们主要的治疗作用；它们确能阻断部分神经冲动的传递，但并不能阻断所有神经系统；它们的主要作用是治疗精神分裂症，但也常被用来治疗躁狂症及其他精神病性障碍。故目前通用的命名为抗精神病药物。

各种抗精神病药，不论结构如何，其药理作用和临床应用方面都大同小异，它们之间的差别主要是剂量大小、作用强弱和副作用的轻重。目前抗精神病药物有百余种，国内生产且疗效可靠的有30余种。

1952年应用氯丙嗪治疗精神病患者获得成功，从此开辟了精神分裂症药物治疗的新纪元。至20世纪60年代，相继合成了噻嗪类、硫杂蒽类、丁酰苯类，形成第一代（传统、典型、经典）抗精神病药。典型抗精神病药物减弱多巴胺中脑-边缘通路的过度活动，可改善精神分裂症的阳性症状。药物对黑质-纹状体通路多巴胺的阻断引起锥体外系反应（EPS），对结节-漏斗通路多巴胺受体的拮抗影响催乳素的分泌。

20世纪90年代以来，第二代（非典型、新型）抗精神病药引入，与典型药物相比，很少引起锥体外系反应。其药理作用均为多巴胺（D_2）受体拮抗剂。而非典型药物对其他神经递质受体影响广泛，特别是对5-羟色胺受体有阻断作用，使中脑-皮质和黑质-纹状体多巴胺通路中5-羟色胺能活性降低，可增加多巴胺的传递，从而逆转这些药

物的 D_2 拮抗作用，因此可以改善阴性症状、认知损害和较少出现 EPS。

一、典型抗精神病药物

以氯丙嗪为代表的典型抗精神病药物，主要用于治疗精神分裂症、躁狂症及继发于其他疾病的幻觉、妄想、激越及精神运动性兴奋等精神病性症状。其药理作用具有两种特征，即抗精神病作用和锥体外系反应。典型抗精神病药物临床应用已有50余年，疗效显著、剂型齐全、经济适用，目前仍广泛应用。

根据抗精神病药物化学结果的不同，可将常用典型抗精神病药物分为吩噻嗪类、硫杂蒽类、丁酰苯类、萝芙木类、二苯氧氮平类、苯甲酰胺类及其他类。

从临床实用的观点，可将常用的抗精神病药大体分为低效价高剂量和高效价低剂量两类。前者以吩噻嗪类的氯丙嗪、硫利达嗪及硫杂蒽类的氯普噻吨（泰尔登）为代表，其特点是镇静作用强，对心脏、肝脏等脏器的毒性作用大，锥体外系反应相对较少，效价低，有效剂量较高，一般多在100mg以上。后者以吩噻哌啶类的哌嗪侧链中的奋乃静、氟奋乃静、三氟拉嗪，丁酰苯胺类的氟哌啶醇、三氟哌多等为代表，其一般特征为镇静作用弱，有效剂量低，对心脏、肝脏等脏器的毒副作用较小，锥体外系反应比较大。但效价与效能不能混为一谈，这里所说的高效价或低效价是指所需治疗剂量的高低，并非指高效价者治疗精神疾病的效果比低效价者好。以下以吩噻嗪类药物为例。

（一）化学结构

吩噻嗪类是由两个苯环连接一个含硫和氮原子的三环化合物。因其侧链不同而形成各种衍生物。

（二）药动学

指药物在体内吸收、分布、代谢、排泄的动态变化及规律。

吩噻嗪类药物无论口服或注射均易吸收，吸收的速度受剂型、胃内容物和凝胶类抗酸制剂的影响，大部分经肝肠循环，小部分经胆汁至十二指肠重吸收。口服氯丙嗪1～3小时后血药浓度达到峰值。肌内注射则直接进入大循环，免除了肝脏代谢的第一关，因此生物利用度比口服大。氯丙嗪90%～98%与血浆蛋白结合，过量时不易用透析法清除。本类药物大多为脂溶性，容易透过血脑屏障，有利于药物在组织内储存，但硫利达嗪及其重要活性代谢物美索达嗪则例外，它是一种水溶性强的分子，不易透过血脑屏障，因此硫利达嗪血药浓度往往比其他抗精神病药物高。其药物分布在全身各组织，以脑、肝等组织含量较高，脑内浓度与血药浓度之比约为5:1。药物主要在肝脏经过微粒体氧化酶氧化，葡萄糖醛酸结合也为重要的代谢途径，多数氧化代谢物活性小或无活性，但7-羟氯丙嗪有较高的药理活性。药物及其水溶性代谢产物主要从尿中排出，少数从胆汁排出，停药6个月，尿中仍可发现氯丙嗪。所有抗精神病药的药动学呈现多相型模式。不同药物及不同患者之间药物的半衰期有明显差异，遗传、年龄是影响药物代谢和清除的重要因素。

氟哌啶醇在体内的代谢产物只有一种，可以较好地进行有效血药浓度的测定。口服氟哌啶醇后，血药浓度上升和下降均较氯丙嗪缓慢，血药浓度高峰时间为3～10小时，

半衰期为 $12 \sim 24$ 小时，有效血液浓度为 $2 \sim 10ng/ml$，但因存在个体差异，故最低值和最高值可以相差 $5 \sim 10$ 倍。每天 3 次口服者，需 $6 \sim 10$ 天才能到达稳态血药浓度，而肌内注射只需要 $3 \sim 5$ 天。

（三）药理作用

1.主要作用部位　抗精神病药的药理作用非常广泛，它的作用部位从大脑皮质、脑干、脊髓、周围神经，直至神经肌肉接头；它还广泛地影响循环、消化、内分泌和皮肤等系统。即使是对中枢神经递质来说，也有抗多巴胺、抗去甲肾上腺素、抗胆碱、抗组胺、抗血清素等作用。这些药理作用多数和抗精神病作用无关，但是和副作用的发生却有密切的联系。

2.剂量范围和效价　抗精神病药物的主要治疗作用，可能与其抗多巴胺作用有关，临床上多数用来治疗精神分裂症的药物所需治疗剂量的大小，与它们对多巴胺受体的阻断作用线性相关。目前在研制的新药也常以对多巴胺的阻断作用作为重要的筛选指标；并据此研究出若干有效的新型抗精神病药。常见抗精神病药的药名、类别、与氯丙嗪相比较的效价，以及口服药物时的日剂量范围，见表4-1。

表4-1　吩噻嗪类药物效价与日剂量

分类	药名	效价（与氯丙嗪相比较）	日剂量（mg）
二甲胺基类	氯丙嗪	1	$200 \sim 800$
哌嗪类	奋乃静	10	$20 \sim 60$
	三氟拉嗪	$10 \sim 20$	$10 \sim 60$
	氟奋乃静	$20 \sim 30$	$10 \sim 40$
哌啶类	硫利达嗪	2/3	$200 \sim 800$
	哌泊噻嗪（哌普嗪）	20	$20 \sim 50$
硫杂蒽类	氯普噻吨	$2/3 \sim 1$	$200 \sim 600$
	替沃噻吨	20	$10 \sim 60$
	氟哌噻吨	50	$2 \sim 12$
丁酰苯类	氟哌啶醇	50	$8 \sim 40$
	匹莫齐特	100	$2 \sim 12$
	五氟利多	20	$20 \sim 120$
	氟司必林	$10 \sim 20$	$2 \sim 8$
苯甲酰胺类	舒必利	$2/3 \sim 1$	$200 \sim 1000$
二苯氧氮平类	氯氮平	$1 \sim 2$	$200 \sim 600$
吲哚类	洛沙平（克塞平）	20	$40 \sim 60$
	吗茚酮（吗啉酮）	$5 \sim 10$	$50 \sim 100$
	氟哌啶	1	$150 \sim 400$
萝芙木类	利舍平（利血平）	$40 \sim 50$	$3 \sim 6$

（四）临床应用

1.适应证　抗精神病药物主要用来治疗各类精神分裂症，以及预防精神分裂症的复发，也用于治疗其他精神病性障碍，如情感性精神障碍躁狂相、伴精神病性症状的抑郁、偏执性精神病、分裂情感性精神障碍、反应性精神障碍、癫痫性精神障碍，以及其他急性精神病如急性酒精中毒性精神障碍、精神发育迟滞伴发的兴奋、幻觉、妄想等。当患者为器质性精神障碍时，如果没有用药禁忌，可以用药对症治疗，但应选择副作用较小的药物，剂量应该小，精神症状控制后可逐渐停药。一般来讲，神经症不宜选用抗精神病药物，但如果有癔症性精神病发作时，仍可有用药适应证，但是不能当作催眠药滥用于神经症，特别是高效价药物。

2.禁忌证　抗精神病药物的禁忌证主要是从它们的副作用角度来考虑的，以下情况禁用：①严重心脑血管疾病，如严重的心力衰竭和重症高血压；②急性黄疸，肝炎的急性期；③严重肾病，肾功能不全，急性肾炎；④各种原因引起的中枢神经系统的抑制或昏迷；⑤原因不明的急性感染、发热；⑥血液病，造血功能不良者；⑦以往有同种抗精神病药过敏者；⑧甲状腺功能减退和肾上腺皮质功能减退时，易发生低体温及低血压反应，一般不宜应用，尤其是镇静作用较强的抗精神病药物；⑨重症肌无力者，因用药后可能导致肌无力危象，也为禁忌证；⑩青光眼、前列腺肥大、怀孕也应列为慎用范围；对于儿童的单纯行为问题或者教育困难者，在任何情况下不可使用抗精神病药物。

当然，抗精神病药的禁用和慎用范围是相对的，要根据临床特点，分清主次矛盾后再确定。例如，患者既有严重的心脏疾病，又有严重的兴奋躁动，此时应权衡治疗的利弊，且谨慎调节用药的剂量。

3.治疗前的准备　随着药物品种不断增多，各种抗精神病药物各具特点，使得医生在治疗过程中有很大的选择余地。用药前应认真询问病史，详细做精神检查，辨别主要的精神症状，明确诊断，合理选择药物；参考既往病史，如药物过敏史、肝脏疾病、心血管病史等。详细做躯体和神经系统检查，以排查器质性疾病。应检查血常规、肝肾功能、心电图、胸透，必要时做脑电图；还应了解患者既往的治疗情况，用过什么药，剂量是多少，疗效和缓解的程度如何，有何不良反应等。治疗前的准备工作做得好，才能做到胸中有数，在治疗过程中合理选择药物，提高药物的疗效，减少副作用的发生。

4.用药方法　剂量滴定，在用药开始时，常分次小剂量给药，以利于探索适宜的剂量，且有助于减轻副作用。抗精神病药的半衰期比较长，可一日给药1～2次，如剂量不大，可睡前一次顿服。如剂量较大，则需分次口服，大部分药物宜在晚上服用。

1）口服法：一般多用渐增法，即从小剂量开始，逐渐增量，以氯丙嗪为例，一周内增量至200～300mg/d，如此递增至600～800mg/d。达到临床痊愈后，维持此剂量2个月，以巩固疗效。之后开始缓慢减量，方法与加药相反，先减早晨、中午的药，最后减晚上的。维持量视病情缓解程度、有无残留症状而异，一般为治疗剂量的1/4～2/3。门诊用药办法同上，但加药更易缓慢，日剂量不超400mg/d。

2）注射法：对兴奋躁动、严重冲动、敌对、拒服药的患者经常采用注射给药法，如肌内注射盐酸异丙嗪100～200mg/d，肌内注射氟哌啶醇10～30mg/d。也可以采用

"冬眠混合液"注射，其配方为盐酸氯丙嗪25～50mg，盐酸异丙嗪25～50mg，哌替啶50～100mg肌内注射，每日1～2次，共2周。静脉注射剂量和配方同肌内注射，用注射用水40ml或5%葡萄糖40ml稀释，注射时速度应慢。也可将药物溶入500ml生理盐水或5%葡萄糖盐水中静脉滴注，滴速40～60滴/分。

注意事项：①注射与口服的效价之比约为4∶1，即为口服药的4倍，因此注射剂量不能过大；②注射法，尤其是静脉注射可能引起血压骤降，甚至带来其他严重的后果，故应慎用；③肌内注射可引起局部疼痛、硬块和无菌性脓肿，故肌内注射部位宜深，并应轮换注射部位，严格遵循无菌操作，以防局部感染或脓肿形成；④静脉注射可致血栓性静脉炎，因此静脉注射时，一定要用足够的注射用水稀释，速度要慢，尽可能减少血管内膜损伤和防止漏出；⑤注射给药，只是为了控制急性症状，如情况好转，即应改为口服给药。

5. 副作用　吩噻嗪类药物的药理反应广泛，反应部位也较广泛，因而它们的副作用也是复杂而广泛的。按副作用出现的频率可以分为常见副作用，如口干、舌燥、乏力、思睡、心动过速、锥体外系反应等。罕见副作用，如阻塞性黄疸、粒细胞缺乏、视网膜色素沉着等。各种副作用中以急性黄疸、粒细胞缺乏、癫痫样发作、剥脱性皮炎、肝损害及低血压休克最为严重，应引起高度注意。

按副作用出现的部位及系统详细叙述如下。

1）嗜睡：是常见的副作用，尤其是在治疗初期及增大剂量时，通常在继续用药过程中会减轻或消失。但在快速增加剂量或剂量过大时会出现"过度镇静"，此时宜适当减低剂量，以免过于影响患者的活动。

2）惊厥：任何一种吩噻嗪类药物都可诱发癫痫发作，既往有癫痫病史或者有脑器质性病变者较易发生。除与加药过快及剂量较大有关外，与药物的种类也相关。其中，以高剂量、低效价者为多见。惊厥可发生在治疗开始几天、几周，或者在加药过程中或突然停药时。

3）锥体外系反应：较常见。其发生率占用药患者的20%～50%，发生时间最早可在服药后48小时出现，但多数在用药后3～5周发生。发生率与药物种类、剂量、疗程、年龄及个体因素有关。这类副作用可分为以下若干类别。

①急性肌张力障碍：为个别肌群短暂或长时间的痉挛。这种肌张力障碍的发病特征是发生于服用精神类药物期间，特别是开始治疗的第一周内，加大药物剂量时也可以出现。表现为各种奇特的动作或姿势，包括眼斜、伸舌、牙关紧闭、斜颈、言语障碍以及躯干、四肢不协调。其他一些肌张力障碍包括眼睑痉挛以及舌与喉部的不协调，后者会导致发音困难，吞咽困难甚至还会影响到呼吸，从而导致缺氧发绀症状。部分儿童可能会出现角弓反张、脊柱侧凸或前凸以及躯体的扭转动作。肌张力障碍还会导致疼痛与恐惧，并且常让患者不能再适应后续的服药计划。可伴有焦虑、烦躁、恐惧等情绪表现，亦可有瞳孔扩大、心率增快和出汗等自主神经症状。因其表现奇特并常伴有很强的暗示性，可以在暗示或自我暗示情况下发作或缓解，容易误诊为癔症。另外，应与脑炎、脑膜炎、癫痫、破伤风及低血钙区别。肌张力障碍呈自发波动性发作，并且会恢复到安静状态，因此临床医生有时可能看到的是一个错误的表象而认为该动作属于癔症或是可以完全由自身控制。

虽然任何一种抗精神病药物都能引起肌张力障碍，但是对于肌内注射的强效抗精神病药物来说更普遍。硫利达嗪不易引起该副作用，非典型的抗精神病药不易导致肌张力障碍。

预防性药物在拮抗肌张力障碍的同时存在一定的危险性，目前已不建议预防性用药，在出现肌张力障碍时可以口服或肌内注射抗胆碱药物或通过静脉或肌内注射苯海拉明（50mg）也能够减轻该症状的发生（表4-2）。

表4-2　锥体外系反应的药物治疗

非专利名	商品名	日常用量	适应证
抗胆碱药物			
苯扎托品	甲磺酸苯扎托品	po 0.5 ～ 2mg tid；im或iv 1 ～ 2mg	急性肌张力障碍，帕金森病，运动与静坐不能，兔唇综合征
比哌立登	安克痉	po 2 ～ 6mg tid；im或iv 2mg	
丙环定	开马君	po 2.5 ～ 5mg bid ～ qid	
苯海索	苯海索	po 2 ～ 5mg tid	
奥芬那君	枸橼酸奥芬那君	po 50 ～ 100mg bid ～ qid；iv 60mg	
抗组胺药物			
苯海拉明	苯那君	po 25mg qid；im或iv 25mg	急性肌张力障碍，帕金森病，运动不能，兔唇综合征
金刚烷胺	盐酸金刚烷胺	po 100 ～ 200mg bid	帕金森病，运动不能，兔唇综合征
β-肾上腺素拮抗剂			
普萘洛尔	心得安	po 20 ～ 40mg tid	静坐不能，肌肉震颤
α-肾上腺素拮抗剂			
可乐定	可乐宁	po 0.1mg tid	静坐不能
苯二氮䓬类			
氯硝西泮	氯硝西泮	po 1mg bid	静坐不能，急性肌张力障碍
劳拉西泮	氯羟安定	po 1mg tid	
丁螺环酮	布斯帕	po 20 ～ 40mg qid	迟发性运动障碍
维生素E		po 1200 ～ 1600U/d	迟发性运动障碍

注：po.口服；im.肌内注射；iv.静脉注射；bid.每日2次；tid.每日3次；qid.每日4次

②药源性帕金森综合征：十分常见，发生率15% ～ 40%，通常发生在开始治疗的5 ～ 90天。虽然各年龄阶段的人都会出现副作用，但相比之下老年人和女性更容易出现精神病药物所致的副作用。临床症状轻重不等，但都具有运动缓慢或运动不能、静止性震颤、肌张力增高及自主神经紊乱四大特征。表现为肌肉僵直（气管痉挛），齿轮样

强直，步态缓慢，屈身姿势，流涎。可伴有情绪忧郁、流涎、多汗或皮脂溢出。严重者可出现构音困难和吞咽困难，全身性肌强直，类似木僵。原发性帕金森病的捻药丸样手震颤是很少见的，但是可能会出现一种规则、迟钝类似于原发样的震颤。所谓的兔唇综合征是一种影响到嘴唇四周肌肉的震颤，并且这也是另一种患帕金森病外加同时服用抗精神病药的反应，该综合征与其他震颤相比，特别容易发生于使用抗精神病药物治疗的后期。

帕金森副作用是由于药物阻断了尾状核中黑质纹状体多巴胺能神经元末端的多巴胺受体。所有的抗精神病药物都能引起该综合征，尤其是那些拮抗多巴胺受体作用强而拮抗胆碱受体作用弱的药物，如三氟拉嗪。氯丙嗪与硫利达嗪不太可能出现这类副作用。另外，新型的非典型抗精神病药物阿立哌唑、奥氮平及喹硫平引起的帕金森综合征概率很低。

治疗：可用抗胆碱药物治疗如苯扎托品、金刚烷胺或苯海拉明等（表4-2）。抗胆碱药物必须使用4～6周才能根据患者对帕金森效应的耐受程度而考虑停用。在使用抗精神药物而导致帕金森病的患者中，有约50%的人需要持续维持治疗。即使停用抗精神病药物后，帕金森症状仍然能持续2周，老年人甚至能持续3个月。对于这部分患者，在停用抗精神病药物后，医生应继续给予抗胆碱药物治疗，直到其帕金森症状完全消失为止。

③静坐不能：静坐不能是主观多动的感觉或多动的客观体征。患者表现为烦躁不安，不能静坐，反复走动或原地踏步，可伴有不自主运动如下肢抖动等。当保持坐姿时烦躁不安、反复动作，并且起立与坐下反复交替。有些患者可能发生激动、兴奋和抑郁等。很多精神类药物可引起静坐不能，包括抗精神病药物、抗抑郁药及拟交感神经药。一旦出现或被确诊为静坐不能时，患者所使用的精神药物应该减少到最小有效剂量。静坐不能还可能与低效价的治疗效应相关。其发生率不低，大多发生在用药后第2～3周。

治疗：其治疗包括三个步骤：a.减少药物剂量；b.尝试使用恰当的药物治疗；c.考虑改变精神药物的种类。最有效的药物是β-肾上腺素受体阻滞剂，但是其他药物如抗胆碱类药物、苯二氮䓬类药物及赛庚啶对一些患者可能也有作用。在一些静坐不能的病例中，不使用干预手段似乎更有效。

④迟发性运动障碍（TD）：又称迟发性多动症。迟发性运动障碍是抗精神病药物的一种迟缓效应，在使用抗精神病药物的前6个月很少会发生。这些运动障碍包括头、四肢及躯干部位的肌肉不规则、无意识、不规律的舞蹈样症状。其发病状况可从轻微（本人及其家属未能发现）到严重致残的程度。口腔周围的动作是最常见的，并且还包括其他动作如疾走，扭动，吐舌，咀嚼与下颌侧面的运动，吸吮，以及脸部的非正常表情。手指捻丸动作及搓手动作也是常见的症状。在病情较严重的情况下会出现斜颈、颈后仰、躯体扭曲及骨盆推挤。在最严重的情况下，患者可能会出现呼吸与吞咽不规律，从而导致吞气症、打嗝及打呼噜。也有过呼吸运动障碍的报道，该运动障碍在应激时会加重，而睡眠时又会消失。

对于使用精神药物超过1年的患者，其中有10%～20%的人会发生迟发性运动障碍。而长期接受住院治疗的患者有20%～40%的人会出现该副作用。女性患者比男性的患病率高，儿童、年龄大于50岁及脑部受过创伤或心理有障碍的人群都属于迟发性运动障碍的高危人群。

病程与预后：迟发性运动障碍的患者群体中，5% ~ 40%的患者最终得到缓解或治愈，并且在症状较轻的患者中，有50% ~ 90%的人得到缓解或治愈。然而，相对于年轻患者来说，老年人的迟发性运动障碍不易治愈。

治疗：治疗迟发性运动障碍的3个基本途径是预防、诊断与护理。预防是最有效的办法，具体做法是针对明确的症状才使用抗精神病药物，并且用药剂量应是最小有效量。非典型的抗精神病药物所致迟发性运动障碍率比典型的精神病药低。在所用抗精神病药物中，氯氮平是唯一一个不易导致迟发性运动障碍的药物，并且甚至能够改善预先出现的迟发性运动障碍症状。这可能是由于该药物作为D_2及5-HT拮抗剂，与D_2受体的亲和力低，而与5-HT受体的亲和力高。接受抗精神病药物治疗的患者，应该定期地检查他们所表现出的非正常活动。当多巴胺受体被拮抗时，患者的症状会明显加重，然而如果用5-羟色胺-多巴胺受体拮抗剂来代替单纯多巴胺受体拮抗剂的话，可能会抑制患者的非正常活动，使之不会进一步发展为运动性障碍。

一旦患者被诊断为迟发性运动障碍，医生应该考虑减少抗精神病药物的剂量，甚至完全停用此类药物。也可以选择使用氯氮平或改用另一种多巴胺受体拮抗剂。对于患者来说，如果不再使用任何的抗精神病药、锂盐、卡马西平或者苯二氮草类药物，其运动障碍及精神病都可能会得到充分的缓解。

Valbenazine是FDA批准的第一种治疗成人迟发性运动障碍的药物。迟发性运动障碍是由多巴胺受体长期堵塞导致大脑运动区域多巴胺受体高度敏感引起的。Valbenazine是一种选择性的囊泡单胺转运体2（VMAT2）抑制剂，可减少超敏多巴胺受体可获得的多巴胺量。它可引起嗜睡、跌倒、头痛、静坐不能、呕吐、恶心，并有抗胆碱能作用。通常的起始剂量为每日40mg，1周后可增加到80mg。CYP2D6代谢不良者和CYP3A4抑制剂存在时，剂量调整是必要的。它可以延长QT间隔，需要适当的筛选和监测。肝损害患者应减少剂量。

4）恶性综合征：精神药物的恶性综合征是威胁生命的一种并发症，可发生于使用抗精神病药物的任何阶段。其症状包括肌肉僵直与肌张力障碍，运动不能，缄默，迟钝及激动。自主神经症状包括高热、盗汗、血压及脉搏升高。实验室检查：白细胞计数增加，肌酸磷酸激酶、肝脏酶、血浆肌红蛋白，以及尿肌红蛋白升高，偶尔会出现肾衰竭。

男性患者发生率比女性高，并且通常情况下年轻患者的发生率较老年患者高。恶性综合征的死亡率为10% ~ 20%，使用药效更持久的抗精神病药物时，其死亡率更高。对于使用多巴胺受体拮抗剂的患者来说，该综合征的平均发生率为2% ~ 2.4%。

病理生理学：未明确。

病程与预后：该症状的发展进程为24 ~ 72小时，在未治疗的情况下能持续10 ~ 14天。该不良反应在初期时不易发觉，并且该症状的消退或加重都可能会被误认为是精神病的加重。

治疗：在药物治疗方面，最常用的药物是丹曲林和溴隐亭，有时也用金刚烷胺。溴隐亭和金刚烷胺能够直接控制多巴胺受体激动剂的效应，并且可能还会拮抗抗精神病药物所导致的多巴胺受体阻断效应。为了减少恶性综合征的发病概率，抗精神病药物的剂量应使用最小有效剂量。抗精神病药物的抗胆碱能作用似乎不大可能引起精神药物所致的恶性综合征。

5）药物所致的姿势性震颤：震颤是一种有节奏性的动作，其节拍通常大于1次/秒。通常情况下，震颤在放松和睡眠的时候会减轻，而在压力过大及焦虑的情况下会加重。所有的诊断依据都与精神药物的使用有关，一系列的抗精神病药物都能导致震颤，尤其是大多数的药物，如锂盐、抗抑郁药物及丙戊酸盐。

其治疗包括四个原则：尽量使用最小有效剂量的精神类药物；患者应该尽量少喝咖啡；精神类药物应尽量在睡眠时使用，以最大化减少白天的震颤副作用；β-肾上腺素受体阻滞剂（如普萘洛尔）能够用来治疗精神类药物所导致的震颤副作用。

6）其他障碍

①夜间性肌阵挛：指睡眠期间，腿部肌肉突然高度刻板地收缩。患者对其腿部舞蹈样抽搐并无主观的意识。在65岁以上的患者中，该症状的发生率约为40%。使用选择性5-羟色胺再摄取抑制剂（SSRI）时可能伴随发生。

腿部的动作频率约为20～60秒/次，发作时大部分足趾伸展，足踝、膝关节及臀部呈弯曲状态。频繁觉醒，无恢复作用的睡眠及日间嗜睡为其主要症状。对于夜间性肌阵挛的治疗并没有一个普遍起效的方式。使用苯二氮䓬类、左旋多巴、奎宁治疗可能有效。另外，在少数病例中，阿片类药物也有治疗效果。

②不宁腿综合征：在不宁腿综合征中，无论坐立或卧床，患者都能明显感觉到小腿内部不适。这种感觉的迟钝很少引起疼痛，但是却能让人感到极度的痛苦，并能引起一种几乎无法抗拒的强迫性腿部移动；因此，该病症在睡眠或熟睡状态下能够减轻。该副作用的发病高峰人群为中年人群，发病率为5%。在使用选择性5-羟色胺再摄取抑制剂时有可能出现该副作用。

③精神方面的副作用包括过度镇静、药源性精神副作用、药源性抑郁、自主神经系统副作用。

过度镇静：治疗剂量的药物可致半数以上的患者出现无力、思睡反应，多见于治疗开始时，以后可产生耐受，症状会渐趋减轻或消失。过度镇静与药物种类及剂量有关，与个体反应也有关。思睡及乏力会影响患者的日常生活和活动，还可能发生摔倒等意外。临床上应注意防止把药物引起的过度镇静和严重的震颤麻痹综合征误诊为紧张性木僵。

药源性精神副作用：抗精神药物有时可引起精神症状，与其治疗作用相反，故又称为"精神矛盾反应"。使用高效价药物或原有脑器质性损害患者在治疗初期可出现一过性的精神运动性兴奋，它可使原来的精神运动性兴奋加剧。患者表现为焦虑不安、激动、凶狠、敌意、极度兴奋和冲动、攻击行为等。另外，1%～3%的患者可出现不同程度的意识障碍，症状与中毒性精神障碍类似，表现为定向力障碍，言语散漫，错觉，幻觉，兴奋躁动，刻板动作或冲动行为，生活不能自理。亦可有脉速、出汗、震颤、构音不清、扩瞳等躯体症状，多见于用药早期，午后和晚间症状明显，大剂量用药或在剧增、骤停或更换药物时出现；联合用药，尤其是与三环类药物和抗胆碱药联用时易出现；另外，老年器质性病变或躯体疾病者易出现，可能与中枢抗胆碱能作用有关。主要治疗方法是减药或停药，一般1～3天后症状消失。

药源性抑郁：其发生率依药物种类而异，依次为利舍平、氟哌啶醇、氯丙嗪、奋乃静和三氟拉嗪。其发生与患者对药物反应的焦虑、烦躁、静坐不能、急性肌张力障碍、运动不能等躯体和精神改变的影响密切相关，严重者可导致自杀。另外，其发生与个体素质和精神因素也有一定的关系。一旦发现，应及时减药、停药或加服抗抑郁药，并严密观察，以防意外。

自主神经系统副作用：多在治疗初期出现，以后机体通过自主神经系统平衡而渐趋适应。临床症状可出现低血压，偶尔为高血压、心动过速或过缓，食欲缺乏或易饥饿，口干或流涎，腹泻或便秘，多尿或排尿困难，发热或低体温，多汗或无汗，皮肤苍白或潮红，缩瞳或扩瞳，肠蠕动增强或减弱，以及恶心、呕吐、视物模糊和性功能障碍等。

二、非典型抗精神病药物

（一）概念

20世纪60年代末，新型抗精神病药氯氮平开始进入临床试验，结果发现氯氮平具有显著的抗精神病作用，几乎不引起锥体外系反应（EPS）。氯氮平对中枢D_2受体阻断作用较弱，主要通过5-HT、NE和谷氨酸受体等多种受体起作用。于是人们提出"非典型抗精神病药物"的最初定义，即不再以D_2受体阻断作用作为抗精神病药唯一的生化机制解释。相对于典型抗精神病药物而言，非典型抗精神病药物具有独特的认知改善作用，是对阴性症状和某些难治性疾病均有效的一类抗精神病药物，是抗精神分裂症的首选药物，主要包括利培酮、齐拉西酮、奥氮平、富马酸喹硫平、氨磺必利和阿立哌唑等。它的作用机制与阻断多巴胺D_2受体，多巴胺D_1、D_3及D_4受体，5-HT受体，以及谷氨酸等多个受体有关。由于这种多受体作用的特征，此类药物较传统抗精神病药物疗效佳、适应证广，可与抗抑郁药物联合治疗抑郁症，也可作为心境稳定剂治疗双相情感障碍，某些药物（如喹硫平）甚至对物质滥用也有疗效，且副作用轻微，EPS发生率明显降低，很少影响催乳素分泌，患者耐受性和依从性较好。

（二）药理学特征

非典型抗精神病药物的药理作用不同于典型抗精神病药物。目前精神药理学研究，非典型药物有以下特征。

1. 选择性作用　非典型药EPS少，最流行的解释是脑区作用的选择性，即优先作用于中脑边缘系统DA，而非锥体外系运动系统。

目前常用的抗精神病药对多种受体有亲和力，如DA、5-HT、M_1、NE、H_1受体。

2. 5-HT_2受体高亲和力　非典型药物受体作用广谱，是广谱递质受体拮抗剂。对各种受体相对亲和力进行比较，典型药物D_2受体亲和力高，非典型药物D_2亲和力相对弱。虽少数D_2受体绝对亲和力高，但多数是相对弱的D_2受体拮抗剂，但D_2受体绝对亲和力本身并不能判定典型或非典型。

5-HT_2受体亲和力高是非典型抗精神病药物的另一个重要特征，氯氮平与5-HT_2的亲和力比D_2高20倍，奥氮平为12倍，利培酮为11倍。有人提出5-HT_2比D_2亲和力至少高10倍，即有非典型特点（EPS少、催乳素升高少）。

3.受体占据率　药物剂量是受体占据的重要因素，因此对多种药占据作比较时，不但要比较占据多少，而且要比较相应临床剂量范围内的剂量－占据关系。据报道，氯氮平125～600mg/d，D_2受体占据24%～66%；利培酮6mg/d，D_2受体占据73%～85%；奥氮平10mg/d，D_2受体占据66%～75%。利培酮和奥氮平剂量（mg/d）比值1∶4时，两者D_2占据相等。低剂量氯氮平75mg/d几乎完全占据5-HT$_2$受体。

（1）氯氮平：于1958年在瑞典合成，是首个第二代抗精神病药物，在精神分裂症的药物治疗史上具有里程碑式的意义。氯氮平是第一个用来治疗精神分裂症阴性症状的药物，很少产生EPS，是迄今为止极少引发迟发性运动障碍的抗精神病药之一，可以选择性抑制中脑边缘通路上的DA能神经元，很少作用于纹状体通路上的DA能神经元。对结节漏斗部DA能神经元影响小，不会引起催乳素增高。1990年美国FDA同意氯氮平用来治疗难治性精神分裂症和因为严重EPS或迟发性运动障碍而不能耐受典型抗精神病药物的精神分裂症患者。氯氮平对5-HT$_{2A}$、5-HT$_{2B}$、NE和ACh受体有亲和性，对D_2的亲和性相对较低。氯氮平因引起低血压与过度镇静，临床应从低剂量开始（12.5～25mg/d），以隔天25mg或50mg的剂量增加，目标剂量为300～600mg/d。血药浓度超过350ng/d时会有较好的疗效。

适应证：难治性精神分裂症患者；出现严重迟发性运动障碍的精神分裂症患者；分裂情感障碍、难治性躁狂和严重精神病性抑郁症；小剂量（25mg/d）用于帕金森病和因多巴胺激动剂所致精神障碍患者的治疗。

禁忌证：孕妇、哺乳期妇女、年幼患者；血液病患者；严重心、肝、肾功能损害者；有意识障碍的患者；有癫痫史的患者；骨髓及外骨髓增殖障碍者；活动期结核或人类免疫缺陷病毒感染所致的免疫功能受损的患者；老年人、冠心病患者及低血压者慎用。禁与引起骨髓抑制的药物如卡马西平等合用。

副作用：本药显著特点是EPS反应轻，但临床上仍有少数患者出现静坐不能、肌张力障碍和震颤。至今尚无迟发性运动障碍的报道。因其有较强的抗肾上腺素能、抗组胺能和抗胆碱能作用，故可出现流涎、便秘、口干、尿潴留、嗜睡、乏力、体温升高、恶心、腹胀、视物模糊、心动过速、直立性低血压等。氯氮平可加重强迫症状。氯氮平可增加体重。少数患者可有虚脱、遗尿、皮疹及意识模糊。用量过大可引起癫痫发作（＞500mg/d），增量过快易致直立性低血压。最严重的副作用是粒细胞减少和粒细胞缺乏症，机制不明。一般发生在治疗的第5～25周，危险因素为年长妇女，尚未发现与剂量有关。因其死亡率高，故临床上应定期检查白细胞及其分类。

（2）利培酮：继氯氮平后的第二代非典型抗精神病药物，1984年由比利时杨森公司开发研制。1993年被广泛应用于临床，1994年在美国和欧洲上市，1997年在我国上市。目前有多种剂型（片剂、口服液和缓释剂）和长效针剂。利培酮具有很强的中枢5-HT，尤其是5-HT$_{2A}$和DA受体的拮抗作用，对D_2受体的拮抗作用与氟哌啶醇相似。对阳性症状的疗效与典型抗精神病药物相似，且低剂量时锥体外系副作用较少，对阴性症状有较好的疗效，镇静作用小，没有明显的抗胆碱能不良反应。治疗剂量2～6mg/d。

适应证：急慢性精神分裂症患者；其他各种精神病性症状的阳性症状（如幻觉、妄想、思维紊乱、敌视、怀疑、兴奋、夸大等），阴性症状（如淡漠、退缩、反应迟钝、注意障碍、自知力缺乏等）及各种非典型的精神病性症状；可减轻与精神分裂症有关的情感症状（如抑郁、负罪感、焦虑）；双相情感障碍躁狂发作及与心境稳定剂合并治疗双相情感障碍；老年性精神病，如老年兴奋与激越状态、老年性痴呆等。

禁忌证：对本药过敏者及15岁以下儿童禁用。肝病及肾病患者慎用。对孕妇的安全性尚不明确。

副作用：与经典抗精神病药相比，较少引起锥体外系副作用，但仍可出现颤抖、僵直、流涎、运动迟缓、静坐不能、急性肌张力障碍。常见的不良反应有失眠、焦虑、激越、头痛，剂量相关的锥体外系副作用和血催乳素水平增高，其他常见的副作用包括镇静、头晕、体重增加等。较少见的副作用：嗜睡、疲劳、头晕、注意力下降、便秘、消化不良、恶心或呕吐、腹痛、视物模糊、勃起困难、性冷淡、尿失禁、鼻炎、皮疹及其他过敏反应。

（3）奥氮平：又称奥兰扎平，再普乐，由美国礼来公司生产，国内有多款仿制药。1996年9月在美国上市，1999年进入中国市场。目前有普通片剂、口崩片。国外有短效肌内注射剂和长效针剂。剂量范围5～20 mg/d，可一次服药。

适应证：精神分裂症急性期治疗及维持治疗；分裂情感障碍急性期治疗及维持治疗；治疗双相情感障碍躁狂发作及与心境稳定剂合用治疗双相情感障碍。

禁忌证：禁用于闭角型青光眼及对该药过敏的患者；慎用于有低血压倾向的心血管和脑血管疾病患者；肝功能损害、前列腺肥大、麻痹性肠梗阻和癫痫患者；有药物性骨髓抑制史的患者；嗜酸性粒细胞过多性疾病及骨髓或外骨髓增生相关疾病患者；慎用于妊娠及哺乳期妇女。

副作用：最常见为镇静、帕金森综合征、静坐不能和体重增加，少见的副作用为头晕、外周水肿、直立性低血压、一过性抗胆碱能作用、急性肌张力障碍和用药初期一过性转氨酶升高、血浆催乳素增高。罕见相关的临床表现如男性乳房增大及泌乳。对血液系统毒性小，偶见无症状性血液学改变，如嗜酸性粒细胞增多。罕见不良反应为光敏反应，肌酸磷酸激酶升高。奥氮平过量中毒的临床表现：服用常用剂量的30倍药物时可见嗜睡、发音含糊、视物模糊、呼吸抑制、低血压等。中毒需尽早洗胃。洗胃后给予活性炭，可减少奥氮平50%～56%的生物利用度。同时，给予积极支持治疗。

（4）喹硫平：喹硫平的分子结构接近氯氮平和奋乃静。口服后1～1.5小时达峰浓度，血浆蛋白结合率为83%。消除半衰期6.9小时，服药后48小时达稳态浓度。喹硫平大部分代谢为无活性代谢产物，95%以上以代谢产物排出，不足1%以原型药物排泄，食物和吸烟对代谢无明显影响。喹硫平对$5-HT_2$、H_1、$5-HT_6$、α_1和α_2受体有很低的亲和性，对M_1和D_4受体有极低的亲和性。能治疗阳性、阴性症状。

适应证：急慢性精神分裂症与精神病性障碍；首次发作或急性恶化的精神分裂症和分裂情感障碍者；帕金森病伴发精神病性障碍或抗帕金森病药物引发的精神病性障碍；精神分裂症和分裂情感障碍的维持治疗，防复发；器质性精神病；易发生血泌乳素水平升高、锥体外系不良反应及迟发性运动障碍的精神分裂症患者。单独治疗或与心境稳定剂合用治疗双相情感障碍。

副作用：引发锥体外系不良反应的危险性很小。但可引起催乳素浓度的暂时性升高。主要不良反应是嗜睡、头晕和直立性低血压。此外，还可引起甲状腺激素水平轻度降低，不伴有促甲状腺素水平升高，这些改变尚未发现具有临床意义。

（5）齐拉西酮：是一种苯异噻唑哌嗪型抗精神病药，有片剂与肌内注射剂。口服吸收完全，达峰时间6～8小时，生物利用度60%，与食物同服生物利用度增加1倍，蛋白结合率＞99%，多次用药1～3天达稳态，稳态时消除半衰期6～10小时。齐拉西酮是5-HT$_{2A}$和D$_2$受体的强拮抗剂，对5-HT$_{2A}$和D$_2$受体的作用比值为11∶1。对D$_3$受体有强亲和性，对D$_4$受体有中等程度的亲和性，对D$_1$受体的亲和性较弱。齐拉西酮也是5-HT$_{2C}$受体、5-HT$_{1D}$受体的强拮抗剂，同时还是5-HT$_{1A}$的强激动剂，并对NE、5-HT的再摄取有中度抑制作用。治疗剂量80～160mg/d，分两次与食物同服。慢性患者预防复发维持剂量为40～160mg/d。注射剂型用于控制伴急性躁动的精神分裂症患者，推荐剂量为每日10～20mg，最高剂量40mg，每隔2小时可肌内注射10mg，每隔4小时可注射20mg，最高剂量可达每日40mg，疗程为3天或3天以内。

适应证：精神分裂症和分裂情感性精神障碍；精神分裂症和分裂情感障碍的维持治疗，预防复发；与心境稳定药合用治疗双相情感障碍。

副作用：主要不良反应为嗜睡、头晕、恶心和头重脚轻，偶有心动过速、直立性低血压和便秘。高剂量范围有与剂量相关的EPS发生。血清泌乳素水平与基线值无显著差异。与其他第二代抗精神病药相比，齐拉西酮可引起体重轻微增加，对糖脂代谢亦无明显影响。

（6）阿立哌唑：是一种喹诺酮衍生物，口服吸收好，达峰时间3～5小时，生物利用度87%，对进食无影响，平均消除半衰期75小时。其代谢产物脱氧-阿立哌唑对D$_2$受体有亲和性，经研究，性别、种族、吸烟、肝肾功能对阿立哌唑的使用剂量无明显影响。阿立哌唑为5-羟色胺-多巴胺系统稳定剂。阿立哌唑对突触后多巴胺D$_2$受体具有弱激动作用，DA活动过高时可下调DA的活动，治疗精神分裂症阳性症状。该药对突触前膜DA自身受体具有部分激动作用，对DA活动降低的脑区可以上调DA功能，治疗精神分裂症阴性症状和认知功能损害。

适应证：精神分裂症和分裂情感性精神障碍；对精神分裂症阳性、阴性症状疗效好，可改善情感症状及认知功能。美国FDA还批准阿立哌唑治疗精神分裂症青少年（13～17岁）预防复发；双相躁狂少儿（10～17岁）与成人双相躁狂，单一治疗或辅助锂盐或丙戊酸盐治疗。剂量和用法：起始剂量10～15mg，每日1次，有效剂量为10～30mg/d。30mg/d以上提高剂量并不增加疗效。

副作用：常见为头痛、困倦、兴奋、焦虑、静坐不能、消化不良、恶心等。可引起静坐不能且与剂量无明显关系，亦可见到其他EPS不良反应，短期可降低血清泌乳素水平，长期研究未发现泌乳素水平升高。阿立哌唑对脂代谢的影响不显著。

（7）氨磺必利：可选择性地与边缘系统的D$_2$、D$_3$多巴胺受体结合，但不与5-HT受体或其他组胺受体、胆碱受体、肾上腺素受体结合。高剂量氨磺必利主要阻断边缘系统中部的多巴胺能神经元而治疗阳性症状，而低剂量主要阻断突触前D$_2$/D$_3$多巴胺受体，可以解释其对阴性症状的作用。

适应证：治疗以阳性症状和阴性症状为主的急性或慢性精神分裂症，也包括以阴性症状为特征的精神分裂症。用法用量：日剂量小于或等于400mg，应1次服完。如果剂量超过400mg，应分为2次服用。对于急性精神病发作，推荐剂量为400～800mg/d口服。根据个体情况（疗效不显著并且副作用不明显），剂量可增加至1200mg/d。

不良反应及安全性：锥体外系症状（如震颤、肌张力亢进、流涎、静止不能等）与剂量相关（日剂量＞300mg）。胃肠道反应：便秘、恶心、呕吐、口干等常见。内分泌异常：氨磺必利可导致血催乳素水平升高，引起泌乳、闭经、男子乳腺发育、乳房肿胀、阳痿，一般停止治疗后可恢复。心血管异常：常见低血压。肌酐清除率为30～60mg/min的肾功能异常者，剂量应减半，肌酐清除率为10～30mg/min的患者，应将剂量减至1/3。嗜铬细胞瘤患者、催乳素依赖性肿瘤和乳腺癌患者、严重肾脏损害（肌酐清除率＜10mg/min）患者禁用。

（8）帕利哌酮：是利培酮的活性代谢产物9-羟利培酮，有较强的D_2受体和5-HT_{2A}受体阻断作用，可缓解精神病性阳性症状，同时改善认知和情感症状。

适应证：精神分裂症。

治疗剂量：3～12mg/d，推荐6mg/d起始，无须滴定，每日1次，清晨整片吞服；首发或首次治疗患者，年老体弱伴有躯体疾病或对药物特别敏感的患者，从3mg/d起始，尽快加到目标剂量。

不良反应及安全性：常见的不良反应是静坐不能和锥体外系障碍。高催乳素血症也较常见。

（9）舍吲哚：由丹麦研发，1998年因导致心脏不良反应（QT间期延长）而被暂时取消上市。2005年在欧洲上市，2009年美国FDA批准该药用于治疗特定的精神分裂症（其他药物治疗无效者），我国尚无此药供应。适应证为精神分裂症和分裂情感性精神障碍的急性期治疗。常见不良反应为心动过速、轻度鼻充血、射精量减少、QT间期延长、体重增加和恶心。需定期检查心电图，观察QT间期。

（10）洛沙平：是一种5-HT_{2A}/D_2拮抗剂，具有和氯氮平相似的化学结构，国内仿制药已上市。主要代谢产物是阿莫沙平，是一种三环类抗抑郁药。阿莫沙平具有去甲肾上腺素（NA）再摄取阻断作用，是有抗抑郁作用的基础。适用于精神分裂症的治疗，推荐初始剂量为13.6mg，每日2次，最高日剂量不能超过340mg。主要不良反应为锥体外系反应。

（11）阿塞那平：阿塞那平对DA、5-HT、NE及组胺（H）受体有结合力。与其他非典型抗精神病药物（SGA）类及氟哌啶醇相比较，阿塞那平对5-HT_{2C}、5-HT_{2A}、5-HT_7、5-HT_{2B}、5-HT_6、NE、DA_3等受体亲和力较高。2009年经美国FDA批准成年精神分裂症急性期治疗。起始剂量为5mg每日2次，最大剂量为10mg，每日2次。常见的不良反应为嗜睡和焦虑，其他不良反应包括体重增加、食欲增加、肌张力障碍、静坐不能、运动障碍、帕金森病症状（运动迟缓、震颤）、眩晕、味觉障碍、肌肉僵硬、乏力等。

（12）鲁拉西酮：2010年经美国FDA批准治疗精神分裂症。鲁拉西酮对DA的D_2受体、5-HT_7、5-HT_{2A}、5-HT_{1A}和NE受体均有较高的亲和力。治疗精神分裂症起始剂量为40mg/d，有效剂量范围为40～120mg/d。常见的不良反应有嗜睡、静坐不能、恶心、帕金森综合征和焦虑等。鲁拉西酮较少引起体重增加，不引起糖脂代谢紊乱、ECG和QT间期改变，可引起催乳素升高。

（13）布南色林：2008年在日本上市，对DA的D_2、D_3受体和5-HT_{2A}受体有较强的亲和力。布南色林治疗精神分裂症的剂量范围为8～24mg/d，分2次饭后服用。副作用包括EPS，以静坐不能和帕金森综合征常见。较少引起催乳素水平升高及食欲增加。禁止与肾上腺素合用，因其可引起严重的低血压。

（14）佐替平：对中枢DA的D_1、D_2具有亲和力，也可与$5-HT_2$、α受体和H_1受体结合，并抑制NE的再摄取。佐替平及代谢物去甲替平的蛋白结合率为97%。用于治疗精神分裂症，起始剂量为25mg口服，每日3次。4天增加一次剂量，最高可达100mg，每日3次。剂量超过300mg易导致癫痫发作。老年人、肾功能不全者应减量，开始25mg，每日2次，加量最大不超过75mg，每日2次。常见不良反应为困倦、失眠、乏力、便秘、头晕、指颤、视物模糊、血压下降、心律失常、心电图改变。偶见ALT、AST升高。可能引起QT间期延长。

（15）伊潘立酮：伊潘立酮与$5-HT_{2A}$和多巴胺D_2、D_3受体有高亲和力，对多巴胺D_4、$5-HT_6$、$5-HT_7$、和去甲肾上腺素受体有中等亲和力。适应证：精神分裂症急性期。需从低剂量开始缓慢加量以避免直立性低血压。推荐剂量1mg，2次/日。目标剂量$6 \sim 12mg$，2次/日。最大推荐剂量24mg/d。常见的不良反应为眩晕、口干、疲劳、鼻充血、直立性低血压、嗜睡、心动过速和体重增加。

（16）哌罗匹隆：主要通过阻断DA_2、$5-HT_2$受体而发挥作用。治疗精神分裂症，成人起始剂量4mg，3次/日，逐渐加量。维持量为$12 \sim 48mg$，分3次服用。主要不良反应为静止不能、震颤、肌强直、构音障碍等锥体外系症状，以及失眠、困倦等。药物相互作用：严禁与肾上腺素合用。

（17）利培酮长效注射剂：注射用利培酮微球是第一个长效的第二代抗精神病药物，一般建议剂量为25mg，最大剂量50mg，可根据症状控制情况、药物不良反应情况及血药浓度调整维持治疗剂量。用于治疗依从性差的急性和慢性精神分裂症及其他各种精神病性状态。不良反应：最常见的是运动障碍、焦虑、失眠、头痛和鼻炎。注射用利培酮微球的血药浓度相对稳定，不良反应比口服利培酮少。

（18）帕利哌酮长效注射剂：是第二代抗精神病药帕利哌酮的长效注射剂型。单次注射药物后，药物从第一天就开始释放，持续释放时间最长可达注射后第126天，注射第13天达到血浆峰浓度。帕利哌酮主要经肾脏排泄，约59%以原型从尿液中排出，25%的在肝脏通过非细胞色素P450酶的脱氢反应形成代谢产物排泄。单次注射$25 \sim 150mg$后，平均半衰期为$25 \sim 49$天。帕利哌酮用于精神分裂症患者的急性期和维持期治疗，首次注射前应先口服利培酮试验患者是否过敏。在第1天三角肌注射150mg，第8天注射100mg，1个月后剂量范围$25 \sim 150mg$，三角肌/臀肌注射，每月1次。根据疗效与不良反应调整剂量。常见的不良反应是注射部位反应，嗜睡/镇静、头晕、静坐不能和锥体外系症状，高催乳素血症也较常见。

（19）奥氮平长效注射剂：长效奥氮平双氢萘酸盐是第二代抗精神病药奥氮平的长效注射针剂，一般在注射1周内达到奥氮平血浆峰浓度，在给药后长达28天的时间段内浓度逐渐下降，治疗约3个月后达到长效制剂的稳态浓度。每2周给予一次$150 \sim 300mg$或每4周给予一次450mg长效制剂达到的稳态血浆浓度在每日口服一次$5 \sim 20mg$奥氮平达到的血浆浓度范围内。

用于治疗精神分裂症，建议给予长效针剂前，先口服奥氮平片确定耐受性。对于体弱、易发生直立性低血压或其他可能导致奥氮平代谢减慢的因素或对奥氮平敏感的患者，建议长效奥氮平针剂150mg每月肌注一次。最常见的不良反应：头痛、迟滞、鼻咽炎、口干、食欲增加和呕吐。这些不良反应与奥氮平片剂一致，与注射部位有关的不良事件的发生率为8%。

（20）阿立哌唑长效注射剂：已经在美国和欧洲被批准使用。阿立哌唑以水合物多晶型应用于其长效注射剂中。阿立哌唑注射剂与口服剂型具有相同的有效性和耐受性，并有效地提高了患者的依从性，减少了复发率。用于治疗精神分裂症，在阿立哌唑首次注射治疗之前口服阿立哌唑来建立耐药性。建议注射的初始和维持剂量为每月400mg（前一次注射之后26天内不得再次注射），在首次注射阿立哌唑后，连续14天口服阿立哌唑或其他口服抗精神病药来维持初次治疗期间抗精神病药的有效浓度。如果400mg的剂量产生不良反应，则考虑将剂量减少到每月300mg。阿立哌唑长效注射剂与口服剂具有类似的安全性特点。其锥体外系不良反应，对催乳素、体重的不良影响小于其他抗精神病药物。

（中国人民解放军联勤保障部队第九八四医院　张尚荣）

第三节　抗躁狂药物

一、心境稳定药

心境稳定药又称为抗躁狂药，治疗躁狂、轻躁狂状态和双相情感障碍的躁狂与抑郁交替、混合发作状态，对反复发作的双相情感障碍有预防复发的作用，主要有碳酸锂和抗癫痫药物，如丙戊酸盐和卡马西平等。一些第二代抗精神病药物也用于治疗双相情感障碍，特别是躁狂急性期的治疗。

（一）锂盐

锂盐迄今仍是治疗躁狂状态的首选药物之一。

锂盐作为治疗躁狂发作的首选药物，总有效率约70%，但起效较慢，需要持续用药2～3周才能显效。锂盐对躁狂和抑郁的复发有预防作用，也用于治疗分裂情感性精神障碍。对抑郁障碍的治疗作用不够理想，但对双相抑郁有一定的疗效，对难治性抑郁有增效作用。一般来说，锂盐对轻症躁狂比重症躁狂效果好，对躁狂发作比混合性发作或分裂情感性障碍好。对快速循环发作的疗效欠佳，有效率仅约25%。另外，锂盐可使双相情感障碍维持治疗阶段的自杀行为减少85.7%，而当停用锂盐后，自杀危险性会增加7.5倍。因此，许多学者强调在双相情感障碍维持治疗阶段应使用锂盐，尤其对自杀观念者及双相Ⅱ型患者。

1.常见不良反应　口干、烦渴、多饮、多尿、便秘、腹泻、恶心、呕吐、上腹痛。神经系统不良反应有双手细震颤、萎靡、无力、嗜睡、视物模糊、腱反射亢进，可引起白细胞升高。上述不良反应加重可能是中毒的先兆，应密切观察。长期服用锂盐可能引起甲状腺功能低下（多为临床功能低下，尤以女性多见）和肾功能损害。脑器质性疾病、严重躯体疾病和低钠血症患者应慎用本品。服本品患者需注意在体液大量丢失，如持续呕吐、腹泻、大量出汗等情况下易引起锂中毒。服本品期间不可低盐饮食。肾功能不全者、严重心脏疾病患者禁用。

2.过量中毒　当血锂浓度达到或超过1.5mmol/L时，会出现不同程度的中毒症状。早期中毒表现为不良反应的加重，如频发呕吐和腹泻，无力，淡漠，肢体震颤由细小变得粗大，反射亢进。血锂浓度在2.0mmol/L以上可出现严重中毒，表现有意识模糊、共济失调、吐字不清、癫痫发作乃至昏迷、休克、肾功能损害。血锂浓度3.0 mmol/L以上可危及生命。一旦发现中重度的锂中毒征象，应立即停药，注意水电解质平衡，用氨茶碱碱化尿液，以甘露醇渗透性利尿排锂，不宜使用排钠利尿剂。严重病例必要时行血液透析，并给予对症治疗及支持疗法。

3.用法与注意事项　抗躁狂治疗剂量一般在每日1000～2000mg，分2～3次服用，宜在饭后服，以减少对胃的刺激。应从小剂量开始，逐渐增加剂量，并在治疗的前3周参照血锂浓度调整剂量达到有效血锂浓度。维持剂量一般为一日1000～1500mg。老年体弱者酌减用量，并应密切观察不良反应。12岁以下儿童、孕妇怀孕前3个月禁用。哺乳期妇女使用本品期间应停止母乳喂养，改用人工哺乳。

由于锂盐的治疗量和中毒量较接近，应对血锂浓度进行监测，帮助调节治疗量及维持量，及时发现急性中毒。急性治疗期可在连续服用某剂量5天左右，形成稳态血药浓度后，进行血锂检测，同时调整剂量使其达到并保持在理想水平，维持治疗期也可视情况安排复查。急性治疗的血锂浓度为0.6～1.2mmol/L，维持治疗的血锂浓度为0.4～0.8mmol/L，1.4 mmol/L视为有效浓度的上限，超过此值容易出现中毒。老年患者的治疗血锂浓度以不超过1.0mmol/L为宜。

4.药物合用时的相互作用　①本品与氨茶碱、咖啡因或碳酸氢钠合用，可增加本品的尿排出量，降低血药浓度和药效；②本品与氯丙嗪及其他吩噻嗪衍生物合用时，可使氯丙嗪的血药浓度降低；③本品与碘化物合用，可促发甲状腺功能低下；④本品与吡罗昔康合用，可导致血锂浓度过高而中毒；⑤本品与SSRIs抗抑郁药合用时，会增加发生5-羟色胺综合征的危险性，故应控制SSRIs的剂量。

（二）丙戊酸盐

主要药物为丙戊酸钠与丙戊酸镁。

1.药理作用　用于治疗双相情感障碍的躁狂发作，特别是用于快速循环发作及混合性发作治疗效果较好，对双相情感障碍有预防复发的作用。在美国，丙戊酸盐与碳酸锂一样，是目前使用最为普遍的心境稳定药。疗效与碳酸锂相仿，对碳酸锂反应不佳或不能耐受的患者是较为理想的替换药物。

2.不良反应　总体来说，不良反应发生率较低。常见有恶心、呕吐、厌食、腹泻等。少数可出现嗜睡、震颤、共济失调、脱发、异常兴奋与烦躁不安等。偶见过敏性皮疹、血小板减少症或血小板凝聚抑制引起异常出血或瘀斑、白细胞减少或中毒性肝损害。极少数发生急性胰腺炎，为一种罕见的特异质性反应。药物过量的早期表现为恶心、呕吐、腹泻、厌食等消化道症状，继而出现肌无力、四肢震颤、共济失调、嗜睡、意识模糊或昏迷。一旦发现中毒征象，应立即停药，并依病情给予对症治疗及支持疗法。

3.用法与注意事项　丙戊酸盐空腹时吸收良好，2小时可达峰浓度，饭后服药会明显延迟吸收。半衰期为5～20小时。抗躁狂治疗应从小剂量开始，每次0.2g，每日

2～3次。逐渐增加至每次0.3～0.4g，每日2～3次。最高量不超过每日1.8g。可参考血药浓度调整剂量，有效治疗血药浓度为50～100μg/ml。白细胞减少与严重肝脏疾病者禁用。肝、肾功能不全者应减量。治疗期间应定期检查肝功能与白细胞计数。用药期间不宜驾驶车辆、操作机械或高空作业。孕妇禁用。本品可分泌入乳汁，哺乳期妇女使用本品期间应停止哺乳。6岁以下禁用。6岁以上儿童剂量为每日20～30mg/kg体重，分3～4次口服。老年患者酌情减量。

4.药物相互作用 ①本品能抑制苯妥英钠、苯巴比妥、扑米酮、乙琥胺的代谢，使血药浓度升高；②本品与氯硝西泮合用可引起失神性癫痫状态，不宜合用；③阿司匹林能增加本品的药效和不良反应；④与抗凝药如华法林或肝素等以及溶血栓药合用，出血的危险性增加；⑤与卡马西平合用，由于肝酶的诱导而致药物代谢加速，可使两者的血药浓度和半衰期降低；⑥与氟哌啶醇及硫杂蒽类、吩噻嗪类抗精神病药、三环类抗抑郁药、单胺氧化酶抑制药合用，可降低丙戊酸的效应。

（三）卡马西平

1.药理作用 卡马西平用于急性躁狂发作的治疗，适用于碳酸锂治疗无效或快速循环发作或混合性发作患者。该药也可与碳酸锂合用，但剂量要相应减小。

2.不良反应 治疗初期常见的不良反应有复视、视物模糊、眩晕、头痛、嗜睡和共济失调。少见的不良反应有口干、恶心、呕吐、腹痛和皮疹等。偶见白细胞减少，血小板减少，再生障碍性贫血及肝、肾功能异常，黄疸等。系统性红斑狼疮与剥脱性皮炎也有过报道。其他尚有心脏传导阻滞、充血性心力衰竭等。大剂量中毒可引起精神错乱、谵妄甚至昏迷。处理措施为洗胃、服用活性炭和对症支持治疗。

3.用法与注意事项 口服吸收慢，半衰期为25小时左右。为了减少胃肠道反应，应缓慢增加剂量。治疗剂量为600～1200mg/d，分2～3次口服。治疗血药浓度为6～12μg/ml。维持剂量为300～600mg/d，血药浓度6μg/ml。突然停药可诱发癫痫发作，应逐渐减量停药。长期应用应定期检查肝功能、血常规及尿常规。孕妇、哺乳期妇女，有骨髓抑制病史及心、肝、肾功能损害者禁用。青光眼及老年患者慎用。

4.药物相互作用 卡马西平可诱导某些药物如多西环素（强力霉素）、口服抗凝剂、丙戊酸盐、氟哌啶醇等的代谢，降低这些药物的疗效。本品与苯妥英钠可相互加快其代谢。丙氧酚、红霉素等可抑制本品的代谢，使血药浓度升高，易引起中毒反应。

（四）非典型心境稳定药

由于常规心境稳定药在疗效与不良反应方面存在一些局限性，一些新的抗惊厥药被批准用于双相情感障碍。

1.拉莫三嗪 为抗惊厥药。可以治疗双相快速循环型及双相抑郁发作以及预防双相抑郁的复发，也可作为难治性抑郁的增效剂。对双相抑郁的疗效可达72%，但对双相躁狂疗效不佳。治疗剂量50～500mg/d，分次服用。口服易吸收，2.5小时血药浓度达峰值。半衰期约为24小时。蛋白结合率55%。主要代谢物为N-葡萄糖醛酸结合物。对药酶无自身诱导作用。卡马西平、苯妥英钠等可加速其代谢，使半衰期缩短至14小时；而丙戊酸可抑制其代谢，使半衰期延长至59小时。主要不良反应有皮疹、共济失调、抑郁、复视、困倦、无力、呕吐及眼球震颤。

2.第二代抗精神病药　氯氮平、利培酮、奥氮平、喹硫平、齐拉西酮和阿立哌唑也可具有抗躁狂疗效，在双相情感障碍躁狂发作的急性期治疗阶段，可作为补充或辅助治疗措施与常规心境稳定药联合使用。喹硫平、奥氮平或者奥氮平联合氟西汀，可有效治疗双相情感障碍抑郁发作。氯氮平虽然对躁狂有效且起效快，但是副作用较大，这限制了氯氮平的应用，通常只用于非常难治的躁狂发作患者，不作为一线用药。其余SGA（最新上市的帕利哌酮除外）均被美国和欧洲药品监督管理部门批准用于上述适应证。国家食品药品监督管理局（SFDA）也已经批准奥氮平、利培酮、喹硫平用于治疗双相情感障碍躁狂发作。奥氮平因具有预防抑郁复发的作用，可用于双相情感障碍维持治疗。SGA除具有抗躁狂作用，理论上因具有对5-羟色胺（5-HT）系统的作用而不致引起抑郁，甚至可能产生抗抑郁的疗效，所以SGA也被认为是候补的心境稳定剂。这类药物的不良反应及处理，参见抗精神病药章节。

（五）镇静催眠药物

临床上在躁狂发作治疗的早期阶段，情绪稳定剂起效之前采用具有镇静催眠作用的苯二氮䓬类药物以控制兴奋、激惹、攻击等急性症状，达到改善睡眠，进而改善与失眠有关的激动和不安症状。有两种值得推荐使用：氯硝西泮和罗拉。这两种药物均有注射制剂，适用于不愿服药的患者。另外，氯硝西泮作用时间较长，不需要频繁给药，而且其代谢不受酶诱导剂如卡马西平或酶抑制剂如帕罗西汀、氟西汀的影响。在心境稳定剂的疗效产生后即可停止使用。这些药物并不属于心境稳定剂，不能预防复发，且长期使用可能出现药物依赖。

罗拉：口服易吸收，2小时血药浓度达峰值，半衰期10～18小时。口服剂量为6～12mg/d，分2～3次口服。不良反应主要有头晕、疲劳、不安等。

氯硝西泮：口服易吸收，1～2小时血药浓度达峰值，半衰期19～30小时。口服剂量为6～12mg/d，分2次口服。若肌内注射，可每次1～2mg，每日1～2次。不良反应主要有嗜睡、头晕、疲劳、不安、心动过速及皮疹等。有研究发现曲唑酮有诱发双相快速循环的可能，因此在双相情感障碍抑郁发作中不推荐使用。

药物治疗双相情感障碍，特别是躁狂发作，基本原则如下。

（1）首先使用最安全有效的药物，以心境稳定剂为主。锂盐是最常用的首选药物，但在美国，首选丙戌酸盐已超过锂盐，特别是混合型和快速循环型。

（2）根据病情需要，及时联合用药：药物联用的方式有两种心境稳定剂联用，心境稳定剂加抗精神病药或苯二氮䓬类药物，心境稳定剂加抗抑郁药。在联合用药时，要了解药物对代谢酶的诱导或抑制产生的药物相互作用。

（3）定期监测血药浓度，评估疗效及不良反应：由于锂盐的治疗指数低、治疗量和中毒量接近，应对血锂浓度进行动态监测。卡马西平或丙戌酸盐治疗躁狂也应达到抗癫痫的血药浓度水平。取血时间应在末次服药后12小时（如次日晨），以测定低谷血药浓度为标准。

（4）一种药物疗效不好，可换用或加用另种药物：要判断一种心境稳定剂无效，应排除依从性差和血药浓度过低等因素，且用药时间应大于3周。如排除以上因素仍无效，可换用或加用另一种心境稳定剂。

二、心境稳定剂的选择

药物选择应结合症状特点、双相的发作类型、躯体状态、年龄、过去治疗反应、不良反应、药物相互作用及经济状况来考虑。

急性躁狂发作可见于单次躁狂发作、双相情感障碍（BPD）躁狂发作、混合性发作和双相快速循环发作。既往对急性躁狂发作伴有过度兴奋、暴力行为和伴有精神病性症状的患者通常使用典型抗精神病药物（FGA）治疗。如氟哌啶醇注射液肌内注射治疗，FGA疗效确切，但其不足是躁狂控制后易发生抑郁，因此，耐受性和依从性较差，且不宜用于维持治疗。非典型抗精神病药物（SGA）已经成为治疗精神分裂症的一线药物，并且逐渐用于治疗情感障碍。SGA具有较好的抗躁狂效果，且起效迅速，疗效及起效时间与FGA相当，而不良反应比FGA少，用药安全性更高，患者依从性更好。有研究显示，奥氮平合并锂盐或丙戊酸盐对急性混合性躁狂的疗效明显优于单用锂盐或丙戊酸盐。另一项奥氮平与喹硫平分别合并碳酸锂治疗双相情感障碍躁狂发作的对照研究中，奥氮平组体重增加较为明显，而喹硫平组出现低血压反应者更多。

对双相情感障碍Ⅰ型急性躁狂或双相Ⅱ型轻躁狂发作，可首选锂盐治疗。如果既往对锂盐缺乏疗效，则选用丙戊酸盐或卡马西平，或在锂盐的基础上加用丙戊酸盐或卡马西平。如果不能耐受锂盐治疗，则选用丙戊酸盐或卡马西平。

对快速循环发作或混合性发作，因其对锂盐缺乏理想的反应，应首先选用丙戊酸盐或卡马西平，或与候选的心境稳定剂联合用药治疗。

对双相抑郁障碍，可首选拉莫三嗪，必要时也可短期合用抗抑郁剂。对难治性病例，可联合应用锂盐和丙戊酸盐或卡马西平。若仍无效，可在原治疗基础上加用候选的心境稳定剂，或根据情况可加用第二代抗精神病药物或增效剂。

双相情感障碍的抑郁相对不稳定，有较高的共病、自杀危险性及功能损害和生活质量下降。双相抑郁比单相抑郁的发病年龄更早，更多具有阳性家族史，发作更频繁。因为不适宜的治疗可引起转躁或加快循环，故与单相抑郁的治疗不同。双相情感障碍的抑郁发作可以采用抗抑郁药物治疗，如三环类、SSRIs及其他新型抗抑郁药。但基本上所有的抗抑郁药物在双相情感障碍患者均可诱发躁狂。而反复诱发的躁狂发作有可能使循环加速，更为接近快速循环型障碍，使治疗难度加大。所以，双相抑郁使用抗抑郁药时必须合用心境稳定剂以减少转躁。初步资料显示SSRIs诱发躁狂的可能性要小一些，较三环类更适合用于双相情感障碍抑郁发作。由于三环类药物存在显著的不良反应，同时具有引起自杀的潜在危险，因此，目前主张将SSRIs类药物作为一线用药。有资料显示安非他酮或帕罗西汀引起躁狂或快速循环的可能性比TCA小。对伴有生物性症状的严重抑郁，文拉法辛是较好的选择。在双相情感障碍抑郁发作的治疗中，氟西汀的应用受到一定的限制，因为其半衰期较长，停药后药理作用仍会持续相当长的时间，一旦出现躁狂发作（无论是否由于药物引起），抗躁狂治疗的发动可能会存在一定的困难。有资料显示，双相情感障碍目前为抑郁者对锂盐的反应显著高于单相或重性抑郁患者，与三环类疗效接近。有些对抗抑郁药甚至锂盐反应差的患者采用抗癫痫药丙戊酸钠或卡马西平可以得到满意的效果。对双相精神病性抑郁，可加用非典型抗精神病药物。较多临床试验发现抗癫痫药拉莫三嗪是目前安全、有效的治疗双相抑郁的新药。新近研究显示，拉莫三嗪具有与抗抑郁剂类似的抗抑郁效果，几乎不导致躁狂发作，可试用于双相抑郁的治疗，目前认为拉莫三嗪是抗抑郁疗效最好的心境稳定剂。

（中国人民解放军联勤保障部队第九八四医院　易晓宏）

第四节　抗抑郁药

抑郁症是精神系统疾病中较常见的一种疾病，临床发病率较高，主要临床表现为抑郁、悲伤、沮丧、绝望等情绪性症状，患者多伴有睡眠障碍、社交恐惧等，严重者有较高的自杀倾向，严重影响日常生活及职业发展。目前，抑郁症发病机制尚不明确，但多数学者认为，抑郁症是心理、生理及社会因素共同作用的结果。

主要用于治疗情绪低落、抑郁消极的药物称为抗抑郁药。自20世纪50年代以来，抗抑郁药的出现使抑郁症的治疗有了新的发展，并取得了较好的疗效。抗抑郁药物不仅需要治疗抑郁症主要症状，还需消除抑郁症残留症状，控制发病频率。近40年来抗抑郁药治疗取得显著进展，一些化学结构与药理作用不同的非典型的新型抗抑郁药相继问世，为抗抑郁治疗提供了更多的可选择的药物。

一、抗抑郁药的分类

抗抑郁药按照作用机制或化学结构的不同分为以下几类：①选择性5-羟色胺再摄取抑制剂（SSRI）；②5-羟色胺和去甲肾上腺素再摄取抑制剂（SNRI）；③多巴胺和去甲肾上腺素再摄取抑制剂（DNRI）；④选择性去甲肾上腺素再摄取抑制剂（NRI）；⑤5-羟色胺调节剂或5-羟色胺阻滞和再摄取抑制剂（SARI）；⑥去甲肾上腺素和5-羟色胺调节剂或α_2肾上腺素受体拮抗剂，去甲肾上腺素能与特异性5-羟色胺能抗抑郁药（NaSSA）；⑦褪黑素能抗抑郁药；⑧三环类和四环类抗抑郁药（TCA）；⑨单胺氧化酶抑制剂（MAOI）。其中，TCA和MAOI属传统的第一代抗抑郁药，其他均为新型的第二代或第三代抗抑郁药。

二、抗抑郁药物的作用机制

除去褪黑素受体激动剂外，抗抑郁药物的作用机制均以增强中枢单胺神经递质系统功能为主。对于中枢单胺神经递质吲哚胺类的5-HT，以及儿茶酚胺类的NE和DA，TCA、SSRI、SNRI、DNRI、NRI、SARI可阻滞1种或2种，甚至3种单胺类神经递质的胞体膜和突触前膜上的转运体，增加胞体间隙和突触间隙相应递质浓度。抗抑郁药物对递质再摄取的抑制作用是立即发生的，而长期用药后则可以降低受体的敏感性和减少受体数量，这与抗抑郁药物的临床效应滞后密切相关，故抗抑郁药物一般2～3周后起效。

三、抗抑郁药的选择

对多数患者而言，抗抑郁的治疗效果在不同类别之间和同一类别之内，总体上是相当的。抗抑郁药临床应用的有效率通常为50%～75%，有证据表明，与轻中度抑郁患者相比，重度抑郁症患者的疗效更大地优于安慰剂。抗抑郁药的初始选择将极大地取决于药物的耐受性、安全性和费用，其他选择需要考虑的因素包括患者的喜好、既往药物治疗史、药物半衰期、共患的精神疾病或躯体疾病，以及药物相互作用。基于这些考虑，以下抗抑郁药对多数患者来说是最佳选择：SSRI、SNRI、米氮平和安非他酮。

（一）选择性5-羟色胺再摄取抑制剂

选择性5-羟色胺再摄取抑制剂（SSRI）是20世纪80年代以来陆续开发并试用于临床的一类新型抗抑郁药物，这类药物主要选择性抑制突触前膜上的5-HT转运体，阻滞5-HT的回收，对NE影响很小，几乎不影响DA的回收，提示SSRI安全性较高，且起效较快，同三环类药物比较，治疗效果相当，且具有用量少、生物利用率高、不良反应较少等优点。SSRIs在肝脏经药代酶代谢，同时又对这些酶产生抑制作用。代表药物有氟西汀、舍曲林、帕罗西汀、氟伏沙明、西酞普兰/艾司西酞普兰。

1.氟西汀

（1）临床应用：适用于中度及重度抑郁症，伴有焦虑的各种抑郁症，长期发作及伴有老年性抑郁症，伴有心脏病的抑郁症，用于治疗强迫症、惊恐发作、神经性贪食、恐惧症也有良好效果。临床研究表明，氟西汀与三环类抗抑郁药同效，对三环类抗抑郁药无效的难治性抑郁有效。

（2）用量与代谢：氟西汀治疗剂量范围狭窄，20～40mg/d，每日服用1次。氟西汀服药后6～8小时达峰，由于肝脏的首过效应其口服生物利用度为72%～90%。食物不影响其吸收，但可能延缓吸收1～2小时。肝脏功能与氟西汀代谢密切相关，一些肝硬化患者半衰期显著延长，肝硬化患者半衰期均值增加7.6天，而健康人为2～3天，因此，肝病患者给药剂量应减少。

（3）药物相互作用：氟西汀可抑制卡马西平代谢，使其血药浓度升高，合用时需监测血药浓度；氟西汀能明显延长阿普唑仑半衰期，降低清除率，但对氯硝西泮的代谢、半衰期和清除率无明显影响；氟西汀可使丙米嗪、去甲替林和三唑酮血药浓度明显增高，可发生中毒反应。氟西汀作用较为持久，停用氟西汀，给予单胺氧化酶抑制剂时宜间隔5周，避免发生严重的毒性反应。

（4）不良反应：本品副作用轻微，恶心是其最常见副作用，其他副作用有神经质、失眠和焦虑。服用40～60mg/d，2周左右可出现明显的焦虑和烦躁不安，并伴有静坐不能，继而出现强烈的自杀企图，停药后消除，并可诱发躁狂。

（5）禁忌：禁用于孕妇、严重肝肾疾病患者，服用单胺氧化酶抑制剂者，躁狂症及对氟西汀过敏者。

2.舍曲林

（1）临床应用：主要用于治疗抑郁症和强迫症患者，包括儿童青少年患者，用药早期可能产生焦虑、惊恐。国外资料表明，舍曲林治疗抑郁的效果与阿米替林及氟西汀相当，并有可能治疗不典型抑郁症，有效缓解不同程度的焦虑、躯体化症状及失眠。

（2）用量与代谢：舍曲林每日一次，通常有效剂量为50mg/d，可在几周内逐渐增加药物剂量，每次增加50mg，最大增加至200mg/d。一般服用7天可见疗效，完全疗效在服药的第2～4周才出现，强迫症可能需要更长时间、更高剂量才能达到效果。舍曲林50～200mg/d连续给药14天后达峰时间为4.5～8.4小时；与食物同服达峰时间约为5.5小时，不与食物同时服用达峰时间约为8小时，建议舍曲林餐后服用；舍曲林在儿童（6～12岁）与青少年（13～17岁）中的药代动力学与成人相似。

（3）药物相互作用：根据临床经验，MAOI与舍曲林换药时，均需停药后14天以上才能应用另一种药物；舍曲林与锂剂或色氨酸合用可能会出现5-HT增高的一系列副作用，故不主张舍曲林与锂剂和色氨酸合用；舍曲林与血浆蛋白结合率高，故与其他有高血浆蛋白结合率的药物合用时应注意。

（4）不良反应：与安慰剂相比，舍曲林可能引起有意义的副作用，如口干、恶心、腹泻、男性射精延迟、震颤、出汗和消化不良。停药后症状即可消失。

（5）禁忌：禁止与单胺氧化酶制剂合用，禁止用于舍曲林过敏者。肝功能不全者、孕妇及不稳定型癫痫患者慎用。

3. 帕罗西汀

（1）临床应用：治疗各种类型的抑郁症，包括伴有焦虑的抑郁症及反应性抑郁症，强迫性神经质，伴有或不伴有广场恐怖的惊恐障碍，也可治疗社交恐怖/社交焦虑症。对于重度抑郁症的儿童、青少年患者，尤其在治疗前几个月改变用药剂量后可增加产生自杀想法及行为的风险，建议用药监测，必要时可停药。

（2）用量及代谢：有效剂量为20～60mg/d；每日早晨顿服，整片吞服，根据患者反应，每周以10mg量递增，每日最大剂量60mg/d。停药时为避免撤药反应，应缓慢进行。服药后达峰时间约5.2小时。服用速释剂后大多数个体血药浓度达稳态时间为5～10天，控释剂为2周，64%经肾从尿液排出，36%从粪便排出。

（3）药物相互作用：帕罗西汀是SSRIs中最强的CYP2D6抑制剂，故与主要通过CYP2D6代谢的药物合用时需谨慎，可能升高该药的血药浓度，如抗心律失常药恩卡尼、美西律、普罗帕酮等。帕罗西汀和肝酶抑制剂如西咪替丁联用，可升高帕罗西汀血药浓度，和酶诱导剂如苯巴比妥联用可降低帕罗西汀血药浓度。帕罗西汀与蛋白质紧密结合，可能置换华法林、洋地黄毒苷高蛋白结合药，故慎用。和其他SSRI一样，禁止和MAOI同用，必须停用MAOI 14天后才能使用帕罗西汀。

（4）不良反应：常见不良反应（发生率高于5%）为恶心、头痛、异常射精、性欲下降、腹泻、头晕、女性性功能障碍、嗜睡、多汗、震颤、口干、便秘。

（5）禁忌：不能同单胺氧化酶抑制剂合用，不能同硫利达嗪合用，帕罗西汀过敏者禁用。孕妇及哺乳期妇女慎用。

4. 氟伏沙明

（1）临床应用：适用于治疗抑郁症、强迫症，还可用于治疗精神病性抑郁、社交焦虑和惊恐障碍。强迫症双盲安慰剂对照研究中，和氯米帕明疗效相当，耐受比氯米帕明好。

（2）用量及代谢：推荐起始剂量50～100mg，根据病情逐渐加量，每4～7天递增50mg，最高剂量300mg/d。常用有效剂量100～200mg，建议分2次口服，若剂量不超过100mg，可在晚上顿服1次。口服氟伏沙明生物利用度为53%，食物不影响其吸收，主要代谢途径是在肝脏中氧化去甲基和去氨基。重复给药后半衰期增加到17～22小时，达稳态约需7天，达稳态后用药3～8小时达峰。

（3）药物相互作用：氟伏沙明具有中等程度的蛋白结合率，故置换与蛋白紧密结合药的可能性比其他SSRIs少。氟伏沙明是多种CYP同工酶抑制剂，包括CYP1A2、CYP3A4、CYP2C19、CYP2C9。阿普唑仑、氯硝西泮、三唑仑、咪达唑仑也是由CYP3A4代谢，和氟伏沙明同用，阿普唑仑血药浓度升高近2倍。用氟伏沙明后卡马西平、氯氮平、美沙酮、普萘洛尔、阿米替林、氯米帕明血药浓度升高。氟伏沙明不能和特非那定、阿司匹林、西沙必利联用，联用可能导致心脏传导延迟和心律失常。

（4）不良反应：胃肠道症状多见，如厌食、恶心、消化不良。腹泻或便秘比其他SSRI少。其他副作用有嗜睡或失眠、头昏、疲乏、紧张不安、震颤、出汗等。

（5）禁忌：过敏者禁用，禁与替扎尼定、硫利达嗪、阿洛司琼、匹莫齐特和MAIOs合用。

5.西酞普兰/艾司西酞普兰

（1）临床应用：用于重度抑郁的治疗和预防。经研究表明，西酞普兰是药物相互作用最少的SSRIs，耐受性好，安全性高，被推荐为老年病患者首选的抗抑郁药物，也是合并躯体病（包括心血管病）患者的最佳选择。

（2）用量及代谢：西酞普兰剂量范围20～40mg/d，老年患者、躯体疾病患者，高度焦虑和对副作用敏感者应从10～20mg开始。早晨口服，不受食物影响。西酞普兰代谢主要途径是去甲基，主要的CPY同工酶是3A4、2C19。服药后约5小时达峰，平均半衰期27～35小时，大多数患者约1周达到稳态浓度。

（3）药物相互作用：西酞普兰和美托洛尔、β-肾上腺素阻断剂联用，后者血药浓度升高1倍。与其他SSRI一样，禁止与MAOIs合用。

（4）副作用：恶心多见，发生率15%～21%，其他副作用包括嗜睡、失眠、震颤、性欲减退、QT间期延长。

（5）禁忌：过敏者禁用，已知患有QT间期延长或先天性QT间期综合征的患者禁止使用。

（二）5-羟色胺和去甲肾上腺素再摄取抑制剂

5-羟色胺和去甲肾上腺素再摄取抑制剂（SNRI），可通过抑制5-HT及NE再摄取作用，提高二者在突触间隙的浓度，进而对抑郁症进行治疗。SNRI的临床优势主要基于作用于两个单胺类递质的抗抑郁作用大于其中任一种单胺类递质的假说。该类药物治疗特点是在特定应用剂量内，可不断提升治疗效果，但若超过最高限，可逐渐降低抗抑郁作用，且可出现较多不良反应，如高血压、肢体震颤及出汗等。其代表药物为度洛西汀、文拉法辛。

1.度洛西汀

（1）临床应用：适用于治疗抑郁症、广泛性焦虑障碍，也可用于治疗慢性肌肉骨骼疼痛、纤维肌痛。对治疗抑郁、焦虑，具有起效快、不良反应少等优点，但具有加重抑郁症状、提高自杀倾向、升高血压的风险，因此，心肌梗死伴发抑郁症状或不稳定型冠心病伴发抑郁症的患者应尽可能避免使用度洛西汀。

（2）用量及代谢：常用治疗剂量60～120mg/d。抑郁症推荐起始剂量20～40mg/d，一周后调整至60mg/d，维持治疗剂量是20～60mg/d；广泛性焦虑障碍起始剂量为

30mg/d，一周后可加至60mg，最高可增加至120mg/d，维持治疗量是60～120mg/d。用药达峰时间3小时，口服给药3天达到稳态浓度，清除半衰期为12小时。经过肝脏代谢后，主要经肾脏排泄。

（3）药物相互作用：盐酸环丙沙星会增加度洛西汀血药浓度，避免合用。

（4）不良反应：最常见恶心、口干、疲乏、头晕和困倦。性功能障碍的发生率与SSRIs相近。度洛西汀可轻度增加休息时的脉搏。

（5）禁忌：过敏者禁用；禁止与MAOIs类药物合用，或停用本药后5日内禁用MAOIs，停用MAOIs后14日内禁用本药，未经治疗的闭角型青光眼禁用。

2. 文拉法辛

（1）临床应用：适用于抑郁症、伴焦虑的抑郁症、广泛性焦虑障碍、社交焦虑障碍和惊恐发作。该药物的作用特点是口服吸收效果良好，起效较快。临床实践发现，药物不良反应与使用剂量无关，但抗抑郁症治疗能力弱于度洛西汀。

（2）用量及代谢：推荐起始剂量75mg/d，是治疗抑郁症最低有效剂量，速释剂型分2～3次服用，饭后服，缓控释剂型者可早晨或晚上服用。根据病情和反应逐渐加量至150mg/d。速释剂型最高剂量为375mg/d，缓控释剂型为225mg/d。文拉法辛速释型2～3小时达峰，缓释型5.5小时达峰，文拉法辛和去甲文拉法辛半衰期分别为4小时和10小时。对肝病和肾病患者清除率低，剂量应下调。停药时应缓慢停药，避免停药反应。

（3）药物相互作用：与选择性5-HT再摄取抑制剂或单胺氧化酶抑制剂合用时，可引起高血压、僵硬、肌阵挛、焦虑不安、意识障碍，甚至昏迷、死亡，故由一种药物转换为另一种药物时，需7～14日的洗净期。与奎尼丁合用时，可使本药物血药浓度升高。与β受体阻滞剂普萘洛尔、美托洛尔或三环类抗抑郁药物、抗心律失常药物普罗帕酮等合用可竞争抑制本品的代谢。与西咪替丁合用，可使本品清除率降低。

（4）不良反应：常见副作用有恶心，发生率约为35%，比SSRI多见，其他副作用有头晕、乏力、紧张不安、便秘、厌食、视物模糊。

（5）禁忌：过敏者禁用，正在服用单胺氧化酶抑制剂患者禁用。青光眼、癫痫、心脏病、高血压、肝肾功能不全者慎用。

（三）去甲肾上腺素和特异性5-羟色胺能抗抑郁药物

去甲肾上腺素（NE）和特异性5-羟色胺（5-HT）能抗抑郁药物（NaSSA），是具有NE和5-HT双重作用机制的新型抗抑郁药物。其主要作用机制为增强NE、5-HT能的传递及特异阻滞5-HT$_2$、5-HT$_s$受体，拮抗中枢去甲肾上腺素能神经元突触Az自身受体及异质受体。对抑郁障碍患者的食欲下降及睡眠紊乱症状改善效果明显，较少引起性功能障碍。代表药物：米氮平。以米氮平为例介绍如下。

1. 临床应用　用于治疗各种抑郁症的发作，尤其适用于重度抑郁和明显焦虑、激越、精神运动抑制及失眠患者。米氮平对比老一代及新型抗抑郁药的相对有效性已经明确。米氮平治疗获益早，可能与其改善睡眠和食欲方面的优势有关。

2. 用量及代谢　有效剂量通常为15～45mg/d，治疗起始剂量为15mg或30mg，最大剂量45mg/d，睡前吞服。米氮平达峰时间约2小时，半衰期约30小时，治疗6天后达到稳态。米氮平在肝脏经过CYP2D6、CYP1A2、CYP3A4代谢。

3.药物相互作用　米氮平可加重酒精对中枢的抑制作用；可能加重苯二氮䓬类的镇静作用，卡马西平使米氮平的清除率增加约2倍，导致其血浆水平下降45%～60%，故当卡马西平或其他代谢物的诱导剂（如利福平、苯妥英）与米氮平同用时，米氮平的剂量应增加，若停用诱导剂，则米氮平剂量应降低。

4.不良反应　最常见为困倦、嗜睡、镇静、口干、食欲增加、体重增加，眩晕、疲乏、直立性低血压。

5.禁忌　严重心、肝、肾病及白细胞计数偏低者慎用。不宜同地西泮（安定）、乙醇联用。禁止合并使用单胺氧化酶抑制剂。

（四）多巴胺和去甲肾上腺素再摄取抑制剂

多巴胺和去甲肾上腺素再摄取抑制剂（DNRI），是近年来应用于临床的抗抑郁症药物。主要通过抑制NE及其重复摄取功能，提高NE及多巴胺（DA）的治疗效果从而有效治疗抑郁症，对于抑郁症双相情感障碍型的治疗效果优势更明显。代表药物：安非他酮。以安非他酮为例介绍如下。

1.临床应用　用于治疗抑郁症，对提升正性情感的效应更佳，属于一线抗抑郁药。与SSRIs相比，SSRIs的疗效优于安非他酮，但安非他酮对疲乏、困倦的改善要优于某些SSRIs。安非他酮对体重影响小，甚至可以减轻体重，且可以改善抑郁障碍患者的性功能。同时，安非他酮是转躁率最低的抗抑郁药物之一，也是唯一被美国FDA批准用于预防性治疗季节性情感障碍的抗抑郁药。

2.用量及代谢　起始剂量为一次75mg，每日2次；服用至少3天后可根据患者情况逐渐增大剂量至75mg，每日3次；最大日剂量450mg，一次用药最大剂量不超过150mg，两次用药间隔不得少于6小时。与食物同服不会影响其吸收，给药2小时达峰，消除半衰期约14小时，用药达稳态约需要10天。经肝脏代谢。

3.药物相互作用　由于安非他酮可以降低惊厥阈值，尤其是高剂量或联合使用阿莫沙平、氯氮平及茶碱等降低惊厥阈值的药物时，使用这些药物有时与惊厥发作相关。也有报道与氟西汀合用可出现比较罕见的惊厥发作。

4.不良反应　失眠是安非他酮常见的不良反应之一。其他不良反应包括恶心、口干、多汗、耳鸣和皮疹。日剂量超450mg时可能增加惊厥风险。

5.禁忌　不推荐哺乳期及孕妇应用，过敏者禁用；癫痫发作者禁用；现在或者既往诊断贪食症或厌食症的患者，因安非他酮可诱发厌食症发作；安非他酮禁止与MAOIs合用，服用MAOIs与安非他酮应间隔14天。

（五）褪黑素能抗抑郁药

褪黑素MT_1/MT_2受体激动剂和5-HT_{2C}受体拮抗剂，具有良好的调节睡眠作用，与目前常用其他类型抗抑郁药物相比，对性功能影响小。代表药物：阿戈美拉汀。以阿戈美拉汀为例介绍如下。

1.临床应用　适用于重度抑郁，由于作用于褪黑素受体，阿戈美拉汀具有与褪黑素类似的调整睡眠作用，可改善快速眼动期睡眠。多项研究表明阿戈美拉汀对季节性情感障碍也有效。

2.剂量及代谢　用药范围为25～50mg/d，每日1次，睡前服用。起始剂量25mg，治疗2周无效则可增加至50mg。进食不影响其吸收。阿戈美拉汀主要经肝脏CPY1A2代谢，其消除速率快，平均半衰期为1～2小时。

3.药物相互作用　阿戈美拉汀与氟伏沙明（强效CYP1A2和重度CYP2C9抑制剂）明显抑制阿戈美拉汀代谢，使其暴露量增高60倍。有报道称阿戈美拉汀与度洛西汀合用，可引起过度出汗或静坐不能，合用需谨慎。

4.不良反应　常见的不良反应包括头痛、头晕、困倦、失眠、恶心、腹泻、便秘、多汗、疲劳、焦虑。恶心和头晕最常见，通常为轻中度，多为一过性，不会导致治疗终止。

5.禁忌　过敏者禁用，肝功能损害或转氨酶水平高于正常值上限3倍以上者禁用，禁止联用强效CYP1A2抑制剂。

（六）TCA和四环类抗抑郁药物

TCA和四环类抗抑郁药物是一类传统抗抑郁药物，因其对心脏和肝脏的毒性，临床上应用日益减少。国内使用的有阿米替林、氯米帕明、多塞平、丙米嗪和米安色林。TCA的抗抑郁效果主要在于它能阻滞突触间隙单胺类递质的回收。

1.临床应用　大量研究证明TCA和四环类抗抑郁药物对抑郁症疗效确切，其中阿米替林疗效优于其他TCA。对住院患者而言，阿米替林的疗效优于SSRIs，对门诊患者两者间疗效无显著性差异，但SSRIs耐受性更高。

三环类抗抑郁药物能激动β-肾上腺素受体和5-HT$_1$，拮抗α$_1$肾上腺素受体和5-HT$_2$受体，这四种效应都可能导致胞质钙离子浓度下降，与抗抑郁效应有关。

2.不良反应　可引起谵妄和癫痫发作；导致多种胆碱能不良反应，包括口干、便秘、视物模糊、尿潴留、闭角型青光眼患者的眼科危象。可能出现直立性低血压、心动过速、肝功能异常。

3.禁用　孕妇、哺乳期妇女不推荐使用；用药期间禁酒；禁止与MAOIs药物合用。

（中国人民解放军联勤保障部队第九八四医院　谷晓敏　尚金丽）

第五节　抗焦虑药

一、概述

抗焦虑药物是一类主要用于减轻焦虑、紧张、恐惧，稳定情绪，兼有镇静、催眠、抗惊厥作用的药物。和抗精神病药物、抗抑郁药不同，一般不引起自主神经系统症状和锥体外系反应。

第一代抗焦虑药物的代表是甲丙氨酯类（眠尔通、安宁），是20世纪50年代前主要的抗焦虑药物。其安全性低，容易产生依赖性和严重的戒断反应，现已停止使用。

第二代抗焦虑药物是苯二氮䓬类药物（benzodiazepine，BDZ）。1955年研制成功氯氮䓬（chlordiazepoxide）（利眠宁），1960年正式推出，是第一个苯二氮䓬类抗焦虑药物，在抗焦虑史上具有划时代意义，成为当时抗焦虑药物的首选。此后开发出了不良反应更小、在体内更稳定的苯二氮䓬类药物，如地西泮（diazepam）、阿普唑仑（alprazolam）等。迄今为止，科学家已经开发出2000多种BDZ。BDZ以其良好的抗焦虑效果和相对安全轻微的不良反应而得到广泛应用，但BDZ药物容易产生耐受性，长期应用可产生精神依赖和躯体依赖，突然停用可引起戒断症状。BDZ不具有受体选择性，抗焦虑的同时还带来肌肉松弛、镇静催眠、影响精神运动和认知功能的作用，并且BDZ滥用在医学领域和非医学领域逐渐成为令人困扰的问题。尽管如此，BDZ目前仍是使用最广泛的抗焦虑药物。

第三代抗焦虑药物为阿扎哌隆类，主要是选择性作用于大脑边缘系统的5-HT$_{1A}$受体，为5-HT$_{1A}$受体部分激动剂，也被称为5-羟色胺能抗焦虑药，代表药物有丁螺环酮（buspirone）和坦度螺酮（tandospirone）。1972年首次合成丁螺环酮。这类药物抗焦虑作用明确，选择性高，没有BDZ导致的不良反应，对认知功能影响小，目前在临床中也得到普遍使用。

当前治疗焦虑障碍的药物根据药物受体不同分为抗焦虑药物和具有抗焦虑作用的药物两大类。目前临床使用最多的抗焦虑药物为第二代和第三代抗焦虑药，即苯二氮䓬类和阿扎哌隆类。具有抗焦虑作用的药物包括抗抑郁药物、抗精神病药物、抗癫痫药物、抗组胺药物、β受体阻断剂和GABA受体调节剂等，在本节将进行简单介绍。

二、抗焦虑药物

（一）苯二氮䓬类药物

1.化学结构　地西泮（安定）是BDZ原型，又称1,4苯二氮䓬。在此之后研发的大部分苯二氮䓬类药物在第2位和第7位上进行取代，第7位取代物多为氯离子，第2位取代物的碳基可增强其活性。由于这两个位置对所有主要的降解过程均有阻碍作用，因此今年多代谢产物仍具有一定的药理活性。

2.作用机制　不同BDZ的亲和力不同，且亲和力大小与体内药理学强度高度相关，这个发现为BDZ的药理作用机制提供了重要依据。

（1）GABA$_A$受体：大量事实表明，BDZ加强GABA能神经传导，从而间接改变其他递质如NE和5-HT的功能。GABA是最重要的抑制性神经递质。GABA受体有GABA$_A$、GABA$_B$和GABA$_C$三个亚型。GABA是这些受体的天然神经递质。GABA$_A$受体与BDZ的抗焦虑和镇静催眠作用关系密切，是氯离子通道的门控受体，由两个α和两个β亚单位构成氯离子通道。β亚单位上有GABA受点，当GABA与之结合时，Cl$^-$通道开放，Cl$^-$内流，使神经细胞超极化，产生抑制效应。

（2）BDZ受体：又称ω受体，位于GABA$_A$受体的α亚单位上，分为两种，即BDZ$_1$（或ω1）受体和BDZ$_2$（ω2）受体。两种受体在脑中分布不一，对不同BDZ亲和力也不同。BDZ$_1$受体主要分布于小脑，与镇静催眠作用有关，BDZ$_2$受体主要分布在边缘系统，与记忆、情绪有关。其他镇静催眠药如巴比妥和酒，通过直接与Cl$^-$通道相关位点的作用，也促进GABA能神经传导。

（3）外周和中枢BDZ受体：外周组织中也存在BDZ受体。首次是在肾脏中发现的BDZ受体，但以后证实所有组织，包括中枢神经系统（CNS）中也存在BDZ受体。

氯硝西泮和氟马西尼对中枢GABA-BDZ受体亲和力高，外周BDZ受体亲和力低。

（4）BDZ受体配体：氯氮䓬、地西泮是BDZ受体激动剂，它可加强$GABA_A$受体功能。

BDZ受体拮抗剂氟马西尼具有阻断受体激动剂和反向激动剂作用，临床可作为BDZ过量的解毒药。在理论上部分激动剂可能具有抗焦虑作用而无镇静或成瘾性，也就是说有可能把药物的抗焦虑作用和镇静、成瘾性完全分离开来。

3. 药理作用

（1）抗焦虑作用：是BDZ的主要作用，可用于快速控制焦虑、治疗失眠以及紧急处理激越和停药综合征。此作用为BDZ所特有，抗抑郁药、抗精神病药和巴比妥类均无此作用。

（2）镇静催眠作用：BDZ的催眠作用研究得比较多，中等剂量BDZ即具有明显的镇静催眠作用，连续用药后可能产生耐受。多数研究表明，BDZ可增加睡眠时间，减少入潜伏期，减少警觉和减少1期、2期、3期和4期睡眠。第4期睡眠缩短可使噩梦减少，REM期时间虽缩短，但周期增加，净睡眠时间延长，因此患者感到服药后睡眠时间延长，睡眠质量改善。原来睡眠时间越少的患者催眠作用也最大，首次用药的作用尤为明显，连续用药后可能产生耐受。长效BDZ睡眠药，影响次日白天活动，且老年人有跌倒的危险，因而开发了一些短效的BDZ。但此后发现短效的BDZ可引起失眠和焦虑反跳、顺行性遗忘甚至暴怒，且剂量、治疗时间与反跳现象有关。

（3）抗惊厥作用：几乎所有的BDZ都会升高惊厥阈值并有较强的抗惊厥作用。临床常用于抗惊厥的BDZ有硝西泮、地西泮和氯硝西泮。

（4）松弛骨骼肌作用：小剂量BDZ即可抑制脑干网状结构下行激活系统对脊髓运动神经元的激活，大剂量加强脊髓突触前抑制，从而抑制多种突触反射。

（5）其他作用：BDZ能加强麻醉药、巴比妥类和酒精的抑制作用。治疗剂量的BDZ对正常人呼吸和心血管系统无明显影响，静脉注射地西泮5～10mg，呼吸、血压、左心室心搏稍有降低，也可出现心率加快、心输出量减少，但作用轻微。口服治疗剂量一般对心血管功能无明显副作用，是相对安全的。

4. 药代动力学　尽管所有的BDZ均具有不同程度的抗焦虑、镇静催眠、抗惊厥和骨骼肌松弛作用，但不同的BDZ具有不同的药代动力学特点，如在吸收、分布和排泄方面各有不同。

（1）吸收：BDZ从肠道吸收，进入循环达到峰值，快速吸收的BDZ比慢速吸收的BDZ起效更快。其中，地西泮和硝西泮都属于快速吸收的BDZ，氯氮䓬和劳拉西泮属于中等速度吸收的BDZ，而普拉西泮是慢速吸收和起效。通过肌肉给药的BDZ类的吸收可排除其他因素的影响，如劳拉西泮的肌肉吸收比氯氮䓬更加迅速和完整。

（2）分布：BDZ具有亲脂性，不同BDZ的亲脂性不同，影响血脑屏障的通过率。高亲脂性的BDZ如地西泮尽管半衰期很长，但在体内分布广泛，透过血脑屏障后又迅速释放到周围组织，特别是脂肪组织，因此对CNS的作用迅速终止。而低亲脂性的BDZ由于分布到周围组织的比例较低，其对CNS的作用时间反倒更长。

（3）清除：药物的清除率影响药物在体内的清除速度、蓄积程度，以及达稳态浓度所需时间。半衰期长的药物停用时，其清除速度慢，撤药反应不明显。但长半衰期药物更容易产生日间困倦和镇静作用，也容易产生体内蓄积。对于药物代谢能力下降的群体如老年人倾向于选择较短半衰期的BDZ。

（4）转化：BDZ通过肝脏代谢，因此有肝脏疾病、严重躯体疾病或高龄的患者，以及服用西咪替丁、雌激素和MAOI类药物的患者中，BDZ的氧化代谢途径可能受到影响。在老年人和肝脏疾病患者中，通过结合作用代谢的BDZ药物如替马西泮、奥沙西泮和劳拉西泮比通过氧化作用代谢地西泮和阿普唑仑更为安全。

5.适应证

（1）焦虑症：BDZ治疗焦虑比其他药如TCAs、MAOIs、SSRIs不良反应小且起效快，治疗头1周即可见明显改善。常用药有地西泮、阿普唑仑和劳拉西泮等。药物选择应根据焦虑性质、药代动力学特征和患者的反应及不良反应而定。如持续高度焦虑则以地西泮较适宜，可间断或必要时用药。如为发作性，最好用奥沙西泮和劳拉西泮，在应激事件发生或预期将发生前服用。艾司唑仑和阿普唑仑都可用于抗焦虑和抗惊恐。其他高效价BDZ如氯硝西泮被证明对惊恐障碍和社交焦虑障碍也有明显效果，但未获得相应适应证批准。如焦虑和抑郁共病，则应首选抗抑郁药如SSRIs或SNRIs。

（2）失眠：BDZ对各种原因引起的失眠都有效，理想的催眠药应能迅速诱导睡眠而无宿醉作用，可根据病情进行选择。入睡困难者可选起效快$t_{1/2}$，半衰期短的BDZ，如咪达唑仑。早醒者可用中长效的药物如氟西泮、硝西泮、阿普唑仑。BDZ可能增加呼吸暂停频率，呼吸功能不全［如慢性阻塞性肺疾病（COPD）、睡眠呼吸暂停综合征］患者慎用。

（3）抗癫痫：可选用硝西泮、地西泮、艾司唑仑和氯硝西泮，地西泮对癫痫持续状态有较好效果。

（4）内镜检查及麻醉前诱导：常用作用快的咪达唑仑、劳拉西泮和地西泮。

（5）戒酒：因和酒精有交叉耐受性，而BDZ的心血管毒性和呼吸抑制作用轻，又有抗惊厥和缓解焦虑作用，故用于戒酒。其中，奥沙西泮有缓解急性酒精戒断的适应证。

（6）其他：氯硝西泮起效快，可作为锂和抗精神病药的辅佐药，以控制急性躁狂和兴奋躁动的精神病患者（表4-3）。

6.不良反应　一般来说，BDZ的耐受性好，不良反应少，但剂量大或敏感患者可出现不良反应。第一代BDZ如地西泮的抗焦虑血水平为300～400ng/ml，但此血水平可出现镇静和精神运动障碍。血水平900～1000ng/ml可导致中枢神经系统中毒。以后的BDZ半衰期较短，疗效更为显著，但容易出现药物耐受和撤药反应，以及认知功能损害的问题。

（1）神经系统：主要为镇静、困倦、嗜睡、头晕。对操纵机器、驾车具有潜在危险，因此，应告知患者可能的危险及酒对BDZ有强化作用。大剂量可引起共济失调、口齿不清和意识障碍，严重者可致昏迷，特别是老年人、肝肾功能损害者，以及和其他镇静药联用时，少数患者可能出现脱抑制现象（反常反应），如失眠、噩梦、焦虑、激越、恐惧、愤怒和敌意。因自制力减弱可出现攻击行为、自残和自杀观念。脑器质性疾病和既往有冲动行为者攻击行为发生率较高。因此，对既往有冲动攻击史者应予注意。

静脉注射BDZ可引起顺行性遗忘，这对手术和心脏复苏的患者有利。三唑仑、劳

表4-3 BDZ药物适应证和剂量

药名	适应证	常用剂量（mg/d）	口服达峰时间（h）	主要活化合物/代谢物	平均清除 $t_{1/2}$（h）	分布容积（L/kg）
激动剂						
阿普唑仑（佳静安定，alprazolam, xanax）	抗焦虑、抗惊恐和社交恐怖	0.4～10	1～2	阿普唑仑	5～10（11～15）	1.1
氯氮草（chlordiazepoxide, Librium）	抗焦虑	10～40	1～5	氯氮草 去甲氯氮草	10（5～48） 24～96	3.2
地西泮（diazepam, valium）	抗焦虑、抗惊厥、催眠	4～40	0.5～2	地西泮 去甲西泮	20～80 35～200	0.8
奥沙西泮（oxazepam, serax, 舒宁）	抗焦虑	30～60	2～4	奥沙西泮	5～20	0.6
硝西泮（硝基安定，nitrazepam）	抗惊厥、催眠	5～20	/	/	23～29	
氯硝西泮（clonazepam, clonopin）	抗焦虑、抗惊厥、催眠	1～6	1～2	氯硝西泮	20～50	0.7
哈拉西泮（halazepam paxipam）	抗焦虑	20～60	1～3	哈拉西泮 去甲西泮	14 35～200	
劳拉西泮（罗拉，lorazepan）	抗焦虑、麻醉	2～12	2	劳拉西泮	10～20	1.3
艾司唑仑（舒乐安定，estazolam）	催眠	1～2	2	艾司唑仑	18	
氟西泮（妥明当，flurazepam, Dalmane）	催眠	15～30	0.5～10	N-去烷基氟西泮 氟西泮	45～160 2～30	22
普拉西泮（prazepam, centrax）	催眠	20～60	2	去甲西泮	35～200	
替马西泮（temazepam, restoril）	催眠	10～30	1～3	替马西泮	10～15	1.1
三唑仑（海洛神，triazolam, Halcion）	催眠	0.125～0.5	1～2	三唑仑	2	1.1
咪达唑仑（midazolam, 速眠安）	催眠、外科手术	15	10～20	/	1.5～2	1～2
拮抗剂						
氟马西尼（安易醒，flumazenil）	逆转BDZ中毒	0.4～2 缓慢静注	/	氟马西尼	0.7～1.3	0.6～1.6

拉西泮和阿普唑仑是最可能引起遗忘的药物。有研究表明长期服用BDZ引起的认知功能损害可持续到停药以后。BDZ可明显加强酒的抑制作用，服BDZ同时又饮酒导致顺行性遗忘发生率较高。

（2）心血管和呼吸系统：治疗剂量对健康人血管和呼吸系统作用轻微，对心率、节律和肺功能均无明显影响，故较安全。焦虑患者的心跳较快、换气过度，可用BDZ

治疗。

BDZ对心脏和呼吸功能的作用取决于剂量和给药途径，大剂量或静脉给药可能引起血压降低、心率加快、脑血流减少和心肺功能抑制或心脏停搏。慢性梗阻性肺疾病或睡眠呼吸暂停患者禁用。

（3）血液系统：尽管较为罕见，但地西泮、奥沙西泮、劳拉西泮、氯硝西泮、阿普唑仑、艾司唑仑均可能造成白细胞减少。硝西泮可能导致骨髓抑制。

（4）依赖和戒断：BDZ依赖主要表现为药物耐受性增加、戒断症状和心理依赖。耐受性增加表现为患者需增加用药剂量才可感受到相同的治疗效果。戒断症状临床表现为失眠、胃部不适、震颤、激动、恐惧和肌肉痉挛，患者为避免不适而产生获得药物的强烈愿望，并因此而长期服用或加量服用，进一步加重对药物的依赖。心理依赖是用药者为获得愉快满足体验而在精神上产生的要持续或周期性服药的欲望。目前临床上常用的艾司唑仑、阿普唑仑及劳拉西泮等中效BDZ，可导致依赖及戒断综合征的潜在风险较半衰期长的药物更大。BDZ依赖的形成与给药方法和个体差异均有关系，使用BDZ的时间越长、剂量越大，戒断症状的发生就越频繁，严重程度也更明显。

（5）药物过量：BDZ常被很多有自杀未遂的人大量服用。对于成年人来说，超剂量的BDZ不至于引起生命危险，但与酒精或其他精神药物同时服用时危险性大幅提高。患者过量服用后，典型的症状是倒下后深睡，但在24～48小时后可以醒来。也可表现震颤、步态不稳、心动过缓、严重乏力等。药物未完全吸收时可以洗胃，此期间主要针对呼吸和循环功能给予支持性治疗，使用拮抗剂氟马西尼，因该药的血浆蛋白结合度高，透析的疗效并不明显。

7.注意事项　以下情况苯二氮䓬类药物应慎用：①严重的急性乙醇中毒；②肝肾功能损害者能延长本药清除半衰期；③癫痫患者突然停药可引起持续状态；④严重的精神抑郁可使病情加重，甚至产生自杀倾向，应采取预防措施；⑤严重慢性阻塞性肺部病变，可加重呼吸衰竭；⑥外科或长期卧床患者，咳嗽反射可受到抑制；⑦低蛋白血症时，可导致嗜睡难醒；⑧多动症者可有反常反应；⑨可能加重重度重症肌无力的病情；⑩闭角型青光眼可因本品的抗胆碱能效应而使病情加重；⑪既往有药物滥用和成瘾者。

8.特殊人群用药　孕妇及哺乳期妇女用药：①在妊娠3个月内，BDZ有增加胎儿致畸的危险，孕妇长期服用可成瘾，使新生儿呈现撤药症状如激惹、震颤、呕吐、腹泻；妊娠后期用药影响新生儿中枢神经活动。分娩前及分娩时用药可导致新生儿肌张力较弱，应禁用。②BDZ可分泌入乳汁，哺乳期妇女应避免使用。

儿童用药：幼儿中枢神经系统对BDZ异常敏感，应谨慎给药。

老年患者用药：老年人对BDZ较敏感，用量应酌减。

9.药物相互作用　与中枢抑制药、成瘾性药、降压药合用时，可增强这些药物的药理作用；与酒及全麻药、可乐定、镇痛药、吩噻嗪类、单胺氧化酶A型抑制药和三环类抗抑郁药合用时，可彼此增效；西咪替丁、普萘洛尔可使BDZ清除减慢；与左旋多巴合用时可降低左旋多巴浓度；可减慢扑米酮的代谢；可增加地高辛浓度导致中毒；异烟肼可抑制BDZ的消除；利福平可增加BDZ的消除。

（二）阿扎哌隆类药物

阿扎哌隆类（azapirones）是近年推出的新一类抗焦虑药，以丁螺环酮（buspirone）为代表，最初是作为一种弱的抗多巴胺能药，因可能具有抗精神病作用而开发的。丁螺环酮的药理学特点和BDZ及抗精神病药不同，体内抗多巴胺能作用很弱，不引起EPS，也不与BDZ受体结合或促进GABA作用，也非抗惊厥药（甚至轻度降低痉挛阈），无耐受性或戒断反应，和BDZ或其他镇静剂无交叉耐受。1986年获得美国FDA批准上市。

以后又相继合成了伊沙匹隆（ipsapirone）、坦度螺酮（tandospirone）和氟辛克生（flesinoxan），它们的药理作用和丁螺环酮相似，但无抗多巴胺能作用，却比丁螺环酮的5-羟色胺能作用更强。坦度螺酮于1996年在日本上市。

1.丁螺环酮

（1）化学结构：分子式$C_{21}H_{33}N_5O_2$。

（2）作用机制：丁螺环酮的抗焦虑机制主要是作用于海马部位的5-HT$_{1A}$受体及多巴胺受体。丁螺环酮是5-HT$_{1A}$突触前受体的完全激动剂，可抑制神经冲动的发放和减少5-HT的合成，同时还是5-HT$_{1A}$突触后受体的部分激动剂，在5-HT功能亢进时，丁螺环酮可作为拮抗剂发挥效应，但在5-HT不足时，又可作为激动剂。丁螺环酮无镇静、肌松和抗惊厥作用。

（3）药代动力学：口服吸收快而完全、0.5～1小时达血药浓度峰值。存在肝脏首过效应，$t_{1/2}$为1～14小时，血浆蛋白结合率为95%。大部分经P450 3A4酶在肝内代谢，其代谢产物仍有一定生物活性。口服后，约60%由肾脏排泄，40%由粪便排出。肝硬化时，由于首过效应降低，可使血药浓度增高，药物清除率明显降低，肾功能障碍时清除率轻度减低。在老年患者中动力学无特殊变化。

（4）适应证：①焦虑。丁螺环酮可有效治疗GAD，对伴有抑郁、强迫、酒精滥用或依赖、吸烟、冲动攻击行为症状的焦虑障碍也有效。丁螺环酮的优点是镇静作用少，运动障碍轻，对记忆影响小，无交叉耐受性和滥用问题，也无BDZ对呼吸的抑制作用。②抑郁症。丁螺环酮对重度抑郁症（MDD）的疗效显著优于安慰剂，丁螺环酮与抗抑郁药物联合使用可以提高抗抑郁效果。③抗精神病药物所致运动障碍。丁螺环酮可改善抗精神病药物所致迟发性运动障碍、肌肉强直和静坐不能。这可能与丁螺环酮能阻止抗精神病药物引起D$_2$受体数量增加有关。

（5）用法用量：口服，开始一次5mg（1片），每日2～3次。第二周可加至一次10mg（2片），每日2～3次。常用治疗剂量为每日20～40mg（4～8片）。

（6）不良反应和注意事项：丁螺环酮一般不良反应较少，耐受性好。但与MAOI类药物合用可导致高血压。丁螺环酮起效慢，作用弱于BDZ，可以作为BDZ的替代品，改善BDZ的撤药症状，但最好在撤药前2周就开始服用。

2.坦度螺酮　坦度螺酮是日本住友制药株式会社首先研制的阿扎哌隆类抗焦虑药，于1996年在日本获准上市，2004年在国内上市。

（1）化学结构：分子式$C_{21}H_{29}N_5O_2 \cdot C_6H_8O_7$。

（2）作用机制：坦度螺酮为5-HT$_{1A}$受体激动剂，高度选择性与5-HT$_{1A}$受体结合。坦度螺酮选择性激动突触后膜的5-HT$_{1A}$受体，抑制亢进的5-HT能神经活动，使5-HT与突触后膜的5-HT$_{1A}$和5-HT$_{2A}$受体的结合恢复平衡状态，从而发挥抗焦虑作用。

（3）药代动力学：健康成人一次口服20mg时，吸收迅速，0.8～1.4小时后达到最高血中浓度，半衰期为1.2～1.4小时。基本不受进食影响。药物无蓄积性。本药迅速分布在组织中，以肝脏和肾脏中分布浓度较高，在脑中也有分布。口服7天以内，70%从尿中排泄，21%从粪便中排泄。吸收的坦度螺酮至尿中排泄时，可基本完全被代谢。粪便中坦度螺酮仅为0.3%～0.5%，大部分经代谢后排泄到胆汁中。

（4）适应证：①各种神经症所致的焦虑状态（如广泛性焦虑症）。②原发性高血压、消化性溃疡等躯体疾病伴发的焦虑状态。③抗抑郁药所致性功能障碍。与安慰剂相比，坦度螺酮能有效改善抗抑郁药所致性功能障碍。④增龄性记忆障碍。坦度螺酮能有效改善增龄性记忆障碍患者陈述性记忆障碍、逻辑记忆、口语成对联想，提升回忆总数等。⑤饮食紊乱。有小样本研究表明坦度螺酮可以治疗食欲过盛的饮食紊乱表现。⑥锥体外系症状。一项开放性研究表明坦度螺酮可以改善帕金森症状，但不能改善迟发性运动障碍症状。

（5）用法用量：通常成人应用枸橼酸坦度螺酮片的剂量为每次10mg，口服，每日3次。根据患者年龄、症状等适当增减剂量，但不得超过60mg/d或遵医嘱。

（6）不良反应和注意事项：坦度螺酮不良反应较轻，可能引起嗜睡或眩晕，服药期间不得从事危险性作业。坦度螺酮对器质性脑功能障碍、中重度呼吸衰竭、心肝肾功能障碍的患者可能使症状恶化，应慎重给药。单药或与抗抑郁药物联用时，有可能出现5-HT综合征。当1日用药剂量达60mg仍未见疗效时，应停药，不得随意长期应用。本药与BDZ无交叉依赖性，若立即将BDZ换为本药时，有可能出现戒断现象，加重症状，故在需要停用BDZ时须缓慢减量，充分观察。

三、具有抗焦虑作用的药物

（一）抗抑郁药物

临床中焦虑和抑郁共病现象十分常见，而抗抑郁药物普遍具有抗抑郁和抗焦虑的双重作用，因此也被广泛用于焦虑谱系障碍的治疗。在治疗不同类型的焦虑障碍时，不同种类的抗抑郁药物具有不同程度的疗效。对于无抑郁症状的焦虑患者，抗抑郁药物也同样有效。目前临床使用的抗抑郁药物几乎都有抗焦虑作用，包括SSRI类药物、SNRI类药物、NaSSA类药物、TCA类药物、MAOI类药物、NDRI类药物、NARI类药物，以及SARI类药物等。TCA和MAOI类药物最早被用于焦虑障碍的治疗，但由于明显的不良反应及药物相互作用，这两类药物在临床中已较少使用。在新型抗抑郁药物中，SSRI类和SNRI类药物治疗焦虑的循证学依据最为充分，如帕罗西汀是第一个获得美国FDA批准治疗广泛性焦虑障碍的SSRI类药物，文拉法辛被批准用于治疗广泛性焦虑、社交恐惧障碍和惊恐发作。与TCA类或MAOI类相比，SSRI和SNRI类药物的安全性和耐受性更好，且不像BDZ药物存在依赖和滥用问题，因此，这两类药物也被作为焦虑障碍的一线治疗药物。

根据焦虑障碍的亚型，建议选用有适应证的药物进行治疗。比如目前国内获批适应证的抗抑郁药物中，文拉法辛和度洛西汀可用于治疗广泛性焦虑障碍；帕罗西汀、艾司西酞普兰可用于治疗惊恐障碍。当然，其他未获批适应证但有充分循证依据的抗抑郁药也可以在医生指导下，根据药理特性和患者的临床表现进行选用。

治疗焦虑时使用的抗抑郁药物剂量通常是治疗抑郁症的有效剂量，但剂量宜个体化，从小剂量开始，循序渐进加量。焦虑严重时，可合并BDZ等抗焦虑药。与BDZ药物相比，抗抑郁药物对精神性焦虑效果更佳，而BDZ药物更多改善躯体性焦虑症状。

（二）抗精神病药物

研究表明抗精神病药物可以缓解焦虑症状，如经典抗精神病药物氟哌噻吨、三氟拉嗪、硫利达嗪等。针对非经典抗精神病药物治疗焦虑障碍的研究也相当多，涉及奥氮平、喹硫平、利培酮、阿立哌唑、氨磺必利、齐拉西酮等药物。大部分研究显示非经典抗精神病药物联合抗抑郁药物，可以有效减轻患者焦虑。其机制主要和药物对5-HT的作用有关，如奥氮平对$5-HT_{2A}$有拮抗作用，喹硫平对$5-HT_{2A}$受体有阻断作用，利培酮可阻断α受体引起5-HT脱抑制性释放，均可产生抗焦虑效果。许多慢性焦虑患者躯体化症状明显，长期存在的躯体症状使得患者产生超价观念，使用抗精神病药物可以缓解精神症状，起到增效作用。但抗精神病药物通常只作为三线治疗，最好和一线抗焦虑药或抗抑郁药物联用，同时权衡体重增加、糖脂代谢异常等不良反应。

（三）抗痫药物

将抗痫药物用于焦虑症的治疗是基于大脑中恐惧回路的概念。许多大脑区域均可能参与恐惧的表达，而杏仁核被认为在其中起到关键作用。许多病症，如焦虑症和成瘾，均可认为是基于杏仁核的条件反射式情感关联。而这种过度反应可能与杏仁核中的抑制控制失效有关。GABA和谷氨酸能神经递质系统的异常与各种焦虑症有关。各种抗痫药物能调节GABA和谷氨酸水平，因此，可用于治疗焦虑症，能够恢复这两种神经递质之间的动态平衡，从而降低神经元（尤其是杏仁核）的过度兴奋。丙戊酸盐、加巴喷丁、普瑞巴林、卡马西平、托吡酯、拉莫三嗪、噻加宾等药物均被相关研究证明对社交焦虑障碍、惊恐障碍、广泛性焦虑障碍、创伤后应激障碍、强迫症等焦虑障碍有效。世界生物精神病学会、英国国家卫生与临床优化研究所（NICE）指南均推荐普瑞巴林作为广泛性焦虑障碍的一线药物。

（四）抗组胺药物

第一代抗组胺药如苯海拉明、羟嗪易引起嗜睡和镇静，其抗焦虑效果不如BDZ，有效治疗剂量可能会引起显著的不良反应，但此类药物不成瘾且起效快，可以间断给药或者规律服药，特别适用于药物滥用倾向的患者。这些药物可以减轻焦虑伴随的自主神经症状。

（五）β受体阻滞剂

β受体阻滞剂并不直接治疗精神焦虑，而是通过降低心率、减轻肌肉颤抖来缓解由焦虑引起的心脏不适，可使部分患者获得心理上的平静。β-肾上腺素能阻滞剂起效快，可临时使用也可规律服药。普萘洛尔、美托洛尔等药物联合抗焦虑药或者抗抑郁药，可对治疗焦虑起到增效作用。

（六）GABA调节剂

近年来，有研究报道GABA受体调节剂如巴氯芬（baclofen）对焦虑症状有治疗作用。

（中国人民解放军联勤保障部队第九八四医院　于学伟　张尚荣）

第六节　康复期的维持治疗

精神康复的任务是提升患者的功能和其对自己生活的满意度。康复着眼于患者的现状和未来，评估的是患者当前的状态和患者应对特定环境所需的技能和支持。从疾病预防的角度划分，精神康复更多地归于三级预防，防止疾病复发，做好精神残疾者的康复训练，最大限度地促进患者的社会功能的恢复，减少功能残疾，延缓疾病的衰退过程，提高患者的生活质量。精神康复与精神障碍的预防、治疗是一个连续的、有机统一的整体。也就是说，对患者的康复从急性发病就开始，及时的治疗和紧跟的康复训练对患者的预后尤为重要。

虽然药物治疗不是康复的落脚点，但是由于精神疾病高复发的特点，很多患者难以走出"发病住院—康复回家—再次发病入院"的循环。经过急性期的住院治疗，患者的精神症状得到了控制，但是仍然需要长时间的药物维持巩固，以维持病情稳定，防止疾病的复发。药物治疗对于精神疾病患者是必要的，它可以较好地控制患者的精神病性症状，帮助更好地进行精神康复，但是对于长期慢性重型精神病患者，长期的药物治疗产生的锥体外系不良反应，大大阻碍了患者康复的效果，所以精神康复治疗时需要评估其利弊，重点不是最大化地减少症状，而是能够让患者在服用药物的情况下最大化地适应生活，应该在控制症状与功能恢复之间做好"权衡"。所以，康复期药物治疗具体需要维持治疗的时间、剂量，要根据疾病的种类、严重程度、发作的次数等多因素综合确定。

一、精神分裂症谱系及其他精神病性障碍的维持治疗

精神分裂症患者多数表现为间断发作或持续性病程两类。约1/5的患者发作一次，缓解后终身不再发作。首次发作的患者中75%可达临床痊愈，但以后反复发作或不断恶化的比率较高，而系统抗精神病药物治疗是预防复发的关键因素。近年来，关于复发和服药依从性的研究发现，精神分裂症患者1年内复发比例高达33.5%，5年内复发率超过80%，其中主要的复发因素是中断治疗或自行减药。总体来讲，由于现代治疗学的不断进步，约60%的患者可达到社会性缓解，具备一定的社会功能。

精神分裂症的治疗分期。精神分裂症的治疗分为急性期、巩固期和维持期三个阶段。急性期的治疗目标是快速控制精神病性症状和相关症状，减少不良反应发生，并为长期治疗做准备，一般持续8～12周。巩固期是急性治疗后，为进一步缓解症状、促进恢复而进行的治疗，继续使用急性期的药物治疗至少6个月，同时应降低应激、监测不良反应、提供支持，以便降低复燃的可能。维持期治疗目标为维持症状的持续缓解，

促进患者社会功能和生活质量持续改善，预防疾病复发。下面着重讲巩固期和维持期的药物应用。

（一）巩固期

是指急性期治疗后的至少6个月，所需药物剂量应维持急性期的药量，过早减药会导致症状波动，同时需要监测不良反应并做相应干预以提高治疗依从性。此外，还应给予个体化社会心理干预、家庭教育和支持，以减少患者的应激，增强日常生活能力，促进康复，减少复发。

（二）维持期

患者精神症状相对较轻，继续使用抗精神病药物治疗目标是维持精神状态的平稳和促进社会功能恢复、避免复发，使得患者获得自我决定、全面融入社会和追求个人目标的能力。在此阶段，可采用药物治疗和多种社会心理干预方式，其中药物治疗更为优先，一般沿用急性期的治疗方案。

1.维持治疗的剂量 随着维持治疗时间的延长，各种不良反应（包括神经系统、代谢风险、性症状、内分泌系统、镇静、心血管系统）对患者的累积效应常常比急性期影响更大。使用FGA治疗有效的患者进行维持治疗时，因患者的抗胆碱能不良反应、镇静、EPS、心血管不良反应，维持期的剂量一般低于急性期治疗剂量。SGA的长期耐受性、治疗中断率均优于FGA，降低剂量的需求没有FGA那么迫切。在一项研究中精神分裂症急性期治疗6个月缓解后随机分配至接受较低剂量或全剂量抗精神病药维持治疗18个月，随访2年发现剂量减少方案的患者复发率较高，随访7年时发现低剂量组患者的康复率更高。有国外学者长期研究表明高剂量抗精神病药与大脑灰质体积减小有关。因此，维持治疗期间应权衡风险和获益，可以适当减少剂量，遵循个体化原则，用最小有效剂量维持。

2.维持治疗的时间 多项随机研究显示在急性期治疗有效后2年内，停用抗精神病药的复发率超过90%，首发精神分裂症患者5年内复发率超过80%，而维持期药物治疗可明显降低复发风险，坚持服药1年的患者复发风险仅为3%。不规律服药、自行减量也是多数精神分裂症患者反复发作的重要原因之一。因此，维持抗精神病药物治疗是精神分裂症患者获得长期康复的基石。即使急性精神分裂症患者已经完全缓解，仍建议使用抗精神病药维持治疗，《中国精神分裂症防治指南（第二版）》推荐首发患者至少维持治疗1年，复发患者维持治疗2～5年，严重患者需长期维持治疗。

3.不良反应的处理 维持治疗中需对抗精神病药的不良反应进行监测和及时处理。常规监测体重、血压、运动、心血管功能及代谢指标。代谢综合征需要早期发现，早期干预。超重或肥胖的患者还需要监测空腹血糖和糖化血红蛋白，必要时可换用体重增加风险较少的药物，避免多种抗精神病药联合使用，改进生活方式，或合并二甲双胍治疗。糖尿病患者需要监测血糖及糖尿病的并发症，严格控制饮食，规律服药治疗。高血压的对症治疗中出现高脂血症和高胆固醇血症的，推荐换用代谢风险较小的药物，定期监测代谢指标，改进生活方式。如果治疗中发现迟发性运动障碍（TD）症状，则需要换用氯氮平或其他运动风险小的SGA治疗。

4.长效针剂的使用　长期药物治疗势必带来不良反应，影响患者的治疗依从性，缺乏自知力、社会退缩、认知功能下降、病耻感、家庭经济困难等也影响患者的服药依从性。长效针剂与口服药相比，可避免天天口服药物，且对于曾经故意或无意过量服药的患者来说，长效针剂治疗可规避此类风险。

二、妄想性障碍的维持治疗

妄想性障碍又称为偏执性精神病，是一组以系统妄想为主要症状的精神障碍。多数学者认为，其发病是在性格缺陷的基础上遭遇社会环境因素中的应激事件后发展而来。患者多具有偏执性人格特征，包括固执偏见、敏感多疑、自我中心、人际关系差、易将别人的行为误解为有敌意或轻视的含义。

患者通常很难主动就诊，更不愿意服药治疗。医生需要先就患者的整体状况与患者商讨，鼓励患者寻求帮助，减少伤害性行为，与患者达成初步的合作，为患者接受系统治疗做准备。

妄想性障碍的首选治疗是抗精神病治疗，但多数患者的症状无法完全消失，治疗的目标是减轻症状，降低精神症状对身体状况和社会功能的影响。第一代和第二代抗精神病药均可减轻患者的症状。但患者多对治疗心存疑虑，故药物选择和初始剂量需仔细权衡不良反应和获益。治疗过程中缓慢增加药量使患者能耐受药物，剂量和疗程应个体化。有报道显示，长效抗精神病药注射针剂也可以适用于妄想性障碍患者。可以给予心理干预配合药物治疗。对家属进行健康教育，告诉家属不要就妄想内容与患者辩驳，鼓励家庭以稳定患者情绪、配合治疗为主要目标。

此病病程多为持续性，部分患者可终身不愈。有些患者在老年后由于体力和精力的日趋衰退，症状可有所缓解。少部分患者经治疗后可有较好的缓解。

三、短暂性精神病性障碍的维持治疗

短暂性精神病性障碍是一组起病急骤、缓解彻底、持续时间短暂的精神病性障碍。推荐首选抗精神病药治疗，剂量参考首发精神分裂症的治疗，应注意剂量的个体化。如果存在明显激越或情感症状也可合并苯二氮䓬类和心境稳定剂。急性治疗后进行数月的巩固治疗后可以考虑缓慢停药，在减量过程中和停药后的数月内均需密切监护患者的精神状况，及时发现复发的迹象，症状一旦波动，需及时处理，包括重新使用药物治疗。经过巩固治疗后仍存在残留症状者需要重新评估和诊断，优化治疗方案，进行更长时间的治疗。

四、分裂情感障碍的维持治疗

分裂情感障碍是指一组精神分裂症状和情感症状同时存在或交替发生，症状又同样典型，常反复发作的精神疾病。急性发作期需要快速控制精神症状和情感症状，首选药物治疗。药物治疗方案需要兼顾急性期的疗效和安全性及长期维持治疗的安全性。分裂情感障碍需要长期维持治疗，但由于患者的治疗依从性不佳，维持治疗期间应加强心理社会干预，包括健康教育、家庭干预等，有利于改善治疗的依从性和长期预后。长效针剂单药治疗或联合心境稳定药对分裂情感障碍维持治疗有效，且安全性好。

五、躁狂发作的维持治疗

双相情感障碍具有反复发作性，因此在躁狂或抑郁发作之后应采用维持治疗。锂盐对情感障碍复发的预防作用较安慰剂高 2 倍，可以作为维持治疗选择。其有效维持治疗血锂浓度应在 0.8 ～ 1.0mmol/L，低于 0.6mmol/L 效果不好。锂盐安全性差，不良反应多，在长期维持治疗中应予注意。每隔半年进行一次甲状腺功能检查是必要的，因为锂盐具有导致甲状腺功能低下的倾向。近期研究显示，丙戊酸钠对双相情感障碍的维持治疗效果与锂盐相当，而不良反应较少。对于先证为纯躁狂发作、混合型发作、循环型发作患者疗效较好，而对先证为抑郁发作者效果较差。卡马西平维持治疗研究较少，结果也不尽一致，其效果总的不如锂盐，尚待进一步研究。至于维持治疗的时间仍需综合考虑服药的好处和劣势。单考虑对复发的预防作用，服用时间自然应是尽量地拉长，尤其是对于复发次数多、间隔时间短的患者。

但维持治疗并不能完全防止双相情感障碍病情复发。因此，应教育患者和家属了解复发的早期表现，以便自行监控，及时复诊。导致复发的诱因可能是：躯体情况，明显的社会心理因素，服药依从性差或药物剂量不足。因此，在维持治疗期间应密切监测血药浓度并嘱患者定期复诊观察。复发的早期表现可能为出现睡眠障碍或情绪波动，此时可及时给予相应处理，如短期应用苯二氮䓬类药或其他药物，以避免发展成完全发作。如病情复发，则应及时调整原维持治疗药物的种类和剂量，尽快控制发作。

维持治疗应持续多久尚无定论。如过去为多次发作者，可考虑在病情稳定达到既往发作 2 ～ 3 个循环的间歇期或 2 ～ 3 年后，再边观察边减少药物剂量，逐渐停药，以避免复发。在停药期间如有任何复发迹象应及时恢复原治疗方案，缓解后应给予更长维持治疗期。此期间应去除可能存在的社会心理不良因素及施以心理治疗（包括家庭治疗），更有效地提高抗复发效果。

患者在接受治疗时，护士应注意患者是否还有其他疾病，对有消化道症状的患者，注意其饮食情况；如患者呕吐较重，食欲不佳，应注意补充水分和食盐。每日食盐摄入不少于 3g，以保证水、电解质平衡。护士要熟知血锂浓度的正常值，对患者及家属进行有关服用锂盐后不良反应及预防措施的健康教育，以便及时发现处理。预防锂盐中毒，做好中毒后的护理：①严密观察锂盐治疗后的反应，有无锂中毒的前驱症状，如呕吐、尿频、精神不振、嗜睡、手细颤或粗颤，及时发现及时处理；②发现锂中毒时应立即停药，采取抢救措施，设专人护理，严密观察病情，如意识障碍的程度、生命体征变化及排泄功能等，准确记录出入水量，做好特护记录；③癫痫大发作时，可用地西泮 5 ～ 10mg 肌内注射或静脉注射，并备好压舌板，防舌咬伤；④保持呼吸道通畅，吸氧、吸痰、预防感染，维持水、电解质平衡；⑤密切观察血锂浓度，每半个月应复查血锂浓度 1 次。告诉患者及家属按医嘱服药的重要性，配合治疗。在服用抗躁狂药物时护士还应该做好心理方面的护理工作。

六、抑郁障碍的康复治疗

目前抑郁障碍经过药物治疗、心理治疗、物理治疗后大部分患者的症状缓解或显著减轻，但是抑郁障碍复燃和复发率高，15% 的患者达不到临床痊愈，坚持治疗的患者也有20%的复燃率，停止治疗者85%复燃。痊愈后的6个月内，20%的患者复发，50%的患者在首次发作后2年内复发，45岁以上的患者复发率更高。影响疾病康复及复发的不利因素有疾病本身有反复发作的特点、社会心理因素、抑郁患者认知功能差、治疗依从性差等。

抑郁障碍的康复治疗主要措施包括以下几个方面。

1.心理健康教育　向患者和家属讲解疾病相关知识，以协助其更有效地应对疾病。主要内容包括病因、诊断、症状、治疗、预后、复发早期表现的识别，预防复发的措施，药物治疗的基本知识，药物治疗的常见不良反应等。还包括家庭支持、危机干预等方面的知识。消除患者的病耻感，抑郁和感冒、胃溃疡一样，都是一种疾病，通过正确治疗，都可以恢复健康。协助患者做好充分的准备，勇于面对社会偏见，增强对不良刺激的抵抗力。抑郁障碍患者由于受到疾病的影响，会感到无助、无望、无用。需要加强心理支持，帮助患者正确地认识自我，鼓励患者释放内心的抑郁和痛苦。向患者介绍抗抑郁药、抗精神病药的有关知识，让患者了解药物对他们的帮助，学会保存药物，保证按时按量服用药物。学会自己识别复发的先兆症状，及时向医生报告。

2.个人生活自理能力的康复　鼓励患者尽量自主完成日常生活活动，包括起床、洗漱、进餐、服药等。

3.疾病的自我管理　包括药物自我管理和症状自我管理。向患者介绍药物的有关知识，了解药物的不良反应，学会与医生交流，保证药物按时服用，正确保存。学会识别精神症状，克服导致疾病复发的原因。

4.社交技能培训　运用示范、角色扮演、强化训练、解决问题、家庭作业等一系列方法，使患者在人际交往、家庭关系、适应社会等方面得到改善，甚至达到较高的职业功能水平。

（北京市公安局监管部队　张进岭

中国人民解放军联勤保障部队第九八四医院　张尚荣）

参 考 文 献

陆林. 沈渔邨精神病学. 6版. 北京：人民卫生出版社，2019.

王晓慧，孙家华. 现代精神医学. 北京：人民军医出版社，2010.

第五章

精神疾病的心理社会干预

第一节 心理动力学干预

一、概述

心理动力学干预又称精神动力学干预，作为一种重要的心理干预流派，它是在经典精神分析理论的基础上，逐渐发展演变成多种精神分析取向干预方法的总称。它注重童年期的创伤和潜意识的冲突，通过心理动力学治疗师与患者的互动来探索患者的防御机制和移情反应，帮助理解患者的病态思维和行为。自20世纪30年代以来，心理动力学治疗已经以更有效率更实用的面貌出现在临床实践中，影响力也非常广泛。已有的很多研究都认为精神分裂症患者存在人格缺陷。伟静等认为精神分裂症患者具有共同的人格特点如依赖、胆小、内向等，都有早年创伤经历，情绪上表现担心、内疚、敏感害怕等，存在负性的思维推理方式。王赞利等研究发现缓解期的精神分裂症患者的人格特质主要表现为内倾性、松散性和情绪不稳，与正常人存在显著差异。刘诏薄等对101例精神分裂症患者的人格特征进行了调查研究，结果发现精神分裂症患者存在病态人格。

当前很多研究和治疗方法往往把症状减轻作为主要标准，而心理动力学治疗强调人格的完整和整体的心理健康，它的疗效是非线性的。其实，心理动力学治疗边缘型人格障碍，具有良好的疗效和预后，是否适用于精神分裂症，目前观点仍不统一，但越来越多的研究者开始从心理动力学的角度去分析精神分裂症患者的人格特质。Restek-Petrovič等对60例患者进行为期2年的随机对照研究，病例选择以精神分裂症为主，少数为分裂情感性精神障碍和妄想障碍，其中30例给予长程心理动力学团体干预，另外30例为一般药物干预组，采用自我评估和干预师评估问卷对患者的亲密关系、恋爱关系、工作能力、总体社会功能的改变、求助和住院的次数等进行评估，结果显示心理动力学干预组患者社会功能的改善更为全面，其中能主动向干预师求助的患者是药物干预组的2倍。使用心理动力学干预精神分裂症不良人格倾向，国内相关研究较少，因此在理解其病理机制的基础上对精神分裂症患者进行心理动力学干预，是研究者面临的新课题。

二、开展心理动力学干预的方法步骤

（1）由受过专业训练的心理治疗师完成，每名治疗师负责8～10名患者的心理治疗工作。所有治疗师均经过3年以上连续的心理动力学培训，累计受训超过500学时，个人体验不少于100小时，督导师进行心理督导。

（2）每名患者每周进行1次心理动力学治疗，每次持续约50分钟，持续13周。

（3）心理动力学治疗步骤

1）心理动力学治疗在谈话内容的设置方面，存留"自由的空间"，自由联想、行为、愿望及幻想、梦成为谈话主题。

2）治疗师积极关注患者，对患者的价值观、人格特质、敏感性采取中立的态度，行为较灵活，以便营造一个自由受保护的空间，让患者有机会呈现或体验完全相反的心理状态。

3）对患者早年经历事件进行回顾，并与当下情形相结合，关注和利用此时此地。

4）治疗的重点在于探索患者的潜意识动机和冲突。

5）重视移情过程对治疗过程的意义，如理解并针对内外冲突开展工作，理解阻抗，构建治疗联盟等，帮助患者不再掩饰自己的幻想。

6）理解并探索患者的自我防御机制。

7）治疗师要格外注重"节制"。

在稳定的长程动力学心理治疗设置的框架下，患者的自由表达被积极关注，随着治疗的进行，患者的安全感逐渐增强，健康自恋得到有力的支持和发展，患者逐渐获得自我的灵活性。通过对早年关系及依恋方式的理解，减少了对适应不良相关的强迫性重复，减少了原始性防御，增强了对建构关系的探索和理解，改善了自我的结构，完善了人格。从这个意义上说，心理动力学治疗有助于改善精神分裂症患者的人格情况，效果显著。

第二节　认知行为治疗

一、概述

认知行为治疗（cognitive behavior therapy）是由A.T. Beck在20世纪60年代发展出的一种有结构、短程、认知取向的心理治疗方法，主要针对抑郁症、焦虑症等心理疾病和不合理认知导致的心理问题。它的着眼点放在患者不合理的认知问题上，通过改变患者对己、对人或对事的看法与态度来改善心理问题。

认知是指一个人对一件事或某对象的认识和看法，对自己的看法，对他人的想法，对环境的认识和对事的见解等。

认知行为治疗认为：人的情绪来自人对所遭遇的事情的信念、评价、解释或哲学观点，而非来自事情本身。正如认知疗法的主要代表人物贝克（A.T. Beck）所说，"适应不良的行为与情绪，都源于适应不良的认知"。

例如，一个人一直"认为"自己表现得不够好，连自己的父母也不喜欢他，因此，他做什么事都没有信心，很自卑，心情也很不好。治疗的策略，便在于帮助他重新构建认知结构，重新评价自己，重建对自己的信心，更改认为自己"不好"的认知。

认知行为治疗认为治疗的目标不仅仅是针对行为、情绪这些外在表现，而且分析患者的思维活动和应对现实的策略，找出错误的认知并加以纠正。

二、"ABC"理论

由Ellis提出。A指与情感有关系的事件（activating event）；B指信念或想法（believe），包括理性或非理性的信念；C指与事件有关的情感反应结果（consequence）和行为反应。

事件和反应的关系：通常认为，事件A直接引起反应C。事实上并非如此，在A与C之间有B的中介因素。A对于个体的意义或是否引起反应受B的影响，即由人们的认知态度、信念决定。

举例：对一幅抽象派的绘画，有人看了非常欣赏，产生愉快的反应；有人看了感到这只是一些无意义的线条和颜色，既不产生愉快感，也不厌恶。画是事件A，但引起的反应C各异，这是由人们对画的认知评估B不同所致。

认知评估或信念对情绪反应或行为有重要影响，非理性或错误认知导致异常情感或行为，而不是事件本身。

三、自动思维

遇到事件后脑海中出现的想法称作自动思维。

举例：看到狗便产生恐惧，在看到狗与恐惧反应之间有一个想法是这狗会咬我，还可能有狗咬人的恐怖的想象。狗会咬我就是自动思维。

自动思维没有好坏之分，只有适应和非适应之分。非适应部分也称歪曲思维或错误思维。

歪曲和错误的思维包括主观臆测，以"自动思维"的形式出现，即这些错误思想常是不知不觉地、习惯地进行，因而不易被认识到。

不同的心理障碍有不同内容的认知歪曲。例如：抑郁症患者大多对自己，对现实和将来都持消极态度，抱有偏见，认为自己是失败者，事事都不如意，认为将来毫无希望。焦虑症患者则对现实中的威胁持有偏见，过分夸大事情的后果，面对问题，只强调不利因素而忽视有利因素。

常见的认知歪曲有以下方面。

（1）主观臆想：缺乏根据，主观武断推测。例如，某患者某件工作未做好，便推想所有的同事会因此看不起他。

（2）一叶障目：置总体前后关系和背景不顾，只看细节或一时的表现而做出结论。例如，某学生一次考试中有一题答不出，事后一心只想着未答的那道题，并感到这场考试全都失败了。

（3）乱贴标签：即片面地把自己或别人公式化。例如，某一患者将孩子学习不好归于自己，并认为自己是个"坏母亲"。

（4）非此即彼的绝对思想：认为不白即黑，不好即坏，不能容忍错误，要求十全十美。例如，某位患者有一次考试未达到预定目标，便认为自己是个失败者，一切都完了。

四、核心信念

核心信念是支持每个自动思维的核心部分，类似于世界观、价值观等，它们是指导和推动生活的动力。这些信念被人们认定是绝对的真理，认为事情就应该是这个样子。

大多数人会维持比较正向的核心信念，如"我是有价值的"。

有心理苦恼的人多有负性的核心信念。例如，如果一个人的核心信念是"我是没有能力的"，那么在生活中他就会倾向于选择性地注意与此核心信念有关的某些信息，即使有积极的信息，他也倾向于消极解释，会持续相信和维护这一信念。

负向核心信念大多数和早年的成长经历有关。与自动化思维不同的是，核心信念深藏在人的内心，不容易被清楚地表达，一般在治疗中经治疗师持续探询，才有可能被了解。

五、认知行为治疗方案

1. 心理治疗师背景　参与心理治疗的心理治疗师6名，均参加过多次正规的认知治疗培训，有较丰富的心理治疗经验，本次研究之前已经过统一的培训。

2. 治疗疗程　采用个体心理治疗，每周1次，每次约60分钟，总疗程6个月。

3. 治疗方法与步骤

第1次：初诊接待，建立良好的信任关系，心理治疗师耐心解释该治疗的目的和方法，让患者主动参与治疗，收集资料，了解患者的一般情况、残留的精神病性症状以及存在的抑郁焦虑情绪，针对不同的个体，制订后续治疗形式与治疗计划。

第2次：利用宣教手册对患者的精神病性症状进行"一般化"解释，并以其能听懂的说法对患者进行解释，使患者对自身的精神病性症状有所了解。

第3次：阐述疾病的应激-易感模型，使患者对疾病及症状有全新的认识和理解。对患者讲解疾病的应激-易感模型，强调所有的人在足够的应激情况下都会经历精神性症状，但由于基因、生理、心理、环境等易感性的差异，人们对同等程度的应激反应不同，因此易感性高的人出现精神分裂症症状，而易感性低的人不出现症状。

第4~6次：针对导致精神症状持续存在的情绪问题（如焦虑、抑郁、愤怒），识别自动性思维和功能失调性态度，找出患者的自我消极评价、对自身疾病不合理的观念和态度，回顾这些观念产生的原因和过程，并对这些观念进行重新评估，矫正曲解的信念，系统阐述新的信念，并按此程序教会患者如何进行自我治疗。

第7~11次：①针对妄想症状，"苏格拉底"式询问，帮助患者去发现有这些想法和知觉体验意味着什么，不直接去攻击患者的妄想或其非理性的信念，而是让他换一种观点（治疗师的观点）重新进行解释，并通过作业记录找出和自己观点相反的证据；②针对幻听症状，用患者能理解的方式向他们解释幻听产生的原理，通过日记的形式记录声音的内容，应用现实检验的方法来提高患者应对幻听的能力并改善患者对待幻听的态度。

第12~13次：处理阴性症状，利用分级的活动日程表、家庭作业记录治疗期间的成功与快乐，逐步激发患者的兴趣，加强社会活动和提高社交及职业技能。

第14~17次：针对患者服药态度的改善和对药物的依从性，识别患者的负性自动思维，如"吃药对我没有用"，应用角色扮演技术，让患者站在医生的角度劝说另外一个患者服药。

第18～20次：处理潜在的功能障碍性信念。精神分裂症患者往往因为该病而被贴上标签，其核心信念多为"我没有能力""我不受人喜欢"，通过给患者提供更多乐观的专业性知识（如较好的长期结果），矫正其功能障碍性信念。

第21～24次：预防复发的策略，巩固认知行为治疗。

国外Zimmermann等对认知行为治疗（CBT）的研究结果显示，CBT能显著减少精神分裂症的阳性症状。Rector N.A.等的临床随机对照研究的结果表明，CBT能有效改善精神分裂症患者的阴性症状，但对阳性症状、一般病理症状及量表总分无显著影响。国内王长虹等应用CBT对251例首发精神分裂症患者进行远期疗效的对照研究，结果显示研究组的PANSS总分及因子分均低于对照组，表明CBT能较全面地改善患者的精神病性症状。龙川铁等的研究同样也表明CBT能显著改善精神分裂症患者的精神病性症状。张仲荣等应用阴性症状评定量表（SANS）评价CBT对精神分裂症患者康复的效果，结果表明认知行为综合干预治疗能够改善精神分裂症患者的阴性症状。国内外学者比较一致地认为，精神分裂症后抑郁对患者认知功能、社会功能和生命质量等将产生负面影响，而CBT可能会改善精神分裂症患者的抑郁焦虑情绪。研究显示，CBT能有效改善精神分裂症患者的社会功能。

第三节　情 绪 管 理

一、情绪管理的概念

（一）情绪有关的基本概念

1.情绪　情绪是指人们认识、觉察内部世界或外部世界并由此做出相应价值判断过程中产生主观体验的心理活动过程。情绪产生包括三个要素，即个体的心理活动、客观的认识和觉察对象、主观的价值标准。情绪产生过程中的心理活动包括三个阶段，即认识和觉察、价值判断、主观体验和行为趋向。

2.情绪产生过程中的认识和觉察　是大脑对客观世界、主观世界的意识活动和信息接纳。

3.情绪产生过程中的价值判断　是大脑对所接收信息与个人需求、主观期望之间关系的比较和评判。情绪产生过程中价值判断的主观价值标准是客观存在于个体主观世界的以个体需求为基本标准并受后天教育深刻影响的价值标准。

4.情绪产生过程中的主观体验和行为趋向　是大脑对价值判断的反应，这种反应可以是价值判断期间也可以是得出判断结果之后，是感觉、知觉、思维、行为等综合的心理和生理状态变化。

5.情绪产生过程中认识和觉察的对象　包括内部世界和外部世界，内部世界是自我的个体状态即主观世界，外部世界是自我之外的客观世界即外界事物。

6.影响情绪产生的因素　情绪产生受生理、心理和社会多方面因素影响。

影响情绪的生理因素既包括一般的身体健康状态（如有无疾病、疾病性质和程度）、生理状况（如有无残疾缺陷、生理指数是否处于常态范围），也包括具体的生物学指标（如神经递质指标）。影响情绪的心理因素既包括必然性因素（如个性因素的性格、脾气），也包括偶然性因素（如心境、动机）。影响情绪的社会因素既包括宏观环境因素（如世界观、人生观、价值观的主流观点和氛围），也包括具体的因素（如对主流世界观、人生观、价值观的接纳程度和在此支配下对客观世界、主观世界的期望程度）。

因此，情绪可以被分类为与生俱来的基本情绪和后天学习到的复杂情绪。基本情绪和原始人类生存息息相关，复杂情绪必须经过人与人之间的交流才能学习到，因此每个人所拥有的复杂情绪的数量和对情绪的定义都不一样。

7.情绪的特点　情绪具有恒常性、触发性、趋向性等特点。

（1）情绪的恒常性：指人类的情绪反应具有跨时代、地域、人种的普遍稳定性，如面临陌生事物的恐惧、担心心理，并由此产生的回避反应、逃离行为。一般认为人类有4种基本情绪（喜、怒、哀、惧），对应了人类特定面部表情，且不受人类族群、文化的影响，包括没有文字、尚未受到电影电视污染的人群，这也说明情绪具有普遍性。

（2）情绪的触发性：指人类的情绪反应常表现为认知和觉察的主客观世界的状态达到某个临界点时出现相应的反应，此临界点与相应的反应具有一定的对应关系但不易客观描述、直观量化，且所产生的情绪反应瞬时产生、不易受主观控制，而不同的人的触发点也不同。如人们所处环境由光明转为黑暗可以触发产生恐惧、紧张，但由光明转为黑暗到什么程度时会触发人们的恐惧、紧张不易客观描述，且每个人并不相同。

（3）情绪的趋向性：指人类的情绪具有一个主体对同一种事件总是有同样反应且反应的程度与此事件的性质密切相关的特点。如爱吃辣味的人在看到辣椒时总产生快乐，爱吃甜食的人在看到辣椒时总无法快乐；而爱吃辣味的人在看到食物中有辣椒时会因为辣椒的种类、数量的不同而产生快乐的性质、程度不同。

8.情绪状态的分类　按照情绪的状态可将情绪分为心境、激情和应激三种。

（1）心境：是一种弥漫扩散、微弱作用但持久支配的情绪。好的心境会让人精神焕发、思维开阔、创造性提升、觉察力提高，进而感知觉阈值改变；坏的心境会引起人的精神萎靡、思路狭窄、认知能力下降、观点偏激、创造性降低、觉察力下降，感知觉阈值改变。心境无论好坏，都会通过影响人的感知、思维、记忆等影响工作、学习、生活，进而影响其他情绪和心理活动。

（2）激情：是一种强度大而发生迅速、过程短的情绪。激情由某个事件触发，反应强烈、发生迅速、持续时间短。激情不分好坏，合理的激情可以帮助人们面对挑战、战胜困难、激发勇气；失控的激情会引起人们认知能力和判断能力下降，进而出现生理变化。

（3）应激：是一种由预期之外的情况引起快速产生的并与之对应的情绪。应激常与紧张相关，在应激状态下人们可能出现不同的反应，可能较平时思维更敏捷，记忆更清晰，感知觉阈值相应提高或降低，也可能相反。应激反应与个体的体质、经历、个性、社会地位、受教育程度、阅历以及信念、理想等相关。

（二）与情绪管理有关的概念

1.情绪管理　指人类通过后天的学习、教育、训练，获得对自身的情绪反应进行调节、控制的能力并支配这种能力的心理行为。情绪管理是合理利用情绪的恒常性、触发性、趋向性特点，科学培养个体情绪反应趋于自身期望，引导个人情绪反应符合自身价值判断的行为活动和心理过程。

2.情绪管理方式　情绪管理可以从影响情绪产生的生物、心理和社会等多方面因素入手；也可以从情绪产生的三个要素即个体的心理活动、客观的认识和觉察对象、主观的价值标准入手；还可以从情绪产生过程中的心理活动包括三个阶段即认识和觉察、价值判断、体验入手。

3.情绪管理目的　从情绪的状态角度看，情绪管理是要引导、维护、建立良好的心境，同时降低、疏解不良的心境；是要培养、教育、控制合理的激情，同时防止、减少失控的激情；是训练、塑造、建设科学的应激，同时避免、阻止、调整破坏性的应激。

二、情绪管理的有关理论和学说

1.詹姆斯-兰格理论　该理论认为情绪的产生是自主神经活动的产物，是应对外来刺激的生理反应。

2.坎农-巴德学说　该学说认为神经系统的丘脑是情绪的中枢，情绪的产生是丘脑接收外来刺激信息后调整对大脑和自主神经系统的神经冲动，从而产生对应的主观体验和生理变化。

3.阿诺德"评定-兴奋"学说　情绪产生的基本过程是刺激情景—评估—情绪，同一刺激情景，由于对它的评估不同，就会产生不同的情绪反应。情绪的产生是大脑皮质和皮下组织协同活动的结果，大脑皮质的兴奋是情绪行为产生的最重要的条件。刺激情景并不直接决定情绪的性质，从刺激出现到情绪的产生，要经过对刺激的估量和评价。

4.沙赫特的两因素情绪理论　情绪状态是由认知过程、生理状态、环境因素在大脑皮质中整合的结果。情绪的产生至少包括两个必要因素：其一是体验到高度的生理唤醒，其二是个体必须对生理状态的变化进行认知性的唤醒。

5.拉扎勒斯的认知-评价理论　该理论认为情绪是人与环境相互作用的产物。在情绪活动中，人不仅反映环境中的刺激事件对自己的影响，同时要调节自己对于刺激的反应。也就是说，情绪是个体对环境知觉的有害或有益的反应。因此，人们需要不断地评价刺激事件与自身的关系。具体有三个层次的评价：初评价、次评价、再评价。

6.伊扎德的情绪动机-分化理论　该理论认为情绪是人格系统的组成部分，是人格系统的动力核心。情绪系统与认知、行为等人格子系统建立联系，实现情绪与其他系统的相互作用。当人们体验到消极情绪时，免疫系统功能会减弱；而当人们体验到积极情绪时，免疫功能会增强。

7. ABC理论　情绪常产生于人们对环境的评价方式和反应方式，按照情绪ABC理论，A表示诱发性事件，B表示个体针对此诱发性事件产生的一些信念，即对这件事的一些看法、解释，C表示自己产生的情绪和行为的结果。人们对环境的评价方式即B，人们对环境的反应方式即C。

8.情绪与动机　越来越多的专家达成共识，认为情绪的研究离不开动机，而动机的研究也离不开情绪。尽管侧重点有所不同，但大多数当代理论家都认为情绪在动机中具有重要作用。这使得这些心理学家开始重视情绪的自我调节。如班杜拉指出，"天资和它（情绪）的发挥一样重要"。他认为，为了实现目标，人们需要学会调控自己的情绪，特别是调控自我怀疑。

9.其他　有关情绪的发生还包括情绪与下丘脑、情绪与内分泌、情绪与肠胃菌群等学说和理论，均从不同角度解释了情绪的产生、变化与生理变化之间的关系。

三、情绪管理的基本技术

（一）认识情绪管理

人类的心理活动过程中情绪客观存在，情绪的发展和变化在人类活动中因人因时因地因事而产生。情绪影响人的活动，可能会促进，也可能会制约。人类研究情绪管理，目的是争取和利用其积极功能，减少和避免其消极作用。从情绪是人的高级生物特性的角度讲，情绪管理的研究和应用在一定意义上是人类特有的、区别于其他生物的心理活动。

情绪管理不是单纯意义的控制，而是在科学认识情绪的基础上对情绪这种心理活动的评估、引导、疏解、调适。从情绪管理的角度讲，所谓积极情绪、消极情绪是相对的，是情绪功能的不同方面的表现，情绪管理不仅仅是克制、发泄、防御，更是利用其达到平衡的过程。

（二）情绪管理的技术

（1）从影响情绪产生的因素的角度管理情绪。影响情绪的因素包括生理、心理、社会等，基本的观点如下。

1）接纳自我：个体的生理特性是构成"我"的一部分，如身高、体重、相貌，甚至疾病，科学认识自我之所以是"我"而不是其他人，在于"我"的这些特性，这些特性既包括自身的所谓"优势"也包括所谓"缺陷"，它们的综合才能共同构成完整的"我"。

2）建立科学的生命观：培养正确的世界观、人生观、价值观，科学地认识生命的价值和生存的过程；以相对的观点看待物质和精神、存在和消亡、成功和失败。

3）辩证地理解个人与社会：社会是由人组成的，社会的进步离不开每个个人的努力；社会是由不同的人组成的，世界丰富多彩是因为每个人存在差异；以"入世"的态度积极地改变自我、改造世界或调整自我、适应环境，以"出世"的态度坚持自我、顺势而为或忽略差异、求同存异；辩证地看待"存在"的合理性，理解人与人、人与社会之间的关系，分析爱与被爱、个体与群体、社会的进步和停滞等。

（2）从情绪产生所包括的三个要素的角度管理情绪。一般认为情绪产生的三个要素包括个体的心理活动、客观的认识和觉察的对象、主观的价值标准。管理情绪的基本技术如下：

1）个体的心理活动调整：情绪产生的心理活动包括认识和觉察、价值判断、体验，通过调整三个阶段的心理过程可以管理情绪。

①自我暗示：总结既往情绪发生的经验，当预计某些情形下可能产生某种不良情绪时，为自己列举此类情绪可以避免的理由，必要时形成书面的表格、图形等，告诉自己可以防止此类情况的出现。

②情绪酝酿：借鉴既往经历或类似事务，希望个人在面对某种事务时可以从容应对、冷静处理、及时反应时，为自己列举此类情绪可以触发的理由，以文字、图像记录，告诉自己可以做到，或以形象思维的方式训练，形成条件反射。

③记忆重温：遇到不愉快的事务时，回忆曾经的胜利、重温既往成功的喜悦体验，特别是与当前事务相关的记忆重温，有利于冲淡失望、重树信心。

④正确面对困难：面对困难时不但要看到克服困难需要的个人付出和可能面对的失败，更要看到克服困难过程中个人能力的锻炼、个人素质的展示，克服困难后完成的个人成长和收获成功的喜悦。

⑤理性对待失败和挫折：不论在学习、工作还是生活中挫折和失败都不可避免，其体验并不舒服，但人只有通过挫折才能检验自己的不足、通过失败才能查找个人的短板，能正确面对挫折和失败的人才能不断改进自我。如果说胜利和成功可以告诉一个人在哪些方面"可以"，那么挫折和失败可以告诉一个人哪些方面"不可以"；从此角度看，个人成长需要两条腿才能行稳走远，其中一条腿是成功和胜利，另一条腿即是失败和挫折。

⑥正确接纳批评和意见：个人的认识是有限的，集思广益的工作方法早已被无数事实证明其必要。正确接纳批评和意见，就是积极地看待批评和意见的人、动机、意义；通过接纳批评和意见完善处理事务的方案，避免工作学习的弯路，提升完成任务的效率，实现个人和集体追求的目标。批评和意见既有合理也有不合理，有善意也有非善意，但在实质上可以起到监督、督导的作用。只有科学分析，扬长避短，对批评和意见持欢迎态度才更有利于具体事务的开展。

⑦合理宣泄：个人不良情绪无法完全避免，一味地压抑和控制并不科学；适度的宣泄对于疏解不良情绪非常必要。选择合理的宣泄方式、对象、环境，有利于心理健康。如失落时向亲友倾诉，委屈时放声大哭，郁闷时山顶高声呼喊，都不失为一种消除不良情绪的方法。但情绪宣泄应避免伤害他人或自己。

⑧运动：运动对于情绪的调整具有明显的作用，散步、跑步、打篮球、踢足球等或者可以转换注意力，或者可以宣泄情绪，或者二者兼之；科学地运动还可以治疗抑郁，其功能与药物治疗、心理治疗相当。

⑨幽默化：培养个人的幽默感，言行幽默不仅可以化解尴尬还可以缓解紧张、减少对立，促进事务的处理。通过幽默的动作、表情，既可以表达个人情绪，也有利于团结同志；自我的讽刺和幽默既是对自己解决能力不足的认可，也是寻求支持的良好开端。

⑩语言节制：当激动情绪来临时，轻声告诉自己"淡定""冷静""莫着急"等，或在心里默念"少安毋躁""我不生气"等，或在书桌、床头等显眼处书写"戒急戒躁""不骄不躁"等，都是用暗示的方法告诉自己面对弱点和不足如何调整情绪，长期坚持有利于情绪管理。

⑪压抑升华：面对困境、同事轻视、领导不认可、个人所长无法发挥的情况，容易让人郁闷而无法自拔，如果先忽视周遭人的眼光和评价，将精力投入自己所擅长的领域，尽管可能付出更多，但成功可以改变个人的处境，实现个人的价值。

⑫理性面对不幸：以科学的生命观和生活态度面对灾难、疾病、失去亲人等事件，理性看待生命不能永恒的主题，充分认识幸运和不幸均是生活的组成，人生的过程是由悲欢离合构成。

⑬提升幸福指数：面临不如意、不圆满的情境，难免情绪低落甚至绝望，通过走访和帮助孤儿院、养老院、医院的弱势人群，既可以通过对比发现自己的"幸运"，又可以从帮助他人的过程中获得幸福。

⑭分割情绪强度：如预计可能触发不良情绪时，马上开始数数字，1、2、3……数到一定目标时再"发火"，可以看到"火气"变弱。

⑮延缓情绪到来：接触到可能让人愤怒的事务，在将见未见时停止行为，去干一件其他事情，干得好与坏并不重要，干完后再次尝试接触上述事务，或者可以充分上述行为过程，通过延缓接触过程，平复不良情绪。

2）认识和觉察的对象调整

①塑造理想自我：生活中培养良好的生活习惯、锻炼健康的体格、保持良好精神风貌、追求高尚的品格素养，让自己时刻面对"理想的自己"，树立自信、自强、自豪感，有利于情绪的稳定和管理。

②微笑面对自己：表情和情绪具有相互影响的作用，气愤、愉快的表情肌肉可以使人触发相应情绪；日常从镜子中对自己微笑，特别是面对烦恼处境时努力微笑，也可以暂时调节个人情绪。

③选择和营造氛围：选择轻松、和谐、团结的生活、学习、工作氛围；合理的言行和处事方法有利于营造团结协作的氛围；坦诚待人、热心助人、宽以待人有利于建立良好的人际关系；以德服人、以己度人、以爱示人有利于树立良好的个人凝聚力；这些都有利于日常良好情绪的形成。

④转换环境：包括当情绪发生剧烈起伏时，暂时离开激发情绪的环境，如自然环境、社会环境，以及相关的人和事；也包括主动选择可以使人情绪恢复平静、保持愉悦的自然环境、社会环境及相关的人和事。一般情况下，优美的风景容易引起愉快的体验，安静的环境可以促进沉思，相对隔离或单独的空间容易使人保持冷静，私密的场合容易使人接受失败、批评等负面信息，曾经给予自己帮助的人和事会让人产生信任，过去帮助过的人或取得的成绩可以促进信心的建立；而喧嚣的氛围容易让人激动，肮脏的环境或无序的事务会让人感到烦躁，反对者更容易让人产生气愤，失败经历中的人和事可能会激发厌恶。

⑤转移目标：接触到让人情绪爆发的事务前或情绪即将恶化时，马上去做一件生理动作，最好是需要集中注意力的生理行为，如上厕所，无论有无大小便，都要完成这个过程，然后再继续之前的情绪爆发、情绪恶化。

⑥冷处理问题：面对引起情绪的问题，暂时回避，等待情绪稳定的时候再着手解决；面对引起矛盾的人，暂避"锋芒"，等待双方冷静后协商；面对无法克服的困难，暂作休整，等待条件成熟时再行解决。

⑦分散注意力：学会转移注意力，感觉情绪失控时有意识地转移焦点、分散个人注意力，可能有利于情绪的缓解；如听音乐、打篮球、下棋等，需要注意力的集中，有利于情绪的调整。

⑧放松训练：常见的放松训练有呼吸放松、肌肉放松、想象放松等。

呼吸放松法基本做法：闭上双眼，双肩自然下垂，用鼻子呼吸，在呼吸的同时腹部也要跟着伸缩；当吸到足够多时，憋气几秒钟，用嘴巴缓缓地呼气；反复几次（至少3次），达到放松的效果。

肌肉放松训练的一般做法：从头部到腿部依次放松；放松过程中按照先紧、然后慢慢放松的原则；每次局部肌肉紧张时要深刻体会这种紧张的感觉3～5秒，之后缓慢放松10～15秒。

想象放松法：通过想象身处惬意的环境达到自我放松，具体见"冥想"部分。

⑨冥想：冥想的目的在于使自己的意识和思维得到暂时的轻松，从而缓解焦虑等不良情绪。如闭目静坐，选择舒适的体位，尝试想象自己身处大海，注意力聚焦，用双耳倾听到了来自海浪冲沙的波涛声，从紧凑转为缓慢，从清晰转向微弱；双眼看到了飞鸟，成群结队飞向远方，慢慢脱离视野……

3）主观的价值标准调整

①尝试自我安慰：当某个困难无法解决时，可以尝试寻找"客观"理由，开脱自我的过程即是平复情绪的过程。

②辩证认识"失败"：面对"失败"的结果，从完成任务的过程复盘、教训总结入手提升自我，避免遇到类似问题"重蹈覆辙"，促进个人成长；在此意义上，完成任务的过程也是培养自我、锻造自我的过程，因此"做事"的结果，对于个人来讲只有成功和不成功，而没有"失败"。

③科学分清主次：当某些目标无法实现时，运用自己掌握的知识进一步分析在个人的理想、事业中的分量，与既往个人成长中相似的经历纵向比较，或与个人目前取得的成绩横向比较，并将其置入自己的追求目标、既定任务中，提醒自己克服这些"小事"的缠绕。

④学习比较得失：当某些追求无法实现时，比较那些虽然实现目标但迷失"自我"的案例，特别是与那些运用"非常"手段达到目标的人和事，告诉自我，现实条件下自己失去了一次职务、级别、荣誉的提升，但在个人修养、道德情操、遵守法律上经受了考验，得到了提升。

⑤与焦虑共舞：当遇到某件事造成的焦虑无法避免、克服时，不妨尝试与其"和平相处"。充分认识"焦虑"无处不在，尝试与焦虑模拟对话，如准备开始工作时，轻声与"焦虑"商量：您在吗，我要干活了，您乖乖自己玩；工作当中，偷偷与"焦虑"沟通：您来了，我在忙碌，请不要打扰；工作结束时，向"焦虑"表示感谢：您好吗，我的工作暂时告一段落，感谢您的配合；入睡前，轻轻与"焦虑"协商：您好，累了吧，我们一起休息，晚安。

4）情绪管理的综合体现——提升情商：情商可以说是情绪商数的简称，即情绪智力、情绪智能、情绪智慧的综合能力，是个人感受、理解、控制、运用和表达自己及他人情绪的能力，包括认识自己情绪的能力、觉察他人情绪的能力，调适自我情绪的能力、自我激励的能力、人际关系的能力。

（中国人民解放军联勤保障部队第九八四医院　吴　昊）

第四节　团体心理治疗

一、团体心理治疗概念

团体心理治疗是指在团体情境中提供心理帮助的一种心理治疗的形式，它是通过团体内人际交互作用，促使个体在互动中通过观察、学习、体验，认识自我、探讨自我、接纳自我，调整和改善与他人的关系，学习新的态度与行为方式，从而发展好的生活适应的过程。

二、团体心理治疗基本理论

（一）团体心理治疗的组织、功能、类型

1.团体心理治疗的组织　一般而言，团体心理治疗是由1～2名组长主持，根据组员问题的性质，组成治疗小组，通过共同商讨、训练、引导，解决组员共有的发展课题或相似的心理障碍。团体的规模因组员的问题性质不同而不等，少则3～5人，多则十几人，通过几次或十几次团体聚会，组员就共同关心的问题进行讨论，相互交流，共同探讨，彼此启发，支持鼓励，使组员观察分析与了解自己的心理行为反应和他人的心理行为反应，从而改善人际关系，增强社会适应能力，促进人格成长。

2.团体心理治疗的功能

（1）团体为个人提供了一面认识自己的镜子。

（2）组员可从其他参加者和组长的反馈中获得受益。

（3）组员接受其他参加者的帮助，也给予其他人帮助。

（4）团体提供考验实际行为和尝试新行为的机会。

（5）团体情境鼓励组员做出承诺并用实际行动来改善生活。

（6）团体的结构方式可以使组员获得归属需要的满足。

（7）团体中的互动行为可以帮助组员了解他们在工作上、家庭上的功能。

3.团体心理治疗的不同类型

（1）从团体构成的形式上可以分为：①结构式与非结构式团体心理治疗：结构式团体心理治疗是指事先做了充分的计划和准备，安排有固定程序的活动，让组员来实施治疗；非结构式团体心理治疗是不安排有程序的固定活动，对组员实施治疗。②封闭式与开放式团体心理治疗：开放式团体心理治疗是指组员不固定，不断更换，新组员有兴趣可以随时加入团体；封闭式团体心理治疗是指一个固定团体，从第一次聚会到最后一次活动，其组员保持不变，一起进入团体，一起结束。③同质式与异质式团体心理治疗：同质团体心理治疗指团体组员本身的条件或问题具有相似性；异质团体心理治疗指团体组员自身的条件或问题差异大，情况比较复杂，如年龄、经验、地位极不相同的人，组员所抱有的问题也不同。

（2）按团体心理治疗的支持理论可以分为：①活动团体。当患者无法参与以下其他团体时，可以进行这种团体来加强社会技能，如职能复健团体。②支持性团体。人是能

够自我反思、超越环境的，这是一种自我意识，如果能够扩延我们的这种自我意识就能提高丰富生活的能力。治疗师所扮演的角色比较接近知识上的卫教，精神病患者的家属或许可以从这样的团体中获益。③问题导向团体。如戒酒团体，成员彼此支持、尝试辨认阻抗、发展出因应策略。④动力取向团体。包含所有心理治疗与团体治疗的内涵，希望达到最终的内在改变。强调自我觉察、自我发现、自我认定和发展个人潜能，聚焦于"个人内在"与"人际互动"。⑤其他团体。

（二）团体心理治疗的特点、局限性

1. 团体心理治疗的特点

（1）团体心理治疗影响广泛：每个组员不仅自己接受他人的帮助，也可以帮助其他组员。组员可以同时学习模仿多个其他组员的适应行为，从多个角度洞察自己；团体治疗过程中，组员之间互相支持，集思广益，共同探寻解决问题的办法。

（2）团体心理治疗效率高：团体心理治疗是一个组长对多个团体组员，可以节省治疗的时间与人力，符合经济的原则，提高了治疗的效益。团体心理治疗还可以缓解治疗人员不足的压力。

（3）团体心理治疗效果易巩固：团体心理治疗创造了一个类似真实的社会生活情境，为组员提供了社交的机会，组员在团体中的言行往往是他们日常生活行为的复制品。在充满信任的良好的团体气氛中，通过示范、模仿、训练等方法，组员可以尝试与他人建立良好的人际关系，实践的结果容易迁移到日常生活中去。

2. 团体心理治疗的局限性　团体心理治疗有优越于个别治疗的地方，特别对于人际关系适应不佳的人有特殊用途，但也有局限性。

（1）在团体情境中，个人深层次的问题不易暴露。

（2）在团体情境中，个体差异难以照顾周全。

（3）在团体情境中，有的组员可能会受到伤害。

（4）在团体治疗过程中获得的关于某个人的隐私，事后可能无意中泄露，给当事人带来不便。

（5）团体心理治疗对组长的要求高，不称职的组长带领团体会给组员带来负面影响，因此团体心理治疗并不适合于所有的人。

三、团体心理治疗的目标

（一）团体的目标

分为一般目标、特定目标及每次会面目标。

1. 一般目标　是指所有团体心理治疗都具有的目标。例如减轻症状、提高心理健康水平、培养与他人相处及合作的能力、加深自我了解、提高自信心、加强团体的归属感和凝聚力等。

2. 特定目标　是指每个团体要达到的具体目标。例如，针对住院患者担忧焦虑情绪的"住院生活指导小组"；针对丧亲患者的"走出情绪的低谷"；针对吸烟患者的"戒烟小组"等。

3.每次会面目标　会随着团体的发展而不同。例如：相识、增加信任、自我认识、价值探索、提供信息、问题解决等。

（二）团体的目标具有导向、维持和评估的功能

对团体目标的清晰理解有助于组长选择相关的活动，使团体活动向一定的方向聚焦。

（三）同理论指导的团体心理治疗的目标

心理分析团体治疗的目标是协助组员重整人格；行为治疗团体的目标是教导组员发展出一套自我管理的方法，从而能够控制自己的人生，有效处理当前和未来的问题；理性情绪治疗团体的目标是教导组员学习怎样可以有较理性的行为，同时学习接纳现实；个人中心团体治疗没有明确的目标，只要组长为团体营造和维持充满真诚，尊重和共情的氛围，就可以导致组员自我形象和自主行为有所改变。

（四）团体目标与个人目标

确定团体目标前，组长必须搜集可能参加该团体的组员所需要的信息，以便使团体目标与组员所希望的目标一致。

四、团体心理治疗的功效原理

团体心理治疗可以促进组员的心理成长。

1.团体中得到情感支持　被他人接受与容纳——让患者感觉到自己被团体里的成员所接受，感到自己是团体里的一分子而感到心安、有所归属。假如是患病的患者，由于"同病相怜"，可获得同情与接受。

2.团体中能够相互学习　交流信息与经验——团体提供了信息传递的平台，通过团体内组员之间的交往，可促发、增强成员的内省力、自我理解水平和交往能力。通过角色转变，可看到别人眼中的自己，并可提高自我表达能力，增加对他人和知觉敏感性，学习如何解决冲突。

3.团体中享受正性体验　享受群体团聚性——对于人际关系持有负性的看法和态度的患者，需要尝试正性的群体经验。参加团体治疗的成员能经由治疗者的督促，逐渐建立群体团聚性，能体会享受亲密感、增强归属感，与人共情、观察团体行为与领导关系、体验互助互利，重建理性的认知。

五、团体心理治疗的组织

团体心理治疗是否有效最关键在于其指导者，又称组长，组长在团体中所扮演的角色，以及其发挥的功能，受个人特质、知识、经验、技术运用等因素影响。因此，组长除了理论、知识、方法、技术之外必须明确自己的职责，了解自己且具有自我觉察力，遵守专业的伦理道德，具有接纳、尊重、敏锐、真诚、信任等特征，不断完善自我，追求个人的成长。

（一）组长的职责

1.注意调动团体组员参与的积极性　组长应积极关注团体内每一个组员，认真观察

他们的心态变化，激发组员大胆表达自己的意见、看法，鼓励组员相互交流，开放自我，积极讨论，引起大家对团体活动的兴趣。

2.适度参与并引导　应根据团体的实际情况，把握自己的角色，发挥组长的作用。在团体形成初期，组员相互尚不了解，团体气氛尚未形成，组长要以一个组员的身份参与活动为其他组员做出榜样，当引导组员开始讨论共同关心的问题时，组长应注意谈话的中心及方向，随时适当引导；对不善于表达的组员给予适当的鼓励，适当制止过分活跃组员的言行，始终把握引导团体活动朝向团体心理治疗目标的方向发展。

3.提供恰当的解释　团体心理治疗中，当组员对某些现象难以把握或对某个问题分歧过大而影响活动顺利进行时，组长需要提供意见、解释，解释的时机和方式因团体活动形式的不同而不同。

4.创造融洽的气氛　团体心理治疗过程中，组长最主要的职责之一是创造团体的气氛使组员之间互相尊重、互相关心，使团体内部形成温暖、理解、同情、安全的氛围，在这种气氛中，团体组员可以真实地、毫无顾忌地、坦率地放开自己，在组员彼此互相接纳的气氛中获得成长。

（二）组长应具备的条件

（1）良好的人格特质。

（2）对团体治疗理论有充分的理解。

（3）具备建立良好人际关系的能力。

（4）掌握基本的领导才能与专业技巧。

（5）丰富的治疗经验。

（6）遵守职业道德。

（三）团体心理治疗过程中组长应避免的问题

1.事无巨细、包办代管　事事包办代替不利于发挥团体其他组员的积极性，包办得太多会影响组员的发展。

2.权威自居、说教过多　团体组长是团体心理治疗的领导，是专家，但不能以专家自居，不需要解释、评价的地方尽量不解释、不评价，多听团体组员的看法、意见，引导团体组员自我教育、自我启发。说教过多会影响团体组员参与的积极性。

3.过度自我开放、角色混淆　团体心理治疗中为了表现组长的真诚、坦率，为团体组员作示范，组长有时需要适当自我暴露。但不能角色混淆，本末倒置，过多自我暴露，结果使团体组员成了听众，占用时间，影响团体效能。

六、基本技术

（一）组长应具备的技巧

美国团体工作专业协会提出的团体组长应具备的技巧如下。

（1）有能力选择合适的团体参加者。

（2）对团体心理治疗有清晰的界定，有能力对组员解释团体目标和程序。

（3）有能力对组员行为进行积极的干预。

（4）对组员进行适当的示范。

（5）对团体中的非语言行为做出正确而适当的解释。

（6）可以在适当的时候有效地运用辅导技巧。

（7）在团体治疗过程中的紧张关头做出调停。

（8）有能力使用主要的团体心理治疗技巧、策略和程序。

（9）在团体中推动导致改变的具有治疗功能的因素。

（10）懂得如何有效地结束一个团体治疗过程。

（11）用追踪的方法来维持和支持团体组员。

（12）用可测量的方法来评鉴团体的结果。

（二）准备技术

1.确定团体的性质及规模　治疗常因团体目标的不同而采取不同的方法及活动形式，参加的对象和规模亦不相同。

（1）确定团体的性质：组长需要考虑用结构式还是非结构式的团体来实施治疗，小组是开放式还是封闭式，组员是同质还是异质等问题。

（2）确定团体的规模：①团体规模过小，人数太少，团体活动的丰富性及组员交互作用的范围欠缺，组员会感到不满足、有压力，容易出现紧张、乏味、不舒畅的感觉。②团体规模过大，人数太多，团体组长难以关注每一个组员，组员之间沟通不易，参与和交往的机会受到限制，团体凝聚力难以建立，并且妨碍组员分享足够的交流时间，致使在探讨原因、处理问题、学习技能时流于草率、片面、表面而影响活动的效果。③从团体的类型看，开放式团体心理治疗一般人数较多，因为团体组员是流动的，为了便于组员之间有足够的交往机会，应保持一定人数；而封闭式的团体心理治疗人数不宜过多。④从问题的类型看，团体的规模主要取决于团体心理治疗的目标：以治疗为目标的团体心理治疗人数不宜过多，一般5～8人；以训练为目标的团体心理治疗人数居中，一般6～12人；以发展为目标的团体，参加者可适当多一些，一般8～15人。

2.确定团体活动的时间频率及场所

（1）活动时间：视对象和目标而定。一般认为8～15次为宜，活动间隔每周1次或2次都可以，每次活动时间1.5～2小时。针对心理障碍者可能会持续半年至一年。

（2）活动场所的基本要求：①避免团体组员分心，也就是要使团体组员在没有干扰的条件下集中精神投入团体活动；②安全感，能够保护团体组员的隐私，不会有被别人偷窥、监视的感觉；③足够的活动空间，可以随意在其中走动、活动身体、围圈而坐，可面对面交流；④环境舒适、温馨、优雅，使人情绪稳定、放松；⑤交通便利，位置适宜。

3.招募团体心理治疗的组员

（1）以张贴广告和海报、宣传单、小册子、报刊、广播媒体等方式招募团体组员。广告和海报的措辞要谨慎，有吸引力和感召力。尽量选用一些正面、积极的词语，以满足各类需要者。

（2）个别治疗，发现其在发展课题或心理问题方面与团体的目标和主旨较为接近，经介绍团体目标，征得同意，加入团体。

（3）通过其他渠道，如由学校老师、其他科室治疗师等介绍；或由其他治疗人员转介而来。

4.甄选参加团体心理治疗的组员

（1）参加团体的组员应具备的条件：①自愿参加，并怀有改变自我和发展自我的强烈愿望；②愿意与他人交流，并具有与他人交流的能力；③能坚持参加团体活动全过程，并愿意遵守团体的各项规则。

（2）甄选的必要性：自愿参加团体心理治疗的申请者并不一定都适合成为团体组员。因此，团体组长还要对申请者进行筛选，以便排除那些无法在团体中得益，而只可能阻碍和破坏团体进程的人。

（3）成员选择的考虑因素：①性别：尽量均衡；②年龄；③人格类型；④智能水平；⑤社会背景（职业、种族、教育、宗教……）；⑥家庭状况；⑦先前的团体经验。

（4）常用的筛选方法：直接面谈、心理测验和书面报告。面谈时间一般为15～25分钟，提出的问题主要有：①你为什么想要参加这个团体？②你对团体的期望是什么？③你以前参加过团体吗？④你需要帮助的是什么问题？

（5）书面筛选：让候选组员填写一张表格，提供必要的信息，如年龄、性别、婚姻状况、生活环境、参加动机、面临的主要问题、期望等。

（三）实施技术与方法

1.协助组员投入团体的技术

（1）寻找相似性：第一次聚会组员互不认识，一般会进行表面的接触，如年龄、工作学习单位等。组长协助肯定组员间的相似性，有助于团体发展。寻找相似性最常用的话题是"谈谈你为什么来参加这个团体"。

（2）彼此交谈：组长应鼓励组员相互交谈，并创造机会让团体组员相互交谈。不过，针对不同特性的组员，鼓励方式应有区别。例如，对于过于谦虚的组员，应说明人人都有机会表达，不必等到最后才发言；对于表达能力较差的组员，不宜在其未准备好时点名发言，以免增加其焦虑。

（3）专心聆听：在第一次聚会中有些人急于表达自己，有些人却沉默寡言，有些人为准备自己所要表达的话题而无暇注意别人的表达，有些人会窃窃私语。而这些都会影响团体互动。组长自身要用倾听的技巧协助组员沟通，同时应该要求组员注意他人所表达的内容，学习聆听他人的心声。促进聆听的方法可以直接问组员是否了解他人所说的意思。

（4）运用练习：通过言语与非言语的活动有助于提高组员参与团体兴趣、促发讨论、深化话题、提供经验性学习的机会等。选择练习的原则包括：①使每个人都有机会表达自己的观点和爱好；②每个人在团体中均拥有同等的时间与空间；③每个人都需要拥有团体归属感；④练习最好是组长熟悉的，且能确保稳定性与持续性。

2.团体治疗实施的技术

（1）与个别治疗相似的团体心理治疗技巧：团体心理治疗所运用的许多技巧与个体心理治疗相同，如倾听、共情、复述、反应、澄清、支持、解释、询问、对峙、自我表露等。

（2）促进团体互动的技巧：阻止、联结、运用眼神、聚焦、引话、切话、观察等。

（3）团体讨论的技术：①脑力激荡法（自由发挥、不评价、重数量、鼓励人人参与）；②耳语聚会（小规模、交头接耳、自由发挥）；③菲利普六六讨论法（六人一组，每人1分钟，主题明确）；④揭示法（具体、可视、明确、澄清）。

（4）其他常用技术：①媒体运用，如录音、幻灯、影视、录像、投影片等；②身体表达，如雕塑、解开千千结、成长的感受等；③角色扮演，如心理剧、布偶剧、生活演练等；④绘画运用，如自画像、家庭树、理想画、图画接力等；⑤纸笔练习，如生命线、走出圈外、价值观探索等。

（5）治疗结束的技术：结束预告、整理所得、角色扮演、修改行动计划、处理分离情绪、给予与接受反馈、追踪聚会、效能评估。

（6）运用各类促进组员互动的技术，应注意选择活动的基本原则：①使每个人都有机会表达自己的观点和爱好；②每个人在团体中都拥有同等的时间与空间；③每个人都需要拥有团体归属感；④活动最好是指导者熟悉的，且能确保稳定性与持续性。

（四）评估技术

1. 团体心理治疗评估的意义　团体心理治疗评估主要是指通过不同的方法，搜集探讨有关团体目标达成的程度、组员在团体内的表现、团体特征、组员对团体活动的满意程度等资料，帮助团体组长及团体组员了解团体心理治疗的成效。

2. 团体心理治疗评估内容

（1）团体心理治疗目标是否达到？

（2）团体效果反应是否良好？

（3）团体心理治疗工作方法是否正确？

（4）团体合作是否充分？

（5）有无须改善之处？

3. 团体心理治疗效果评估技术

（1）行为计量法：行为计量法是要求团体组员自己观察某些行为出现的次数并做记录，或者请组员之间与组员有关的人（老师、家长、朋友等）观察及记录组员的行为，以评估组员的行为是否有所改善。行为计量法除了可以用来记录外显行为外，也可以记录组员的情绪和思维。记录形式可以是表格或图示、录音、录像。

（2）标准化的心理测验：心理测验是一种对人的心理和行为进行标准化测定的技术。在团体心理治疗评估中，运用信度和效度较高的心理测试量表，比较参加治疗前后相关指标的变化，可以反映出团体组员行为、情绪的变化，以评估团体心理治疗的效果。

（3）调查问卷：调查问卷是指团体组长设计一系列有针对性的问题，让团体组员填写，以搜集组员对团体心理治疗过程、内容、组员关系、团体气氛、团体目标的达成、组长的态度及工作方式等方面的意见。问卷的问题可以是开放式的，也可以是封闭式的。自行设计的问卷虽然不一定科学化，但它的好处在于能让组员自由表达他的想法和感受，因此能搜集到一些其他方法难以获得的宝贵的第一手资料。

　　除了上述三种主要方法外，还可以通过组员日记、自我报告、组长工作日志、观察记录、录像录音等方法来评估团体心理治疗的发展和效果。

七、主要适应证

　　现代团体治疗主要有3种：心理治疗、人际关系训练和成长小组。心理治疗团体的重点是补救性、康复性的，组员可以是精神障碍患者，也可以是有心理问题的正常人；后两种团体是成长和发展性的，参加者是普通人，目的是改善关系，发挥潜能，自我实现。团体咨询与心理治疗已经广泛应用于医院、学校、企业、军队、监狱等领域，适于不同的人群参加。

八、基本治疗过程

　　团体心理治疗既有教育与发展的作用，也有预防与治疗的功能，因此，广泛应用于教育、医疗、社区、企业等领域。运用团体心理治疗既可以帮助有心理困扰的人改善心理健康状况，也可以协助希望不断成长的人开发心理潜能，优化心理素质。对于有心理障碍的患者而言，团体心理治疗可以帮助他们减轻症状，改善适应，增进健康；对于人格健康的患者而言，团体心理治疗有助于他们深化对自己的认识，学习社交技巧，提高生活质量，更有效地在现实环境中寻求最佳发展，实现自我价值，贡献于社会发展。

　　任何一个团体心理治疗都会经历起始、过渡、成熟到终结的发展过程，在整个过程中，每个阶段都是连续的、相互影响的。同时，与个别治疗相比，采用团体的形式进行心理治疗时，团体的互动过程会出现一些独特的治疗因素，产生积极的影响机制。

（一）起始阶段

　　起始阶段是一个定向和探索的时期，基本任务是接纳与认同，通过沟通让团体组员之间相识，逐渐形成团体合作互助的气氛。起始阶段的活动可以分为静态讨论问题为主与以动态活动为主两类：采用的活动既有非语言式的交流形式，也有语言交流形式。随着活动的逐渐深入，组员的关系也由表及里、由浅入深，相互认同、相互信任，慢慢形成相互合作的团体气氛。团体契约或规范的确定是起始阶段的重要任务，以便保证团体心理治疗顺利进行及组员的主动参与。

（二）过渡阶段

　　过渡阶段是团体艰难的转型时期，团体组长要协助组员处理他们面对的焦虑、抗拒、担忧及矛盾冲突，以便减少防卫，促进彼此的信任和关系建立，学习如何表达自己主动投身团体心理治疗过程。

（三）成熟阶段

　　成熟阶段的特征是探讨问题和采取有效的行动，以促成组员理想行为的改变。随着团体凝聚力的增加，组员之间彼此信任接纳，坦诚自由地自我表露，直率地讨论自己关心的问题，学习承担责任。因为感受到其他组员的支持理解，愿意采取积极行动，改变自己。

（四）终结阶段

终结阶段的任务是总结经验，巩固成效，是处理离别情绪的时期，也是团体心理治疗最关键的时期。组长需要协助组员整理总结个人在团体中的改变与收获，鼓励他们将学习到的适应行为迁移到日常生活中；同时要处理组员因团体活动即将结束而产生的失落感、孤独感。组长也应抓住时机评估团体心理治疗的效果。

（中国人民解放军联勤保障部队第九八四医院　赵春海　王　峰）

第五节　家庭心理治疗

一、家庭心理治疗概念

家庭心理治疗是将特定的家庭设置为服务对象来计划和实施心理治疗的一种模式。一般认为家庭心理治疗发端于个别心理治疗和早期集体心理治疗，是社会环境改变导致家庭关系紧张、婚姻冲突增加、青少年违法犯罪率上升引起心理学家关注的产物；1962年《家庭进程》创刊，标志着家庭治疗的确立。近年来结构式家庭治疗、系统式家庭治疗等流派的兴起推动了家庭心理治疗的发展；当前将家庭心理治疗用于精神障碍治疗和康复，为临床诊疗康复提供了新的策略。

二、家庭心理治疗基本理论

家庭心理治疗的基本理论包括人际关系理论、系统论、控制论、交流理论等。

（一）人际关系理论

沙利文认为人的本质是人的社会性，这种社会性表现为人际关系，人是由社会因素决定的人际关系或相互作用关系；人际关系既指个体与现实中他人的关系，也指与想象中的人物、古代的英雄、小说中的人物之间的关系以及幻想中与他人的关系。

霍妮强调家庭教育的重要性，重视文化和社会因素在人格形成中的作用。她认为儿童的基本焦虑来源于家庭中父母对待儿童的态度和行为，任何事情，只要扰乱了儿童和父母之间的安全关系，就会引起儿童的焦虑；社会环境特别是家庭环境给儿童提供发展的条件，养成儿童对社会的反应方式，由此形成人格结构。

客体关系理论在精神分析的框架中探讨人际关系及内在精神结构是如何从过去的人际关系中成长起来，更重视环境对人际关系的影响；认为真正影响一个人精神发展过程的是在出生早期婴儿与父母的关系，特别是与母亲的关系。

自身心理理论经历了古典精神分析、自我心理学、狭义自体心理学、广义自体心理学的发展，提出了人格（和人格障碍）形成、家庭（主要是父母与儿童）关系等方面的研究，并进一步发展出自我机能的适应性、心理社会的因素在自我发展中的作用等理论。

以上均促进了人们对人际关系的认识，心理学家更加关注家庭中人际关系的影响。

（二）系统论

对人的系统观点认为人是一个自然的、与生物界及社会等之间有物质、能量交换的，并且保持稳定状态的开放系统。

从系统论的观点来看，家庭是一个整体系统，在家庭这个系统中：

（1）系统中的每个成员之间是相互关联并影响的。

（2）将系统中的其他成员剥离，就无法实现对某一单独成员的充分认识和掌握。

（3）认识系统中的每个成员，并不等同于认识"系统"这个整体。

（4）家庭这个系统中，家庭结构和成员之间交流的关系对系统成员的行为具有重要影响。

家庭这个系统中，家庭成员有个人特定的认识模式，称为内在构想；内在构想支配家庭成员个体的一般行为模式，同时会受自己行为结果和效果的影响，形成某种环形的反馈。家庭成员个体内在构想和外在行为会影响家庭其他成员，同时也会受到其他家庭成员影响；常态行为或异常行为均是此结果。

家庭内稳态学说认为家庭是通过负反馈机制实现平衡的内部稳定"系统"；系统内部的平衡是动态稳定而可控的；当其中的某一个成员的变化超过一定范围时即可能出现"病态"并会给家庭这个"系统"的内部稳定造成某种冲击。通过负反馈机制的调整，家庭这个系统能够恢复或重新建立新的稳定的状态；这一恢复或重新恢复稳定状态的过程，是心理学家能够利用的机会。

（三）控制论

控制论认为家庭作为一个"系统"是通过信息交换来维持其稳定的，其重点是解释和研究家庭系统的反馈机制对家庭成员的影响。家庭的反馈机制将信息交换分为系统与系统之外的环境之间的信息交换以及系统内的信息交换；并且反馈可以是正向的，也可以是负向的，正向和负向反馈无所谓好与坏，但对于维持系统稳定的状态所起的作用方向是不同的。负向的反馈的意义在于维持和减少家庭系统的状态改变，正向反馈的意义在于提示、促发、增强家庭系统的状态发生改变。这种反馈的机制可以在心理学家的帮助下进行调整。

（四）交流理论

交流理论认为任何行为都构成人与人之间的交流和沟通；这种交流具有两个层面的特点，即交流的内容和交流的语调、体态、姿势、表情等（有学者定义为"元交流"，即对交流的交流）。当二者出现矛盾或不相匹配时，交流即出现了障碍。

心理学家认为家庭内成员之间的交流是可以帮助调整的环节。

三、基本技术和流派

（一）正常家庭进程

家庭是在心理和社会生活中相对独立存在的实体，这种实体之间是平等、和谐的，实体内可以发展自己的稳定的结构与系统；每个家庭都有属于自己独有的交流方式和过程，以保持每个家庭成员的独立性和"自我"发展。

按照系统理论，家庭也是一个系统，这个系统按一定的方式组织并具有一定结构。同时，家庭也是社会的子系统，构成社会生活的基本功能单位。家庭成员在家庭内满足生理需求，并满足部分的心理需求如亲密感、力量感和意义感。

麦高迪（McGoldrick）认为，家庭由某个特定的人群组成，这个人群拥有共同的生物、法律、文化和情感历史的联结，人群成员之间能够相互协助；而生理、社会、情感的功能在家庭这个人群中表现为成员间相互的依存性、促进性；成员间的互动行为和关系具有高度互补、形成相对稳定模式和具有竞争性的特点。

对家庭的定义由于心理学观点的不同而存在差异；在家庭治疗领域对正常家庭的定义，不同流派也有不同的观点。按照结构式家庭治疗的观点，正常家庭理应是在面对变化时仍然能够保持开放的一个系统。按照交流式家庭治疗的观点，正常的家庭系统中各成分之间一般具有直接的、有针对性而又亲切的交流，家庭系统有足够明晰的规则以保持其稳定，同时又有足够的韧性允许随时根据具体情况做出改变。按照行为式家庭治疗观点，家庭内部人际间的损失与获益的交换常常是平衡的，在功能正常的家庭中，惯用的方式是"阳性控制取代强制"，而配偶之间用相互或互补性强化的方法调节人际互动。家庭集体式学派认为，家庭也是一个集体，在一个集体中，团体功能最好的时候是具有内聚力、有自由交流的渠道，每个成员的角色被明确认定，并且符合他们的需求。

（二）家庭生活周期与谱系图

1. 家庭生活周期　在时间的维度上看家庭的一生，它和生活在其中的每一个单个个体一样，表现出既有连贯性，又有阶段性的周期性特点，称为家庭生活周期。

哈利的"生活周期"的概念认为所谓"问题"常常出现在家庭生活周期出现变化或中断时，一般意味着，家庭在克服某一阶段的问题时遇到了麻烦。根据卡特尔和麦高迪的观点，家庭生活周期可以细分成六个阶段，每个阶段又对应着一个"情感过渡的过程"及"关键原则"（McGoldrick，1999）。

独立成人阶段：关键原则是个体要接受亲子的分离，即家庭中有成员从原来的家庭关系之中逐渐分化出来，分化出独立的自我，在家庭外发展起较为亲密的伙伴和朋友关系，并且开始在工作中建设起自我形象。

新婚成家阶段：关键原则是家庭成员要建立起对新的系统即家庭的责任和义务，即通过夫妻间的互动，建立起新的婚姻和家庭系统，并且调整与原来的家庭、朋友和同伴的关系。

养育新人阶段：关键原则是接受家庭从两人对偶关系到三人之间的关系，即要调整婚姻关系，给家庭新成员留出空间，夫妻开始勇敢地承担起做父母的角色，再次调整与原来家庭所形成的三代关系。

子女成长阶段：关键原则是，父母要允许家庭内部或家庭与外界环境间的可变性加大，即亲子关系要逐渐发生变化，让孩子渐渐独立，同时，重新注意调整夫妻关系和各自的事业发展，并开始为上辈操劳。

家庭空巢阶段：关键原则是接受子女的离家，以及可能有新成员进入家庭，此阶段随着子女的长大离家，父母要与子女们建立起成人间的人际关系，同时夫妻不可避免地又回到两人对偶的婚姻状态，常常又开始着手解决原来未能解决的冲突。

晚景夕用阶段：关键原则是家庭中的个体要接受代际角色的转换，即尽可能地保持婚姻的功能与情趣，要留出空间，以家庭的中间一代为核心，并尽可能地支持和照料上一代。家庭成员还要开始面对和处理配偶、家人和朋友的丧亡问题，并开始回顾与诠释自己的一生。

不同的社会状况、不同的民族与文化、不同的经济发展水平，对家庭生活周期都有一定的影响，并由此形成一些不同的特征。随着社会变迁和发展，不同的家庭也呈现出多种多样的家庭生活周期状态，不一定按次序走完此六个过程。

2.谱系图　也称为家谱图或代际图，是一种用图示的技巧来表现家庭有关信息的方法。在家庭治疗中，通常采用家庭中三代的关系系统的结构示意图，它也是很好的家庭关系路线图。在了解家庭的现状和评价家庭的模式时，谱系图可以从生物、心理和社会三个角度提供有价值的信息。同时，治疗师也可以用它来建立良好的治疗关系、规划治疗方法及评价治疗的效果等。

（三）体验式家庭治疗

体验式家庭治疗师一般认为家庭发生问题，是目前家庭交流中的障碍造成的。它表现了家庭系统中的交流混乱、家庭规则不灵活和无韧性等特点。治疗就是要鼓励家庭成员间的直接、清晰的相互交流，随时从交流取得的点滴经验中不断加以总结，促进个人和家庭的成长。

对于求治的家庭来说，体验式家庭治疗师认为：

（1）来求治时，人们所描述的具体问题可能不仅仅都是因为家庭成员的情感受到了压制或否认，相互逃避或自我保护。

（2）家庭中原来正常的相互交往，已被负性的情感所阻抑，导致了人际互动时可变性（韧性）和活力的丧失。

（3）在家庭的气氛中常缺乏热情，成员彼此之间较为冷淡，有一种情感消亡的氛围。

（4）家庭成员只知道尽力寻求安全感而不是满意感，表现为过分地自我保护和自我封闭，同时又因为害怕失败而不敢竞争。

体验式家庭治疗的目标是使家庭更加开放自然，更有自主性和更能体会到自己和他人的情感。

（四）策略式家庭治疗

策略式家庭治疗师一般注重以一定的策略来解决家庭中存在的问题，他们认为在家庭中出现问题的原因可以很多。例如：不成功的解决问题的气氛、不能适应家庭生活周期的变化、家庭内部的等级功能出现失调等；在治疗时，治疗师主要关注的是家庭中特定的相互关系格局内的交流方式，并注重解决当前存在的问题，如给客观存在的行为重新下定义，打破引起局限的反馈环路，进一步明确家庭内部的等级界限等。

策略式家庭治疗又可因侧重点的不同再分为两种。一种是"结构或策略模式"，此模式认为"问题"或"症状"有类比或隐喻的意义，它们表现了家庭中人际交往的功能失调，通常是家庭为解决问题的失当的努力造成的。家庭治疗师在治疗过程疗中"当家做主"，用隐喻或悖论进行干预。隐喻或悖论的应用中，治疗师一般采取的方法是，要求患者或家庭采取故意保持或者"加重"症状的行为，从而促使患者和家庭的反抗而中止症状，或因症状被放大而感到症状的荒谬而放弃症状，进而导致被治疗家庭中的互动模式发生变化。

另一种策略式家庭治疗是"短期或交流模式"，持此模式的心理治疗师无法承认"正常家庭"的存在，成功的家庭仅仅只是因为它们能够及时对变化做出调整和适应，并且不让日常的问题发展到不可收拾的地步。他们认为家庭中如果出现行为障碍，或是某种错误的解决问题的方式造成了问题，或是由家庭内的等级结构或边界的缺陷引起。因此在治疗中，他们特别关注解决当前的问题，运用一系列的策略减少阻力和冲突；常常通过某种"超然"的方式引导家庭产生功能良好的等级结构和代际边界。

（五）结构式家庭治疗

结构式家庭治疗中，心理治疗师认为家庭功能的失调、精神症状的产生，是当前家庭结构失衡的结果。其表现为家庭中等级地位或界线的混乱，以及家庭无法适应发展和环境的变化。通过家庭治疗重新建立家庭结构，改变家庭成员之间原有的相互作用方式，冲击、破坏功能障碍格局，继而在家庭成员之间建立更为清晰、灵活的界限，从而产生更为有效的新的结构格局。

1.结构式家庭治疗重视三个基本的概念　结构、亚系统和边界。

（1）结构（structure）：是指家庭中持续起作用的、对系统进行调控的、家庭成员间的互动行为模式。在家庭中，如果一种行为已经持续存在建立起习惯模式，并被赋予一定的意义，由意义再转化为期望，期望又可以决定后面的模式，就倾向于自我维持不改变。

（2）亚系统（subsystem）：指在家庭系统中，以一定的方式建立起来的角色与功能的子系统。它通常表现为一种结盟的关系，或是外显的如父母或夫妻结盟，或是内隐的结盟。亚系统的建立既需要独立自主、排除异己，又需要能融入所处的家庭这个大系统中去。在家庭中，每个成员都同时扮演着不同的角色，相互组成不同的亚系统。

（3）边界（boundary）：指的是家庭中一种看不到的半透性屏障。它存在于个体与亚系统的周围，以此来分隔它们。这种屏障的状态可以从僵硬一端到发散的另一端不等。僵硬的边界常常过于严格，与其他系统的接触受到限制，易导致解离（disengagement）的状态。例如，家庭成员间强调独立自主，但没有相互依赖和凝聚力。而发散的状态又过于松散，方向性差，容易导致互相涉入（enmeshment）的状态。如家庭成员彼此强调无条件相互支持，但是又缺乏彼此间的相对独立性。

家庭功能失调时，其问题常出在不良的家庭结构上，即有一种越来越僵化的没有韧性、不能适应变化而调整的互动行为模式。此时，需要通过治疗师的努力，使家庭结构恢复，使它变得有足够的稳定性，以保持家庭的连续性。同时，又有足够的韧性，可以通过改变家庭结构来适应变化了的外界情况。

2.治疗技术　联结进入（joining）和容纳（accommodation）。联结进入在整个治疗中非常重要，它是保证治疗干预能顺利进行的条件，指的是治疗师与来访的家庭联结起来，暂时投情地成为家庭系统的一员。家庭治疗时需要承受挑战与冲突，治疗师在接受、理解的同时还要表现出竞争性和权威感。

要在互动行为中进行治疗（working with interaction）：在治疗时重行动，轻描述或评论。

适时制订诊断与治疗计划（diagnosis and planning）：诊断来自于对相互作用的观察。在诊断时，既要考虑当前的问题，也要考虑结构的动力学特点。治疗计划就是一系列引导改变的策略和方法，并在今后的具体实践中随时加以修正。

改进相互作用方式（modifying interaction）：寻找家庭中新的相互作用模式，挑战旧的、适应不良但稳定的模式。在治疗师强有力的干预下，诱导家庭在互动中向健康良好的新模式发展。

重塑家庭边界（boundary making）：治疗师用各种具体的方法来调整家庭中的亚系统及边界界限。如对于互相过分涉入的家庭，要加强其亚系统的边界，鼓励家庭成员独立自主；而对于过分解离的家庭，要鼓励家庭成员不要回避冲突，要直接而大胆地进行互相讨论和交往。

（六）系统式家庭治疗

系统式家庭治疗认为在家庭这个系统中，每个成分（员）都有自己特定的认识模式，称为"内在构想"（inner construction）。内在构想决定了某人一贯的行为模式，反过来又受行为效果影响和作用，形成环形反馈。家庭中某个人的内在构想和外在行为在影响家庭中其他人的时候，又受到他人的影响。无论是正常或病态的行为，均是此循环反馈层层作用的结果。

在认识论上，系统式家庭治疗师认为所谓真实其实是相对的，只在有关的情境和相互关系中才呈现出意义。只有将"问题"重新"情境化"，才可能让家庭看到有新的意义的可能性。系统式家庭治疗的特点是：治疗只是作为一种"扰动"（perturbation），只是对家庭中正在起作用的模式的一种干扰。治疗师仅是"游戏的破坏者"，而不是指导者或命令者。在家庭治疗的时候，通过改变游戏规则或信念系统，可使家庭自己生发出新的观念或做法，来改变原来的病态的反馈环路。

治疗要点方面，以米兰小组为例，可总结为"假设—循环—中立"。"假设"从了解家庭时所获的信息中得出，它是对家庭进行探索的出发点也是指向新信息的路标，还是向家庭发出的一个刺激信号。"循环"指的是治疗师的一种能力，能够从连续的特定提问中，利用得到的反馈来引导自己，通过向家庭成员提问来了解和传达信息。循环提问指的是，治疗师请每一个家庭成员表达对另外两个或两个以上的家庭成员之间关系的看法。这种方法使会谈的阻力减少，又在家中引起各种不寻常的反应。"中立"指在家庭治疗时，治疗师总的态度上，要用一种超然的态度保持不偏不倚；不偏向任何一方，不评价好坏，不强迫改变，不深挖过去。提问的过程、交谈的过程，同时也是向家庭引入新的观点、导入新的观念、引发思考和改变的过程。

（七）索解和叙事家庭治疗

1. 索解家庭治疗　持此观点的心理治疗师认为对于同一事件，不同的人有不同的经验与理解。求助的家庭成员常常只看到问题，而忽视了他们自己内在的资源和潜能，也看不到解决问题的方向。在家庭治疗时，大家的关注点要放在怎样解决问题上，而不是去深究问题是什么，或问题背后有什么，意味着什么等。来访的家庭要与治疗师共同"合作"，通过肯定来访者的主观经验，一方面鼓励激发来访者的资源，相信目前的困境只是因为一叶障目；另一方面，用所谓"奇迹问题"（miracle question）、"例外问题"（exceptional question）等特定的提问技巧，将患者的注意力和精神，由问题转移到解决问题的方法上来。此种治疗是短期的，一般10次为一个疗程。

2. 叙事家庭治疗　叙事疗法的心理治疗师认为，在家庭治疗的时候，来访的家庭往往对生活充满了问题的描述，表现为一种无能为力之感。治疗师此时要以一颗谦卑炽热的心，帮助患者重新定义、重新组织、重新讲述一个新的故事。在治疗中，除了包容、尊重和肯定患者的经验外，治疗师要主动出击，用一些创造性的发问技巧，将困扰已久的问题经由个人责任外化（externalization），变成大家要共同对付的敌人。问题外化的同时，也就意味着解决问题的资源的内化。经由治疗师有组织和有目的的提问，可使家人体会到：他们与问题是分开的；他们有力量去克服问题；他们并不像他们自己想象得那样无能。治疗性的过程也就是家庭一个生活故事的重新创作的过程。

四、主要适应证

家庭治疗适用于青少年期的各种心理障碍、各种心身障碍、夫妻与婚姻冲突、躯体疾病的调适、重性精神病恢复期等。事实上，家庭治疗的适应证较广，符合下列方面的情况均可进行家庭治疗。

（1）家庭成员有冲突，经过其他治疗无效。

（2）"症状"在某人身上，但是反映的却是家庭系统有问题。

（3）在个别治疗中不能处理的个人的冲突。

（4）家庭对于患病成员的忽视或过分焦虑于治疗。

（5）家庭对个体治疗起到了阻碍作用。

（6）家庭成员必须参与某个患者的治疗。

（7）个别心理治疗没有达到预期在家庭中应有的效果。

（8）家庭中某人与他人的交往有问题。

（9）有一个反复复发、慢性化精神疾病患者的家庭。

家庭疗的禁忌证是相对的，只有在重性精神病发作期、偏执型人格障碍等疾病患者中，先不考虑首选家庭治疗。

家庭治疗主要用于核心家庭中，即父母与子女住一起的家庭。斯金纳（Skynner，1969）提出，父母不能应对孩子的"问题"行为（问题常与交流障碍有关），家庭针对某一个问题存在"替罪羊"时，家庭治疗有效；如果有其他肯定的精神病理问题，如心境障碍、精神分裂症等，家庭治疗可作为辅助手段。

五、治疗程序

（一）掌握来访背景

1.来访家庭的交互作用模式　要了解家庭成员间相互交流的方式与倾向如何；目前家庭中的等级结构（父子，母子），以及由此产生的代际界限的状况怎样；是否在家庭内部存在亚系统的结盟关系，如母亲与某个子女关系很密切，以此来左右家中其他的人际关系；本家庭与外部世界的关系等。

2.来访家庭的社会文化背景　包括家庭的经济状况、家庭处于什么社会阶层、父母受教育的程度、家庭内遵守的某些风俗习惯，以及大家一致的伦理道德观念。

3.来访家庭在其生活周期中的位置　本家庭目前处在何位置，估计有哪些可能的问题与困难，该家庭现在面临的独特的情况是什么，能否从家庭生活周期中找到什么线索等。

4.来访家庭的代际间一般结构　父母原来各自家庭的结构情况如何，父母自己在原来家庭中的地位与体验是什么；目前家庭的结构与交流中，有多少是受到父母原有代际间关系的影响；父母任何一方或双方是否有经历几代而下传的一些特点等。

5.家庭对"问题"起到的作用　了解索引对象（即家庭中表现出症状的成员）已经有什么疾病诊断，家庭与"症状"或"问题"的减轻或加重有何关系。例如，父母强迫患儿进食，既可能减轻躯体的损害，也可能加剧其诱吐的行为；在问题的消长变化中，家庭起到了什么作用等。

6.家庭当前解决问题的方法和技术　家庭成员针对问题，或是其他矛盾冲突时采用什么方法、策略来加以应对，其效能如何以及是否存在不适当的防御机制或投射过程，能否引入一些行为治疗技术来解决当前的某些问题。

（二）建立治疗关系

治疗关系指的是治疗师和家庭成员双方对治疗目标与任务的一致同意性。治疗关系是一种双方的，甚至是多方的（如在家庭治疗中）人际互动关系，是一个治疗性合作的网络，患者是一个受到尊重的主动的搭档；这种人际的互动，其特点表现为它的情感性特征，即与"依恋"有关的一些心理过程。这种在治疗场所发生的情感过程，只有放在一个系统性的"场景"中才能充分地对它加以了解。因为只有这样，才能从个人心理发展（治疗师或患者的原生家庭以及童年早期的心理发展）、当前个人的人际交往模式、相关的伦理学范畴、与文化和地域有关的人际交往方式等多方面进行考量。

应从治疗的起始阶段来建立治疗关系，因为好的开始就是成功的一半。在建立治疗关系时要考虑不同治疗流派的经验与特点，要考虑不同治疗对象的组合情况（一对、多个等）和对象的转换，还要考虑不同的治疗时程中发生的事情以及治疗关系非线性的特点。关注"此时此刻"（here-and-now），处理好与治疗关系相关的问题，防止和处理脱落（drop out）、关系不畅（impass）和阻力（resistance），不但使治疗可以顺利进行，对于解决患者的情绪困扰也有很大帮助。发展可能性，提高可变性，增加开放性，提高灵活性，均是建立、维护和发展治疗关系的目的。

（三）治疗目标与任务

家庭治疗的目标或是要打破某种不适当的、使"问题"或"症状"维持下去的动态平衡环路，建立适应良好的反馈联系，以使症状消除；或是从根本上重建家庭结构系统，消除家庭中回避冲突的惯常机制；引入良好的应对方式，改善代际关系与家庭成员间的相互交流，提高解决问题、应对挑战的能力。

通过家庭治疗这种形式，能够给"问题"家庭提供新的思路、新的选择，发掘和扩展家庭的内在资源。这种资源使家庭成员能有效地对复杂的现实生活做出适宜的反应。家庭治疗的目标，就是要引起家庭系统的变化，创造新的"内稳态"和新的相互作用方式。家庭治疗的具体而实际的目标之一，是要引发家庭中可见的行为变化；即使有时家中成员并不知道发生了什么，也要坚持这个方向。在家庭治疗中，对问题的领悟，通常并不是特别重要，因为要改变的是行为而不是有关的想法和认识。

所有的心理治疗，其目的都是引发变化，减免痛苦。而家庭治疗，则是通过改变个人或家庭的不同方面来改变家庭，从而促进个人与家庭的成长。从治疗性改变的深度与分量，家庭治疗根据其治疗目的可再分为：解决问题（如策略式或行为式家庭治疗）、中间形式（结构式家庭治疗）和重塑家庭系统（如精神分析或系统式家庭治疗）。

（四）治疗的实施

治疗性会谈也称定期访谈，指的是治疗师每隔一段时间，与来诊家庭中的成员一起座谈。一般历时1～2小时；两次座谈中间间隔时间开始较短，一般4～6天，以后可逐步延长至一至数月。总访谈次数一般在6～12次，也有1～2次即可见效者；超过12次仍未见效时，应检查治疗计划并重新确定该家庭是否适合此种形式的治疗。

不少家庭治疗方式，都为来访的家庭布置治疗性家庭作业，这是因为很多的家庭治疗都发现，症状的消长及家庭的变化，往往是在两次治疗之间的时候出现。由此可见治疗性家庭作业的重要性。这些作业一般都是针对访谈时采取的干预措施，为巩固效果，促进家庭内关系的改善而设计的；因此作业的设计可以因人而异。不同的治疗理论，也可以有自己相对成熟的治疗性家庭作业。

（五）终止的方式

通过一系列的家庭访谈和相应的治疗性家庭作业，达到下述情况时即考虑终止。
（1）家庭已经建立起合适的结构。
（2）家庭成员间的交流已趋于明晰而直接。
（3）家庭或成员发展了新的有效的应对机制或解决问题的技术。
（4）代际间的等级结构、家庭内的凝聚力、成员中独立自主的能力得到了完善和发展。
（5）维持问题（症状）的动态平衡已被打破。
（6）家庭治疗此时已经失去存在的基础，可以结束。

（六）疗程、预后与随访

家庭治疗的时间长度一般在6～8个月。具体讲，减少家庭内的精神紧张，一般用1～6次家庭治疗；减少某特殊症状，常需要10～15次治疗；改善家庭内部的人际交流情况，需要25～30次的治疗；而重建家庭成员之间的分化，常需要大于40次的治疗。总之，仅仅以解决症状为主，治疗需时较短，而希望重新塑造家庭系统，则所需时间要长。

（中国人民解放军联勤保障部队第九八四医院 赵春海 师秀芳）

第六章

精神疾病康复量表的使用

第一节　症状评估常用量表及使用方法

症状是人体结构或功能异常的主观反应，常由患者感受到并说出来。不同类型的症状携带不同的精神病理信息，反映各种不同的精神病理过程，对症状的范围、严重度、频率进行评估，对于明确诊断、临床护理、康复训练可起到很好的指导作用。临床中，患者的症状变化往往是缓慢而轻微的，并且他们在表达自己的需求方面也通常存在一定的困难，故每隔一段时间就要重复这样的症状评估，以免遗漏有用的信息，一些症状评估工具可以测量多种症状，以自评或访谈的方式进行。

一、精神症状评估量表

（一）简明精神病（科）评定量表

简明精神病（科）评定量表（the brief psychiatric rating scale，BPRS）（表6-1），由

表6-1　简明精神病评定量表（BPRS）　　　　　　　单位：分

	未测	无症状	可疑或很轻	轻度	中度	偏重	重度	极重
1.关心身体健康	0	1	2	3	4	5	6	7
2.焦虑	0	1	2	3	4	5	6	7
3.情感交流障碍	0	1	2	3	4	5	6	7
4.概念紊乱	0	1	2	3	4	5	6	7
5.罪恶观念	0	1	2	3	4	5	6	7
6.紧张	0	1	2	3	4	5	6	7
7.装相和作态	0	1	2	3	4	5	6	7
8.夸大	0	1	2	3	4	5	6	7
9.心境抑郁	0	1	2	3	4	5	6	7
10.敌对性	0	1	2	3	4	5	6	7
11.猜疑	0	1	2	3	4	5	6	7
12.幻觉	0	1	2	3	4	5	6	7
13.动作迟缓	0	1	2	3	4	5	6	7
14.不合作	0	1	2	3	4	5	6	7
15.不寻常的思维内容	0	1	2	3	4	5	6	7
16.情感平淡	0	1	2	3	4	5	6	7
17.兴奋	0	1	2	3	4	5	6	7
18.定向障碍	0	1	2	3	4	5	6	7

Overall 和 Gorham 于1962年编制，该量表是在精神科广泛应用的专业评定量表之一，一共有18项。按五类因子进行记分，并将量表协作组增添的2个项目（自知力和工作）也包括在内。

BPRS 是一个评定精神病性症状严重程度的量表，适用于具有精神病性症状的大多数重性精神病患者，尤其适宜于精神分裂症患者，主要用于评估住院患者。BPRS 中所有项目采用1～7分的7级评分法，各级的标准为：①无症状；②可疑或很轻；③轻度；④中度；⑤偏重；⑥重度；⑦极重。如果未测，则记0分，统计时应剔除。BPRS 的统计指标有：总分（18～126分）、因子分（0～7）和廓图。

评定注意事项：

（1）此量表主要评定最近一周内的精神症状及现场交谈情况。

（2）有的版本仅16项，即比18项量表少第17项和18项。

（3）评定员由经过训练的精神科专业人员担任。

（4）评定的时间范围：入组时，评定入组前一周的情况。以后一般相隔2～6周评定一次。

（5）一次评定大约需作20分钟的会谈和观察。主要适用于精神分裂症等精神病患者。

（6）本量表无具体评分指导，主要根据症状定义及临床经验评分。

症状定义：

（1）关心身体健康：指对自身健康过分关心，不考虑其主诉有无客观基础。

（2）焦虑：指精神性焦虑，即对当前和未来情况的担心、恐惧或过分关注。

（3）情感交流障碍：指与检查者之间如同存在无形隔膜，无法实现正常的情感交流。

（4）概念紊乱：指联想散漫，规矩和解体的程度。

（5）罪恶观念：指对以往言行的过分关心、内疚和悔恨。

（6）紧张：指焦虑性运动表现。

（7）装相和作态：指不寻常的或不自然的运动性行为。

（8）夸大：即过分自负，确信具有不寻常的能力和权力等。

（9）心境抑郁：即心境不佳、悲伤、沮丧或情绪低落的程度。

（10）敌对性：指对他人（包括检查者）的仇恨、敌对和蔑视。

（11）猜疑：指检查当时认为有人正在或曾经恶意地对待他。

（12）幻觉：指没有相应外界刺激的感知。

（13）动作迟缓：指言语、动作和行为的减少和缓慢。

（14）不合作：指会谈时对检查者的对立、不友好、不满意或不合作。

（15）不寻常的思维内容：即荒谬古怪的思维内容。

（16）情感平淡：指情感基调低，明显缺乏相应的正常情感反应。

（17）兴奋：指情感基调增高，激动，对外界反应增强。

（18）定向障碍：指对人物、地点和时间分辨不清。

此外，量表协作组曾增加2个项目。

（1）自知力障碍：指对自身精神疾病、精神症状或不正常言行缺乏认识。

（2）工作不能：指对日常工作或活动的影响。

其中，第1、2、4、5、8、9、10、11、12、15和18项，根据量表检查时患者的回答评分，而第3、6、7、13、14、16、17项，则依据对患者的观察评定。原版中第16项"情感平淡"是依据口头叙述评分，我们认为，还是依据观察评分为妥。

原版本无工作用评分标准，对初学者可能影响评分者之间的一致性，具体评分时也会变得困难。因此，国内量表协作研究组制定了一份工作用评定标准参考。判别标准如下。

1.关心身体健康

（1）无；（2）多少会提到自身健康情况，但临床意义不肯定；（3）过分关心自身健康的情况，虽轻，但临床意义已可肯定；（4）显然对自身健康过分关心或有疑病观念；（5）明显突出的疑病观念或部分性疑病妄想；（6）疑病妄想；（7）疑病妄想明显影响行为。

2.焦虑

（1）无；（2）多少有些精神性焦虑体验，但临床意义不肯定；（3）精神性焦虑虽轻，但临床意义已可肯定；（4）显然有些精神性焦虑，但不是很突出；（5）明显突出的精神性焦虑，如大部分时间存在精神性焦虑或有时存在明显的精神性焦虑，因此感到痛苦；（6）比（5）更严重持久，如大部分时间存在精神性焦虑；（7）几乎所有时间存在精神性焦虑。

3.情感交流障碍

（1）无；（2）多少会观察到一点情感交流障碍，但临床意义不肯定；（3）情感交流障碍虽轻，但临床意义已可肯定；（4）显然观察到受检者缺乏情感交流和感受到相互间的隔膜感，但情感交流无明显困难；（5）明显突出的情感交流障碍，例如，交流中应答基本切题，但很少眼神交流，受检查者眼睛往往看着地板或面向一侧；（6）比（5）更严重持久，几乎使交谈难以进行；（7）情感交流的麻痹状态，例如，表现得对交谈漠不关心或不参与交谈，有时"两眼凝视不动"。

4.概念紊乱

（1）无；（2）似乎有一点联想障碍，但不能肯定其临床意义；（3）聪慧障碍虽轻，但临床意义已可肯定；（4）显然有联想松弛，但不很突出；（5）明显突出的联想松弛或可以查及有临床意义的思维破裂；（6）典型的思维破裂；（7）思维破裂导致交谈很困难或言语不连贯。

5.罪恶观念

（1）无；（2）似乎有点自责自罪，但不能肯定其临床意义；（3）自责自罪虽轻，但临床意义已可肯定；（4）显然有自责自罪观念，但不很突出；（5）明显突出的自责自罪观念或罪恶妄想为部分妄想；（6）典型的罪恶妄想；（7）极重，罪恶妄想明显影响行为，如引起绝食。

6.紧张

（1）无；（2）似乎有点焦虑性运动表现，但临床意义不肯定；（3）焦虑性运动表现虽轻，但临床意义已可肯定；（4）有静坐不能，常有手脚不停的表现，如拧手、拉扯衣服和伸屈下肢等；（5）较（4）的频度与强度明显增加，并在交谈中多次站立；（6）来回踱步，使交谈明显受到影响；（7）焦虑性运动使交谈几乎无法进行。

7.装相和作态

（1）无；（2）多少有点装相作态，但临床意义不肯定；（3）装相作态虽然很轻，但临床意义已可肯定；（4）显而易见的装相作态，如有时肢体置于不自然的位置或伸舌或扮鬼脸或摇摆身体等；（5）明显突出的装相作态；（6）比（5）更频繁更严重的装相作态，如交谈过程几乎一直可见到怪异动作与姿势；（7）突出而且持续的装相作态几乎使交谈无法进行。

8.夸大

（1）无；（2）多少有点自负，但临床意义不肯定；（3）自负夸大虽然很轻，但临床意义已可肯定；（4）有夸大观念；（5）明显突出的夸大观念，部分性夸大妄想；（6）典型的夸大妄想；（7）夸大妄想明显影响行为。

9.心境抑郁

（1）无；（2）似乎有点抑郁，但临床意义不肯定；（3）抑郁虽轻，但临床意义已可肯定；（4）显而易见的抑郁体验，如自述经常感到抑郁，有时哭泣；（5）明显突出的抑郁，如较持久的抑郁或有时感到很抑郁，为此极为痛苦；（6）比（5）更严重持久，如几乎一直感到很抑郁，因此极为痛苦；（7）严重的心境抑郁体验或表现明显影响行为，如交谈中抑郁哭泣，明显影响交谈。

10.敌对性

（1）无；（2）似乎对交谈者以外的别人有点敌意，但临床意义不肯定；（3）敌意虽轻，但临床意义已可肯定；（4）交谈内容明显谈到对别人的敌意性并感到愤恨；（5）经常对别人感到愤恨及有过报复计划；（6）严重，较（5）更严重和更经常，或已经有过几次咒骂或一两次殴斗并打架，造成不需要医学处理的损伤性后果；（7）敌意性明显影响行为，如多次殴斗打架，或造成需要医学处理的损伤性后果。

11.猜疑

（1）无；（2）多少有点猜疑，但临床意义不肯定；（3）猜疑体验虽轻，但临床意义已可肯定；（4）有牵连观念或被害观念；（5）明显突出的牵连观念或被害观念关系妄想，或部分性被害妄想；（6）典型的关系妄想，或被害妄想；（7）关系妄想，或被害妄想明显影响行为。

12.幻觉

（1）无；（2）可疑的幻觉，但临床意义不肯定；（3）幻觉虽少，但临床意义已可肯定；（4）幻觉体验清晰，且一周内至少有过3天曾出现幻觉；（5）一周内至少有过4天出现清晰的幻觉；（6）一周内至少有5天曾出现清晰的幻觉，并对其行为有相当影响，如难以集中思想以至影响工作；（7）频繁幻觉明显影响其行为，如受命令性幻听支配产生自杀行为或攻击别人。

13.动作迟缓

（1）无；（2）多少有点动作迟缓，但临床意义不肯定；（3）动作迟缓虽轻，但临床意义已肯定；（4）显而易见的动作迟缓，如语流减慢，动作减少较明显，但并非很不自然；（5）明显突出的动作迟缓，言语迟缓，使交谈发生困难；（6）比（5）更严重和持久，使交谈很困难；（7）缄默木僵，使交谈几乎无法进行下去或不能进行。

14.不合作

（1）无；（2）多少有点不合作，但临床意义不肯定；（3）不合作的表现虽轻，但临床意义已肯定；（4）显而易见的不合作，如交谈中不愿做自发的交谈，应答得勉强简单，易感到对交谈者和交谈场合的不友好；（5）明显突出的不合作，在整个交谈中都显得不友好，使交谈发生困难；（6）比（5）更严重，使交谈很困难，如拒绝回答很多问题，不但表现不友好，而且公然抗拒和表现针锋相对的愤恨；（7）不合作，使交谈几乎无法进行。

15.异常思维内容

（1）无；（2）多少有点异常思维内容，但临床意义不肯定；（3）异常思维内容程度虽轻，但临床意义已可肯定；（4）显然存在观念性异常思维内容，但不很突出；（5）明显突出的观念性异常思维内容或部分妄想；（6）典型的妄想；（7）妄想明显支配行为。

16.情感平淡

（1）无；（2）多少有点情感平淡，但临床意义不肯定；（3）情感平淡虽轻，但临床意义已可肯定；（4）显而易见的情感平淡，如面部表情减弱、语调较低平、手势较贫乏；（5）明显突出的情感平淡，如表情呆板，语声单调和手势贫乏；（6）交谈中对大部分事情均漠不关心，无动于衷；（7）为情感流露的麻痹状态，如整个交谈中，完全缺乏表情姿势，语声极为单调，对任何事漠不关心，无动于衷。

17.兴奋

（1）无；（2）多少有点兴奋，但临床意义不肯定；（3）兴奋虽轻，但临床意义已可肯定；（4）显而易见的兴奋，但不很突出；（5）明显突出的兴奋，如情绪高涨，语声高，手势增多，有时易激惹，使交谈发生困难；（6）比（5）更严重持久，使交谈很困难；（7）情绪激怒或欣快自得，言行明显增多，使交谈不得不终止。

18.定向障碍

（1）无；（2）似有定向错误，但临床意义不肯定；（3）显而易见的定向错误，但不很突出；（4）明显突出的定向错误；（5）严重，比（4）更严重持久的定向错误，如交谈发现时间、地点、人物定向几乎无一正确；（6）定向障碍而无法进行交谈。

19.自知力障碍

（1）无；（2）似乎有点自知力障碍，但临床意义不肯定；（3）自知力障碍虽轻但临床意义已可肯定；（4）显然有自知力障碍，但不很突出；（5）大部分自知力丧失；（6）自知力基本丧失；（7）完全无自知力。

20.工作不能

（1）无；（2）多少有点工作不能，但临床意义不肯定；（3）工作不能虽轻，但临床意义已可肯定；（4）工作学习兴趣丧失，不能坚持正常工作学习，住院时参加活动比其他患者少；（5）明显突出的工作不能，如工作学习时间减少，成效明显降低，住院者活动明显减少；（6）比（5）更严重持久，如基本停止工作学习，住院者大部分时间不参加活动；（7）停止工作学习，住院者不参加所有活动。

结果分析

结果解释：总分反映疾病的严重性，总分越高，病情越重。治疗前后总分值的变化反映疗效的好坏，差值越大疗效越好，治疗前后各症状或症状群的评定变化可反映治疗的靶症状。BPRS的结果可按单项分、因子分（焦虑忧郁因子、缺乏活力因子、思维障碍因子、激活性因子、敌对猜疑因子）和总分进行分析。一般情况下，总分35分为临床界限，即大于35分的被测试者被归为患者组。

其因子分一般归纳为五类。

（1）焦虑忧郁，包括1、2、5、9四项。

（2）缺乏活力，包括3、13、16、18四项。

（3）思维障碍，包括4、8、12、15四项。

（4）激活性，包括6、7、17三项。

（5）敌对性，包括10、11、14三项。

BPRS评定患者评定的时间范围：在干预入组时，评定入组前一周的情况；以后一般相隔2～6周评定一次。

参考资料：宋建成，费立鹏，张培琰，等. 简明精神病评定量表中各分量表的评价［J］.临床精神医学杂志，2001，11（2）：86-88.

（二）阳性和阴性精神症状量表

阳性和阴性精神症状量表（PANSS）（表6-2），该量表是他评量表，为评定不同类型精神分裂症症状的严重程度而设计和标准化的评定量表，包括阳性症状分量表、阴性症状分量表和一般精神病理学症状分量表，共30项，采用1～7级评分：（1）无；（2）很轻；（3）轻度；（4）中度；（5）偏重；（6）重度；（7）极重度。得分越高，症状越重。主要适用于成年人，由经量表使用训练的精神科医师对患者做精神检查，综合临床检查和知情人提供的有关信息进行评定。评定的时间范围通常指定为评定前一周内的全部信息，整个评定需时30～50分钟。

表6-2　阳性和阴性精神症状量表

	无	很轻	轻度	中度	偏重	重度	极重度
P1——妄想	1	2	3	4	5	6	7
P2——概念紊乱	1	2	3	4	5	6	7
P3——幻觉性行为	1	2	3	4	5	6	7
P4——兴奋	1	2	3	4	5	6	7
P5——夸大	1	2	3	4	5	6	7
P6——猜疑/被害	1	2	3	4	5	6	7
P7——敌对性	1	2	3	4	5	6	7
阳性症状量表评分：							
	无	很轻	轻度	中度	偏重	重度	极重度
N1——情感迟钝	1	2	3	4	5	6	7
N2——情绪退缩	1	2	3	4	5	6	7

续表

	无	很轻	轻度	中度	偏重	重度	极重度
N3——情感交流障碍	1	2	3	4	5	6	7
N4——被动/淡漠/社会退缩	1	2	3	4	5	6	7
N5——抽象思维能力障碍	1	2	3	4	5	6	7
N6——交流缺乏自发性和流畅性	1	2	3	4	5	6	7
N7——刻板思维	1	2	3	4	5	6	7

阴性症状量表评分：

	无	很轻	轻度	中度	偏重	重度	极重度
G1——关注身体健康	1	2	3	4	5	6	7
G2——焦虑	1	2	3	4	5	6	7
G3——自罪感	1	2	3	4	5	6	7
G4——紧张	1	2	3	4	5	6	7
G5——装相和作态	1	2	3	4	5	6	7
G6——抑郁	1	2	3	4	5	6	7
G7——动作迟缓	1	2	3	4	5	6	7
G8——不合作	1	2	3	4	5	6	7
G9——异常思维内容	1	2	3	4	5	6	7
G10——定向障碍	1	2	3	4	5	6	7
G11——注意障碍	1	2	3	4	5	6	7
G12——判断和自知力缺乏	1	2	3	4	5	6	7
G13——意志障碍	1	2	3	4	5	6	7
G14——冲动控制障碍	1	2	3	4	5	6	7
G15——先占观念	1	2	3	4	5	6	7
G16——主动回避社交	1	2	3	4	5	6	7

一般精神病理学症状量表评分：

评分标准：其按精神病理水平递增的7级评分为：1—无；2—很轻；3—轻度；4—中度；5—偏重；6—重度；7—极重度。下面逐项介绍。因各项的1分均定义为无症状或定义不适用于该患者；2分均定义为症状可疑，可能是正常范围的上限。故不再赘述。

P1妄想（delusions），指无事实根据，与现实不符，特异的信念。依据会谈中思维自然的表达，以及由基层保健工作者或家属提供的其思维对社会交往和行为造成的影响评定。3轻度，存在一或两个不明确、不具体、并非顽固坚持的妄想，妄想不妨碍思考、社会交往或行为。4中度，存在一个多变的、未完全成型的不稳定的妄想组合，或几个完全成型的妄想，偶尔妨碍思考、社会交往或行为。5偏重，存在许多完全成型的且顽固坚持的妄想（偶尔妨碍思考、社会交往或行为）。6重度，存在一系列稳定的、具体的妄想，可能系统化，顽固坚持，且明显妨碍思考、社会交往和行为。7极重度，存在一系列高度系统化或数量众多的稳定的妄想（并支配患者生活的主要方面，以至常引起不恰当和不负责任的行动，甚至可能因此危及患者或他人的安全）。

P2概念紊乱（联想散漫，conceptual disorganization），指思维过程紊乱，其特征为思维的目的性、连贯性破坏，如赘述、离题，并依据会谈中对认知语言表达过程的观察评定。3轻度，思维显赘述、离题或逻辑障碍。思维的目的性有些障碍，在压力下显得有些联想散漫。4中度，当交谈短暂和有序时尚可集中思维（当交谈较复杂或有轻微压力时就变得散漫或离题）。5偏重，普遍存在构思困难，在无压力时也经常显得离题、不连贯或联想散漫。6重度，思维严重出轨及自相矛盾，导致明显的离题和思维中断，几乎是持续出现。7极重度，思维中断到支离破碎的程度，明显的联想散漫，完全无法交谈（如"语词杂拌"或缄默）。

P3幻觉性行为（hallucinatory behavior），指语言表达或行为表明其知觉并非通过客观刺激产生，可以听觉、视觉、嗅觉或躯体感觉的形式出现。依据会谈中语言表达和躯体表现评定，也可由基层保健工作者或家属提供。3轻度，两种清晰但不经常出现的幻觉，或若干模糊异常的知觉，不引起思维或行为的扭曲。4中度，幻觉频繁出现但并不持续，患者的思维和行为受轻微的影响。5偏重，幻觉频繁出现，可能涉及一种以上感觉系统，导致思维扭曲和（或）妨碍行为，患者可能对这些体验给予妄想性的解释并出现情绪反应，偶尔也出现语言反应。6重度，幻觉几乎持续存在，以致严重妨碍思维和行为，患者对这些幻觉信以为真，频繁的情绪和语言反应导致功能障碍。7极重度，患者对幻觉几乎全神贯注，幻觉实质上支配患者的思维和行为，幻觉被赋予固定的妄想性解释，并引起语言和行为反应，包括对命令性幻听的服从。

P4兴奋（excitement），指活动过度，表现在动作行为加速，对刺激的反应增强，高度警觉或过度的情绪不稳。依据会谈中动作行为的表现评定，也可由基层保健工作者或家属提供。3轻度，会谈中轻度的激越，警觉增高，或轻度的激动，但没有明显兴奋或情绪不稳的发作。讲话有轻微的紧迫感。4中度，会谈中表现出明显的激越或激动，影响语言和一般动作或偶有短暂爆发。5偏重，观察到明显的活动过度或频繁的动作行为爆发，造成患者在任何时候都难以保持坐姿超过数分钟。6重度，会谈中明显兴奋，注意力受限，在某种程度上影响个人功能，诸如饮食和睡眠。7重度，明显的兴奋严重妨碍饮食和睡眠，无法进行人际交往，言语和动作行为的加速可能导致言语不连贯和衰竭。

P5夸大（grandiosity），指夸张已见及不现实的优势信念，包括一些妄想，如非凡的能力、财富、知识、名望、权力和道德正义。依据会谈中思维的自然表达，以及由基层保健工作者或家属提供的这些想法对其行为的影响评定。3轻度，显出有些自大或自夸，但没有明确的夸大妄想。4中度，明确地和不切实际地感到自己比他人优越，有一些尚未定型的关于特殊地位或能力的妄想，但未照此行动。5偏重，表达出有明确的关于非凡能力、地位或权力的妄想，影响患者的态度，但不影响行为。6重度，表达出有明确的优势妄想，涉及一个以上的项目（财富、知识、名望等），显著影响人际交往，并可能付诸行动。7极重度，思维、人际交往和行为受多重妄想的支配，这些妄想包括惊人的能力、财富、知识、名望、权力和（或）道德水平，可能具有古怪的性质。

P6猜疑/被害（suspiciousness/persecution），指不现实或夸大的被害观念，表现在防卫、不信任态度，多疑的高度戒备，或是认为他人对其有伤害的非常明显的妄想。依据会谈中思维的自然表达，以及由基层保健工作者或家属提供的这些想法对患者行为的影响评定，就应对病人行为的影响评定。3轻度，表现出防卫或甚至公开的不信任态度，但思维、交往和行为很少受人影响。4中度，明确地显示出不信任感，并妨碍会谈和（或）行为，但没有被害妄想的证据，或者可能存在结构松散的被害妄想，但这些似乎不影响患者的态度或人际关系。5偏重，患者表现出明显的不信任感，以致严重影响人际关系，或者还存在明确的被害妄想，对人际关系和行为造成一定程度的影响。6重度，明确的泛化的被害妄想，可能是系统化的，显著地妨碍人际关系。7极重度，一整套系统性被害妄想支配患者的思维、社会交往和行为。

P7敌对性（hostility），指语言或非语言表达出愤怒和怨恨，包括讥讽、被动攻击行为、辱骂和袭击。依据会谈中观察其人际行为，以及由基层保健工作者或家属提供情况评定。3轻度，间接地或有限地表示愤怒，如讥讽、不尊敬、表达敌意及偶尔易激怒。4中度，存在明显敌对态度，经常表现易激惹及直接表达愤怒和怨恨。5偏重，患者高度易激惹，偶尔有辱骂或威胁。6重度，不合作辱骂或威胁，显著地影响会谈，且严重影响社会交往，患者可能具有暴力和破坏性，但没有对他人进行人身攻击。7极重度，明显的情绪造成极度不交往或对他人进行人身攻击。

N1情感迟钝（blunted affect），指情绪反应减弱，以面部表情、感觉调节及体态语言的减少为特征。依据会谈中观察情感基调和情绪反应的躯体表现评定。3轻度，面部表情和体态语言似乎显得呆板、勉强、做作，或缺少变化。4中度，面部表情和体态语言的减少使患者看上去迟钝。5偏重，情感总体上显得"平淡"，面部表情仅偶尔有所变化，缺乏体态语言。6重度，大部分时间表现明显的情感平淡和缺乏情绪表达，可能存在无法调控的极端的情感发泄，如兴奋、愤怒或不恰当的无法控制地发笑。7极重度，完全缺乏面部的表情和体态语言，患者似乎持续地显示出木讷的表情或毫无表情。

N2情绪退缩（emotional withdrawal），指对生活事件缺乏兴趣、参与和情感投入。依据基层保健工作者或家属提供情况，以及会谈中观察到的人际行为评定。3轻度，常缺乏主动性，偶尔显得对周围事件缺乏兴趣。4中度，患者总体上对环境和环境变化有情绪隔阂，但给予鼓励仍可参与。5偏重，患者对环境中的人和事件有明显的情绪疏远，抵抗任何参与的努力，患者显得疏远、温顺和漫无目的，但至少可进行短暂的交谈，注意个人需求，有时需要帮助。6重度，明显缺乏兴趣和情绪投入，导致与他人只能进行有限的交谈，常忽略个人功能，因此患者需要协助和监督。7极重度，极度的兴趣和情绪投入的缺乏导致患者几乎完全退缩，无法交谈，并忽略个人需求。

N3情感交流障碍（poor rapport），指缺乏人际交往中的感情投入、交谈时的坦率及亲密感、兴趣或会谈者的投入，表现在人际关系疏远及语言和非语言交流的减少。依据会谈中的人际行为评定。3轻度，交谈以呆板、紧张或音调不自然为特征，可能缺乏情绪深度或停留在非个人的、理智性的水平。4中度，患者显出典型的冷淡，人际关系相当疏远，患者可能机械地回答问题，表现不耐烦或表示无兴趣。5偏重，明显不投入并妨碍到会谈的词汇表达量，患者可能避开眼神的接触或面部表情的交流。6重度，患者显得高度冷漠，明显的人际疏远，回答问题敷衍，很少有投入会谈的非语言迹象，常避开眼神的接触和面部表情的交流。7极重度，患者完全不投入会谈，显得完全冷漠，会谈中始终回避语言和非语言交流。

N4被动/淡漠/社交退缩（passive，apathetic，social withdrawal），指因被动、淡漠、缺乏精力或意志力使社会交往的兴趣和主动性下降，这导致人际投入的减少及对日常活动的忽视。依据基层保健工作者或家属提供的患者社会行为的情况评定。3轻度，显示对社会活动偶有兴趣，但主动性较差，通常只有在他人先主动表示时才会参与。4中度，被动地参与大部分的社会活动，但以无兴趣或机械的方式出现，倾向于退缩到不显眼的地方。5偏重，仅被动参与少数社会活动，且显得毫无兴趣或主动性，通常只花很少时间与他人相处。6重度，趋于淡漠和孤立，极少参与社会活动，偶尔忽视个人需求，很少有自发的社会接触，偶尔忽视个人需求，很少有自发的社会接触。7极重度，极度的淡漠，与世隔绝，忽视个人需求。

N5抽象思维能力困难（difficulty in abstract thinking），指抽象－象征性思维模式受损，表现在分类、概括及解决问题时超越具体自我中心的过程出现困难。依据会谈中回答相似性问题和谚语解释类问题，以及使用具体抽象模式的情况。3轻度，对较难的谚语倾向于照字面或给予个人化的解释，对极抽象和关联偏远的概念有些困难。4中度，经常使用具体化的思维模式，对大多数谚语某些分类有困难，倾向于被功能性方面和显著特征所迷惑。5偏重，以具体化的思维模式为主，对大多数谚语和许多分类有困难。6重度，无法领会任何谚语或比喻的抽象意义，仅能对最简单的相似事例作公式化的分类，思维空洞贫乏，或固定在功能性方面、显著特征和个人特质的解释。7极重度，只会使用具体化的思维模式，显示对谚语、一般隐喻或明喻及简单的分类无法理解，甚至不会用显著的和功能性的特征作为分类的依据，本分级可适用于因显著认知功能缺损而无法与主试者进行最低限度交流的情况。

N6交谈缺乏自发性和流畅性（lack of spontaneity and flow of conversation），指交谈的正常流畅性下降，伴有淡漠、缺乏意志、防卫或认知缺损，表现在交流过程的流畅性和创造性下降。依据会谈中观察认知语言过程评定。3轻度，交谈显示很少有主动性，患者的回答简短且不加修饰，需要会谈者给予直接的和引导性的问题。4中度，交谈缺乏自然流畅，显得不顺畅或停顿，经常需要引导性的问题以诱导出充分的反应和交谈的进程。5偏重，患者表现出明显缺乏自发性及坦率，回答会谈者提问时仅用一或两个简短的句子。6重度，患者的反应仅局限于几个单字或短语，以回避或缩短交谈（如"我不知道""我没空说"），使交谈发生严重困难，且毫无效果。7极重度，语言的流出最多局限于偶然的呓语，使交谈无法进行。

N7刻板思维（stereotyped thinking），指思维的流畅性、自发性和灵活性下降，表现在刻板重复或思维内容空洞。依据会谈中观察认知语言过程评定。3轻度，态度或信念有些僵化，患者可能拒绝考虑另一种见解，或难以从一种观点改变成另一种观点。4中度，交谈围绕着一个重复的主题，导致改变话题困难。5偏重，思维刻板及重复，尽管会谈者努力，交谈仍仅局限于两三个受限的主题。6重度，无法控制地重复要求、声明、观点或问题，严重地妨碍交谈。7极重度，思维、行为和交谈被不断重复的牢固的观点或有限的短语所支配，导致患者的交流明显刻板、不恰当并受到限制。

G1 关注身体健康（somatic concern），指诉说躯体不适或坚信有躯体疾病或功能失常，其范围从模糊的病感到身患重病的明确的妄想。依据会谈中表达的思维内容评定。3 轻度，明显关心健康或身体问题，偶尔会提出问题并希望得到保证。4 中度，主诉健康不佳或身体功能失常，但没有达到妄想的确信无疑，过度关心可通过保证而减轻。5 偏重，患者大量或频繁地主诉患躯体疾病或身体功能失常，或显示 1～2 个关于这些主题的妄想，但尚未被其占据。6 重度，患者被一个或多个明确的关于躯体疾病或器质性功能失常的妄想所占据，但情感尚未陷入其中，其思维经会谈者的努力能有所转移。7 极重度，大量而频繁地诉说躯体妄想，或是灾难性的躯体妄想，完全支配患者的思维和情感。

G2 焦虑（anxiety），指主观体验到神经紧张、担忧、恐惧或坐立不安，其范围从对现在或将来的过分关心到惊恐的感觉。依据会谈中的语言表达和相应的躯体表现评定。3 轻度，表示有些担忧、过度关心或主观的坐立不安，但没有诉说或表现出相应的躯体症状和行为。4 中度，患者诉说有明显的神经紧张症状，并反映出轻微的躯体症状，如手的震颤和过度出汗。5 偏重，患者诉说有严重的焦虑问题，具有显著的躯体症状和行为表现，如明显的肌肉紧张、注意力下降、心悸或睡眠障碍。6 重度，几乎持续感受到害怕并伴有恐惧，明显的坐立不安或有许多躯体症状。7 极重度，患者的生活严重地被焦虑困扰，焦虑几乎持续存在，有时达到惊恐的程度或表现为惊恐发作。

G3 自罪感（guilt feelings），指为过去真实或想象的过失而后悔或自责的感觉。依据会谈中语言表达的罪恶观念及其对态度和思维的影响评定。3 轻度，询问时引出患者对微小事件的模糊的内疚或自责，但患者显然并不过分在意。4 中度，患者明确表示在意他对过去发生的一件真实事件的责任，但并未被其占据，态度和行为基本未受影响。5 偏重，患者表示出强烈的罪恶感，伴有自我责难或认为自己应受惩罚，罪恶感可能有妄想基础，可能自发形成，可能来源于某种先占观念或抑郁心境，且不易被会谈者缓解。6 重度，带有妄想性质的强烈的罪恶观念，导致出现绝望感或无价值感，患者认为应该为其过失受到严厉惩罚，甚至认为他现在的生活处境就是这种惩罚。7 极重度，患者的生活被不可动摇的罪恶妄想所支配，感到自己应受严厉的惩罚，如终身监禁、酷刑或处死，可能伴有自杀念头，或将他人的问题归咎于自己过去的过失。

G4 紧张（tension），指因恐惧、焦虑和激越而表现明显的躯体症状，如僵直、震颤、大量出汗和坐立不安。依据会谈中语言表达的焦虑及紧张的躯体表现的严重程度评定。3 轻度，姿势和动作表现出轻微担忧，如轻度僵硬，偶尔坐立不安，变换姿势或手部轻微快速震颤。4 中度，明显的紧张表现出许多症状，如局促不安，明显的手部震颤，过度出汗或紧张性作态。5 偏重，显著的紧张表现为许多症状，如紧张性颤抖，大量出汗和坐立不安，但会谈的进行并未受到明显的影响。6 重度，显著的紧张妨碍人际交往，如持续的局促不安，无法静坐或过度换气。7 极重度，明显的紧张表现为惊恐症状或显著的动作加速，如快速地来回走动和无法静坐超过 1 分钟，使会谈无法进行。

G5 装相和作态（mannerisms and posturing），指不自然的动作或姿势，以笨拙、夸张、紊乱或古怪表现为特征。依据会谈中观察躯体表现评定，也可由基层保健工作者或家属提供。3 轻度，动作轻度不自然（awkward）或轻微的姿势僵硬。4 中度，动作明显不自然或不连贯，或短时间保持一种不自然的姿势。5偏重，观察到偶有古怪的仪式动作或扭曲的姿势，或长时间保持一种异常的姿势。6重度，经常重复出现古怪的仪式动作、作态或刻板动作，或长时间保持一种扭曲的姿势。7极重度，持续不断的仪式动作、作态或刻板动作导致功能严重受损，或几乎一直保持一种不自然的固定姿势。

G6抑郁（depression），指悲伤、沮丧、无助和悲观厌世的感觉。依据会谈中抑郁心境的语言表达及其对患者态度和行为的影响评定，也可由基层保健工作者或家属提供。3轻度，只在被问及时表示有些悲伤或失去信心，但总的态度或行为举止没有抑郁表现。4中度，明显地感到悲伤或无望，可能自发地流露，但抑郁心境未对行为或社会功能造成很大损害，患者通常还能高兴起来。5偏重，明显的抑郁心境伴有明显的悲伤、悲观厌世，丧失社会兴趣，精神运动迟滞和食欲、睡眠障碍，患者不易高兴起来。6重度，明显的抑郁心境伴有持续的痛苦感，偶尔哭泣，无望和无价值感。另外，对食欲和（或）睡眠以及正常动作和社会功能有严重影响，可能有自我忽视的症状。7极重度，抑郁感觉严重妨碍大多数主要功能，症状包括经常哭泣，明显的躯体症状，注意力损害，精神运动迟滞，丧失社会兴趣，自我忽视，可能的抑郁或虚无妄想和（或）可能有自杀意念或行为。

G7动作迟缓（motor retardation），指动作的能动性减退，表现在动作和言语的减慢或减少，对刺激的反应减退及身体（肌肉）的张力降低。依据会谈中的表现评定，也可由基层保健工作者或家属提供。3轻度，轻微的但可观察到的动作或讲话速度减慢，患者的谈话内容和姿势有点不足。4中度，患者的动作明显减慢，讲话的特点是词汇量不足，包括反应期延长、停顿延长或语速缓慢。5偏重，动作的能动性明显减退，导致会谈内容非常不足，或影响社会和职业功能，常发现患者呆坐或卧床。6重度，动作极其缓慢，导致极少活动和讲话，患者基本上整天呆坐或卧床。7极重度，患者几乎完全不动，对外界刺激毫无反应。

G8不合作（uncooperativeness），指主动拒绝按照重要人物的意愿行事，包括会谈者、医院工作人员或家属，可能伴有不信任、防御、顽固、否定；抵制权威、敌对或好斗。依据会谈中观察到的人际行动评定，也可由基层保健工作者或家属提供。3轻度，以一种愤恨、不耐烦或讥讽的态度服从。会谈中可能婉转地反对敏感问题。4中度，偶尔直率地拒绝服从正常的社会要求，如整理自己的床铺、参加安排好的活动等。患者可能表现敌对、防御或否定的态度，但通常仍可共事。5偏重，患者经常不服从周围环境的要求，可能被他人认为是一个"流浪者"或有"严重的态度问题"，不合作表现为对会谈者有明显的防御或易激惹，可能对许多问题不愿回答。6重度，患者高度不合作，否定，甚至可能好斗，拒绝服从大部分社会要求，可能不愿开始或完成整个会谈。7极重度，主动的抗拒严重影响日常功能的大多数方面，患者可能拒绝任何社交活动、个人卫生、与家属或工作人员谈话，甚至拒绝简短的会谈。

G9异常思维内容（unusual thought content），指奇怪、幻想式或荒诞的念头，其范围从离谱或不典型到歪曲的、不合逻辑的和明显荒谬的想法。依据会谈中思维内容的表达评定。3轻度，思维内容有些奇怪或特异，或熟悉的观念，却用在古怪的上下文中。4中度，观念经常被歪曲，偶尔显得非常古怪。5偏重，患者表达许多奇怪的幻想的思维内容（如是国王的养子，是死亡名单的逃脱者）或一些明显荒谬的想法（如有100个女子，通过牙齿填充物收到来自外太空的无线电讯息）。6重度，患者表达许多不合逻辑的或荒谬的观念，有些具有非常古怪的性质（如有3个脑袋，是外星人）。7极重度，思维充满荒谬、古怪和怪诞的想法。

G10定向障碍（disorientation），指与环境联系能由意识混乱或戒断引起，依据会谈中对定向问题的反应评定。3轻度，一般的定向尚可，但精确的定向有些困难，如患者知道他在何地，但不知道确切地址；知道医院工作人员的名字，但不知道他们的职能；知道月份，但星期几搞错一天，或日期相差2天以上，可能有兴趣范围狭窄，表现为熟悉身边的环境但不知道外围的环境，如认识工作人员，但不认识市长或总统。4中度，只能对时间、地点、人物部分定向，如患者知道他在医院里，但不知道医院的名称；知道他所在城市的名称，但不知道村镇或行政区的名称；知道他的主治人员的名字，但不知道其他直接照料者的名字；知道年份和季节，但不知道确切的月份。5偏重，人物、时间、地点的定向力大部分受损，患者只有一些模糊的概念，如他在何处，似乎对环境中的大多数人都感觉陌生，可能会正确或接近地说出年份，但月份、星期几，甚至季节都不知道。6重度，人物、地点、时间定向力明显丧失。如患者不知道身在何处，对日期的误差超过一年，仅能说出当前生活中一两个人名。7极重度，患者完全丧失人物、地点、时间定向力，严重混乱，完全忽视自己身在何处，现在的年份，甚至最熟悉的人，如父母、配偶、朋友和主治人员。

G11注意障碍（poor attention），指警觉集中障碍，表现为注意力不集中，受内外刺激而分散注意力，以及驾驭、维持或转移注意力到新刺激时存在困难。依据会谈的表现评定。3轻度，注意力集中受限，偶尔容易分心或在会谈将结束时显得注意力不集中。4中度，会谈因注意力容易分散的倾向而受影响，难以长时间将注意力集中在一个主题上，或难以将注意力转向新的主题。5偏重，会谈因为注意力不集中、分散和难以适当地转换注意点而受到严重影响。6重度，患者的注意力由于受内在的或外在的刺激而明显分散，注意仅能维持片刻或需作很大努力。7极重度，注意力严重障碍，以致简短的交谈都无法进行。

G12判断和自知力缺乏（lack of judgment and insight），指对自身精神状况和生活处境的认识或理解力受损，表现为不能认识过去或现在的精神疾病或症状，否认需要在精神科住院治疗，所做决定的特点是对后果错误的预期，以及不切实际的短期和长期计划。依据会谈中思维内容的表达评定。3轻度，认识到有某种精神障碍，但明显低估其严重性、治疗的意义或采取措施以避免复发的重要性，可能对未来计划的构想力差。4中度，患者表现为对疾病只有模糊或肤浅的认识，对于承认患病动摇不定，或对存在的主要症状仅有很少认识，如妄想、思维混乱、猜疑和社会退缩，患者可能将需要治疗理解为减轻一些较轻的症状，如焦虑、紧张和睡眠困难。5偏重，认识到过去但不是现在有精神障碍，如提出质疑，患者可能勉强承认一些无关的或不重要的症状，并倾向于以完全错误的解释或妄想性思维来加以开脱，同样，认为不需要精神治疗。6重度，患者否认曾患精神障碍，患者否认过去或现在存在的任何精神症状，尽管尚能顺从，但否认需要治疗和住院。7极重度，断然否认过去或现在存在精神疾病，对目前的住院和治疗给予妄想性的解释（如因过失而受惩罚、被人迫害等），患者因此拒绝配合治疗者、药物或其他治疗。

G13意志障碍（disturbance of volition），指意志的产生、维护及对思维、行为、动作、语言的控制障碍。依据会谈中思维内容和行为表现评定。3轻度，患者的谈话和思维有些犹豫不决，轻度妨碍言语和认知过程。4中度，患者经常出现矛盾症状，做决定有明显的困难，交谈可因思维的偏重，意志障碍思维及行为，患者表现为严重的犹豫不决，妨碍社会和动作活动的产生和持续，也可能表现为言语停顿。6重度，意志障碍妨碍简单的、自主的动作功能，如穿衣和梳理，明显地影响言语功能。7极重度，意志几乎完全丧失，表现为严重的动作和语言抑制，导致不动和（或）缄默。

G14冲动控制障碍（poor impulse control），指对内在冲动反应的调节和控制障碍，导致不顾后果的、突然的、无法调节的、武断的或误导的紧张和情绪的宣泄。依据会谈中观察到的行为及由基层保健工作者或家属提供的信息评定。3轻度，当面对应激或不如意时，患者容易出现愤怒和挫折感，但很少有冲动行为。4中度，患者对轻微的挑衅就会愤怒和谩骂，可能偶尔出现威胁、破坏或一两次冲突或程度较轻的打架。5偏重，患者反复出现冲动，包括谩骂、毁物或身体威胁，可能有一次严重的攻击，以致患者需要隔离、身体约束或必要时给予镇静。6重度，患者经常不计后果地出现攻击行为、威胁、强人所难和毁物，可能有性攻击，可能为对幻听的行为反应。7极重度，患者出现致命的攻击，反复的残暴行为或自残行为，需要不断地直接监护或约束以控制其危险性冲动。

G15先占观念（preoccupation），指专注于内在产生的思维和感觉。因内向体验而损害现实定向和适应性行为。依据会谈中对人际行为的观察评定。3轻度，过分关注个人需要和问题，使会谈转向自我中心的主题，对他人缺乏关心。4中度，患者偶尔表现自我专注，好像在做白日梦或关注内在体验，轻度妨碍交往。5偏重，患者常表现为专注于内向体验，明显影响社交和会谈功能，如出现目光呆滞、喃喃自语或自言自语，或出现刻板的动作模式。6重度，明显的内向性思维伴孤独性体验，使注意力、交谈能力及对环境的定向力严重受限，患者经常一个人微笑、大笑、喃喃自语、自言自语或大叫。7极重度，严重地专注于内向体验，极度影响所有重要的行为，患者不断地对幻觉做出语言和行为反应，很少注意他人或外部环境。

G16主动回避社交（active socialavoidance），指社交减少伴有不当的恐惧、敌对或不信任。依据基层保健工作者或家属提供的社交功能状况评定。3轻度，患者与他人相处时似乎显得不自在，喜欢独自消磨时光，虽然在要求下仍在参加社会活动。4中度，患者非常勉强地参加所有大部分社交活动，但可能需要劝说，或可能因焦虑、猜疑或敌对而提早退出。5偏重，尽管他人努力邀请他，患者仍恐惧或愤怒地回避许多社会交往，倾向于独自消磨空闲时间。6重度，患者因恐惧、敌对或不信任而极少参加社交活动，当他人接近时，患者表现出强烈的中止交往的倾向。总的来说，他将自己与他人隔离。7极重度，患者因极恐惧、敌对或被害妄想而不参加社交活动，最严重时患者回避所有的交往而与世隔绝。

分析统计指标：

（1）阳性量表分：组成阳性量表的7项得分总和。可能得分范围是7～49分。

（2）阴性量表分：组成阴性量表的7项得分总和。可能得分范围是7～49分。

（3）一般精神病理量表分：组成一般精神病理量表的16项得分总和。可能得分范围是16～112分。

（4）复合量表分：阳性量表分减去阴性量表分，可能得分范围从−41分到＋42分。没有重大偏移或峰态出现。各量表a系数为0.73～0.83。精简任何一项均不再进一步提高。一般精神病量表的劈半信度为0.80。各量表重测信度指数为0.77～0.89。阳性量表与阴性量表间互为负相关，它们的相互排斥，支持了量表的结构效度。

我国的PANSS合作研究小组测试了190例符合CCMD-2-R精神分裂症诊断标准的患者，平均总分83.67分，阳性量表分22.84分，阴性量表分22.18分，一般精神病量表分38.66分。与BPRS的相关系数为0.8879。其25、50、75百分位的PANSS原始评分值分别为：总分73分、81分、92分；阳性量表分19分、22分、26分；阴性量表分16分、21分、27分；一般精神病理量表分33分、37分、43分；复合量表分6分、2分、7分。

应用与评价：

与经典的简明精神量表（BPRS）相比，PANSS兼顾了精神分裂症的阳性症状和阴性症状以及精神病理症状，较全面地反映了精神病理全貌。量表评定的可操作性和一致性：若能应用它的半定式检查提纲，能进一步提高评定的效率和一致性。因PANSS的项目数较多，评分标准规定详细，在提高量表品质的同时，影响了临床应用的便利性，不如BPRS来得方便，但用于研究中的优越性是毋庸置疑的。

（三）护士用住院患者观察量表

护士用住院患者观察量表（NOSIE）（表6-3）：由Honigfeld G.等编制于1965年，共包括30个项目。本量表适用于住院的成年精神病患者，特别是慢性精神病患者，包括老年痴呆症患者，是护士用精神科量表中应用最普遍的一种。

表6-3　护士用住院患者观察量表

内容	日期
1.肮脏	
2.不耐烦	
3.哭泣	
4.对周围活动感兴趣	
5.不督促就一直坐	
6.容易生气	
7.听到不存在的声音	
8.衣着保持整洁	
9.对人友好	
10.不如意便心烦	
11.拒绝做日常事务	
12.易激动、发牢骚	
13.忘记事情	
14.问而不答	
15.对好笑的事发笑	
16.进食狼藉	
17.与人攀谈	

续表

内容	日期
18.自觉抑郁沮丧	
19.谈论个人爱好	
20.看到不存在的东西	
21.提醒后才做事	
22.不督促便一直睡着	
23.自觉一无是处	
24.不太遵守医院规则	
25.难以完成简单任务	
26.自言自语	
27.行动缓慢	
28.无故发笑	
29.容易冒火	
30.保持自身整洁	
总评分：	
签名：	

评定方法：

宜由经量表评定训练的护士任评定员，依据对住院患者病情的纵向观察，对患者的行为障碍、病情演变及治疗效果进行客观评定。

评定标准：

每项为一描述性短语，如肮脏、对周围活动感兴趣、自觉一无是处等。本量表为频度量表，按照具体现象或症状的出现频度，分为0～4分：0-无，1-有时是或有时有，2-较常发生，3-经常发生，4-几乎总是如此。

结果分析：

NOISE的结果可以归纳成因子分、总积极因素分、总消极因素分和病情总估计（总分）。具体分析时需进行一些换算步骤。

NOISE的因子分计算方法如下：

（1）社会能力：[20-（13、14、21、24、25项组分和）]×2。

（2）社会兴趣：（4、9、15、17、19项组分和）。

（3）个人整洁：[8+（8、30项组分和）-（1、16项组分和）]×2。

（4）激惹：（2、6、10、11、12、29项组分和）×2。

二、情绪评估

情绪表达的性质、程度及自我控制常常是精神科评估的焦点，也是鉴别各种精神疾病的重要依据。引起关注的情绪方面的问题主要是焦虑、抑郁、敌对和欣快。常用量表主要有汉密尔顿抑郁量表（HAMD）、汉密尔顿焦虑量表、贝克焦虑量表、状态-特质焦虑量表、Liebowite社交焦虑量表、Yale-Brown强迫量表、躁狂状态评定量表、外显攻击量表（修订版）等。

（一）汉密尔顿抑郁量表

汉密尔顿抑郁量表（表6-4）由Hamilton于1960年编制，是临床上评定抑郁状态时应用最为普遍的量表。本量表有17项、21项和24项3种版本。大部分项目采用0～4分的5级评分法：①无；②轻度；③中度；④重度；⑤很重。少数项目评分为0～2分的3级评分法：①无；②轻-中度；③重度。结果分析：＜7分为正常；7～17分为轻度抑郁；18～24分为中度抑郁；＞24分为重度抑郁。

表6-4　汉密尔顿抑郁量表（HAMD）

症状	症状描述	评分
1）抑郁心境	①只在问到时才诉述；②在谈话中自发地表达；③不用言语也可以从表情、姿势、声音或欲哭中流露出这种表情；④患者的自发言语和非言语表达（表情、动作），几乎完全表达为这种情绪	0～4
2）有罪感	①责备自己，感到自己连累他人；②认为自己犯了罪，或反复思考以往的过失和错误；③认为目前的疾病是对自己错误的惩罚，或有罪恶妄想；④罪恶妄想伴有指责或威胁性幻觉	0～4
3）自杀	①觉得活着没有意思；②希望自己已经死去，或常想到与死有关的事；③消极观念（自杀观念）；④有严重自杀行为	0～4
4）入睡困难	①主诉有时有入睡困难，即上床后半小时仍不能入睡；②主诉每晚均入睡困难	0～2
5）睡眠不深	①睡眠浅，多噩梦；②半夜（晚12点以前）曾醒来（不包括上厕所）	0～2
6）早醒	①有早醒，比平时早醒1小时，但能重新入睡；②早醒后无法重新入睡	0～2
7）工作和兴趣	①提问时才诉述；②自发地直接或间接表达对活动、工作或学习失去兴趣，如感到无精打采，犹豫不决，不能坚持或需强迫才能工作或活动；③病室劳动或娱乐不满3小时；④因目前的疾病而停止工作，住院者不参加任何活动或者没有他人帮助便不能完成病室日常事务	0～4
8）迟缓	①精神检查中发现轻度迟缓；②精神检查中发现明显迟缓；③精神检查困难；④完全不能回答问题（木僵）	0～4
9）激越	①检查时有些心神不定；②明显的心神不定或小动作增多；③不能静坐，检查中曾起立；④搓手、咬手指、扯头发、咬嘴唇	0～4
10）精神性焦虑	①问及时诉述；②自发地表达；③表情和言谈流露出明显的忧虑；④明显惊恐活动	0～4
11）躯体性焦虑	①轻度；②中度，有肯定的躯体性焦虑症状；③重度，躯体性焦虑症状严重，影响生活或需加以处理；④严重影响生活及活动	0～4
12）胃肠道症状	①食欲减退，但不需他人鼓励便自行进食；②进食需他人催促或请求和需要应用泻药或助消化药	0～2
13）全身症状	①四肢、背部或颈部有沉重感，背痛、头痛、肌肉疼痛，全身乏力或疲倦；②症状明显	0～2
14）性症状	①轻度；②重度；③不能肯定，或该项对被评者不适合（不计入总分）	0～2
15）疑病	①对身体过分关注；②反复思考健康问题；③有疑病妄想；④伴幻觉的疑病妄想	0～4
16）体重减轻	①一周内体重减轻一斤（0.5kg）以上；②一周内体重减轻两斤（1kg）以上	0～2
17）自知力	①知道自己有病，表现为抑郁；②知道自己有病，但归于伙食太差、环境问题、工作太忙、病毒感染或需要休息等；③完全否认有病	0～2

续表

症状	症状描述	评分
18）日夜变化	如果症状在早晨或傍晚加重，先指出哪一种，然后按其变化程度评分。①轻度变化；②重度变化	0～2
19）人格解体或现实解体	①问及时才诉述；②自发诉述；③有虚无妄想；④伴幻觉的虚无妄想	0～4
20）偏执症状	①有猜疑；②有牵连观念；③有关系妄想或被害妄想；④伴有幻觉的关系妄想或被害妄想	0～4
21）强迫症状	①问及时才诉述；②自发诉述	0～2
22）能力减退感	①仅于提问时方引出主观体验；②患者主动表示有能力减退感；③需鼓励、指导和安慰才能完成病室日常事务或个人卫生；④穿衣、梳洗、进食、铺床或个人卫生均需要他人协助	0～4
23）绝望感	①有时怀疑"情况是否会好转"，但解释后能接受；②持续感到"没有希望"，但解释后能接受；③对未来感到灰心、悲观和绝望，解释后不能排除；④自动反复诉述"我的病不会好了"或诸如此类的情况	0～4
24）自卑感	①仅在询问时诉述有自卑感；②自动诉述有自卑感（我不如他人）；③患者主动诉述："我一无是处"或"低人一等"，与评2分者只是程度的差别；④自卑感达妄想的程度，例如"我是废物"或类似情况	0～4

（二）汉密尔顿焦虑量表

汉密尔顿焦虑量表（表6-5）由Hamilton于1959年编制。最早是精神科临床中常用的量表之一，包括14个项目。《CCMD-3中国精神疾病诊断标准》将其列为焦虑症的重要诊断工具，临床上常将其作为焦虑症的诊断及程度划分的依据。所有项目采用0～4分的5级评分法，各级的标准为："0"为无症状；"1"为轻；"2"为中等；"3"为重；"4"为极重。

表6-5　汉密尔顿焦虑量表（HAMA）

症状	症状描述	评分（0～4）
1）焦虑心境	担心、担忧，感到有最坏的事情将要发生，容易激惹	
2）紧张	紧张感、易疲劳、不能放松，情绪反应，易哭、颤抖、感到不安	
3）害怕	害怕黑暗、陌生人、一人独处、动物、乘车或旅行及人多的场合	
4）失眠	难以入睡、易醒、睡得不深、多梦、梦魇、夜惊、醒后感	
5）认知功能	或称记忆、注意障碍。注意力不能集中，记忆力差	
6）抑郁	心境丧失兴趣、对以往爱好缺乏快感、忧郁、早醒、昼重夜轻	
7）肌肉系统症状	肌肉酸痛、活动不灵活、肌肉抽动、肢体抽动、牙齿打颤	
8）感觉系统症状	视物模糊、发冷发热、软弱无力感、浑身刺痛	
9）心血管系统症状	心动过速、心悸、胸痛、血管跳动感、昏倒感、心搏脱漏	
10）呼吸系统症状	胸闷、窒息感、叹息、呼吸困难	

续表

症状	症状描述	评分（0～4）
11）肠道症状	吞咽困难、嗳气、消化不良（进食后腹痛、胃部烧灼痛、腹胀、恶心、胃部饱感）、肠鸣、腹泻、体重减轻、便秘	
12）生殖泌尿系统	尿意频数、尿急、停经、性冷淡、过早射精、勃起不能	
13）自主神经系统	口干、潮红、苍白、易出汗、易起"鸡皮疙瘩"、紧张性头痛、毛发竖起	
14）会谈时行为	（1）一般表现：紧张、不能松弛、忐忑不安、咬手指、紧紧握拳、摸弄手帕、面肌抽动、不停顿足、手发抖、皱眉、表情僵硬、肌张力高、叹息样呼吸、面色苍白； （2）生理表现：吞咽、打呃、安静时心率快、呼吸快（20次/分以上）、腱反射亢进、震颤、瞳孔放大、眼睑跳动、易出汗、眼球突出	

结果分析：HAMA将焦虑因子分为躯体性和精神性两大类。躯体性焦虑7～13项的得分比较高。精神性焦虑1～6项和14项得分比较高。总分超过29分，可能为严重焦虑；超过21分，肯定有明显焦虑；超过14分，肯定有焦虑；超过7分，可能有焦虑

（三）贝克-拉范森躁狂量表

贝克-拉范森躁狂量表（Bech-Rafaelsdn Mania Rating Scale，BRMS）（表6-6）由Bech和Rafaelsen于1978年编制，用于双相情感性精神障碍的躁狂状态成年患者的心理测量表。本量表经国内量表协作组（崔庶等）于1985试用并在国内推广。本量表共11项。采用五级评分法：无该项症状或与患者正常时的水平相仿；症状轻微；中度症状；症状明显；症状严重。分别对13个项目进行评价。

适用人员的范围：适用于双相情感障碍的躁狂相或分裂情感性精神障碍的躁狂状态的成年患者。

表6-6　躁狂量表（BRMS）

姓名：　　性别：　　年龄
指导语：请根据患者的实际情况，选择最适合患者的答案，现在开始吧！

项目	内容
1.动作	①无症状，无该项症状或与患者正常时的水平相仿
	②轻微动作稍多，表情活跃
	③中等动作多，姿势活跃
	④较重动作极多，会谈时曾起立活动
	⑤严重动个不停，虽予劝说仍坐立不安宁
2.言语	①无症状，无该项症状或与患者正常时的水平相仿
	②轻微话较多
	③中等话多，几无自动停顿
	④较重很难打断
	⑤严重无法打断

项目	内容
3.意念飘忽	①无症状，无该项症状或与患者正常时的水平相仿
	②轻微，描述、修饰或解释的词句过多
	③中等，内容稍散漫或离题，有意联、音联或双关语
	④较重，思维散漫无序
	⑤严重，思维不连贯，内容无法理解
4.言语/喧闹	①无症状，无该项症状或与患者正常时的水平相仿
	②轻微，说话声音高
	③中等，大声说话，隔开一段距离仍能听到
	④较重，语音极高夹带歌声或噪声
	⑤严重，呼喊或尖叫
5.敌意/破坏	①无症状，无该项症状或与患者正常时的水平相仿
	②轻微，稍急躁或易激惹，能控制
	③中等，明显急躁，易激惹或易怒
	④较重，有威胁性行为，但能被安抚
	⑤严重，狂暴、冲动或破坏行为
6.情绪	①无症状，无该项症状或与患者正常时的水平相仿
	②轻微，略高涨，乐观
	③中等，高涨，爱开玩笑，易笑
	④较重，明显高涨，洋洋自得
	⑤严重，极高涨，和环境不协调
7.自我评价	①无症状，无该项症状或与患者正常时的水平相仿
	②轻微，微高
	③中等，高，常自诩自夸
	④较重，不合实际的夸大观念
	⑤严重，有难以纠正的夸大妄想
8.（社会）接触	①无症状，无该项症状或与患者正常时的水平相仿
	②轻微，稍有爱管闲事或指手画脚倾向
	③中等，爱管闲事，好争辩
	④较重，爱发号施令，指挥他人
	⑤严重，专横，与环境不协调
9.睡眠	①无症状，无该项症状或与患者正常时的水平相仿
	②轻微，睡眠时间减少25%
	③中等，睡眠时间减少50%
	④较重，睡眠时间减少75%
	⑤严重，整夜不眠

续表

项目	内容
10.性兴趣	①无症状，无该项症状或与患者正常时的水平相仿
	②轻微，兴趣稍增强，有些轻浮言行
	③中等，性兴趣增强，有明显轻浮言行
	④较重，性兴趣显著增强，有严重调戏异性，或卖弄风情言行
	⑤严重，整日专注于性活动
11.工作	①无症状，无该项症状或与患者正常时的水平相仿
	②轻微，工作质量略有下降
	③中等，工作质量明显下降
	④较重，无法继续工作，或在医院内尚能参加活动数小时
	⑤严重，日常活动不能自理，或不能参加病房活动
12.幻觉	①无症状，无该项症状或与患者正常时的水平相仿
	②轻微，偶有或可疑
	③中等，肯定存在，每天≥3次
	④较重，经常出现
	⑤严重，行为受幻觉支配
13妄想（不包括夸大妄想）	①无症状，无该项症状或与患者正常时的水平相仿
	②轻微，偶有或可疑
	③中等，妄想肯定，可用情绪解释
	④较重，妄想肯定，难以用情绪解释
	⑤严重，出现幻觉的妄想

评定注意事项：

1.评定员应由经量表训练的医师担任。

2.一次评定，需20分钟左右。

3.评定的时间范围：第一次，评定入组前一周的情况；再次，一般为2～6周。

4.适用于双相情感障碍的躁狂相或分裂情感性精神障碍的躁狂状态成年患者。

5.一般采用会谈与观察的方式，有的还需向家属或病房工作人员询问完成评定。

其中，第5项敌意/破坏，第8项（社会）接触，第10项性兴趣和第11项工作，最好能同时向家属和病房工作人员询问方能正确评定。还有第9项睡眠，以过去3天内的平均睡眠时间估计。

结果分析：0～5分为无明显躁狂症状；6～10分为有肯定躁狂症状；22分以上为严重躁狂症状。总分反映疾病严重性，总分越高，病情越重，治病前后总分值的变化反映疗效的好坏，差值越大疗效越好。

应用评价：国内量表协作组统计13个协作单位的评定员评定一致性，$r=0.97\sim0.99$，提示信度甚佳；BRMS的总分和躁狂状态临床判断的GAS之间，也呈现良好相关，$r=0.92$，效度良好，且发现它确实能反映治疗前后的躁狂病情变化

（四）耶鲁-布朗强迫量表

耶鲁-布朗强迫量表（表6-7）是美国Goodman等根据DSM-Ⅲ-R诊断标准而制定的专门测定强迫症状严重程度的量表；是临床上使用的评定强迫症的主要量表之一；量表的测试题共10题，简明、易用。

表6-7 耶鲁-布朗强迫量表（Y-BOCS）

1.您每天花多少时间在强迫思维上？每天强迫思维出现的频率有多高？	完全无强迫思维 轻微（少于1小时），或偶尔有（一天不超过8次） 中度（1～3小时），或常常有（一天超过8次，但一天大部分时间没有强迫思维） 重度（多于3小时但不超过8小时），或频率非常高（一天超过8次，且一天大部分时间有强迫思维） 极重（多于8小时），或几乎时时刻刻都有（次数多到无法计算，且1小时内很少没有多种强迫思维）
2.您的强迫思维对社交、学业成就或工作能力有多大妨碍？（假如目前没有工作，则强迫思维对每天日常活动的妨碍有多大？回答此题时，请想是否有任何事情因为强迫思维而不去做或较少做）	不受妨碍 轻微，稍微妨碍社交或工作活动，但整体表现并无大碍 中度，确实妨碍社交或工作活动，但仍可应付 重度，导致社交或工作表现的障碍 极度，无能力应付社交或工作
3.您的强迫思维给您带来多大的苦恼或困扰？	没有 轻微，不会太烦人 中度，觉得很烦，但尚可应付 重度，非常烦人 极重，几乎一直持续且令人丧志地苦恼
4.您有多少努力对抗强迫思维？你是否尝试转移注意力或不去想它呢？（重点不在于是否成功转移，而在于你有多努力对抗或尝试频率有多高）	一直不断地努力与之对抗（或症状很轻微，不需要积极地对抗） 大部分时间都试图与之对抗（超过一半的时间我都试图与之对抗） 用些许努力去对抗 屈服于所有的强迫思维，未试图控制，但仍有些不甘心 完全愿意屈服于强迫思维
5.您控制强迫思维的能力有多少？您停止或转移强迫思维的效果如何？（不包括通过强迫行为来停止强迫思维）	完全控制，我可以完全控制 大多能控制，只要花些力气与注意力，即能停止或转移强迫思维 中等程度控制，"有时"能停止或转移强迫思维 控制力弱，很少能成功地停止或消除强迫思维，只能转移 无法控制，完全不能自主，连转移一下强迫思维的能力都没有
6.您每天花多少时间在强迫行为上？每天做出强迫行为的频率有多高？	完全无强迫行为 轻微（少于1小时），或偶尔有（一天不超过8次） 中度（1～3小时），或常常有（一天超过8次，但一天大部分时间没有强迫行为） 重度（多于3小时但不超过8小时），或频率非常高（一天超过8次，且一天大部分时间有强迫行为） 极重（多于8小时），或几乎时时刻刻都有（次数多到无法计算，且1小时内很少没有多种强迫思维）
7.您的强迫行为对社交、学业成就或工作能力有多大妨碍？（假如目前没有工作，则强迫行为对每天日常活动的妨碍有多大？）	不受妨碍 轻微，稍微妨碍社交或工作活动，但整体表现并无大碍 中度，确实妨碍社交或工作活动，但仍可应付 重度，导致社交或工作表现的障碍 极度，无能力应付社交或工作
8.假如被制止从事强迫行为时，您有什么感觉？您会多焦虑？	没有焦虑 轻微，假如强迫行为被阻止，只是稍微焦虑 中度，假如强迫行为被阻止，会有中等程度的焦虑，但是仍可以应付 严重，假如强迫行为被阻止，会明显且困扰地增加焦虑 极度，假如有任何需要改变强迫行为的处置时，会导致极度地焦虑

9.您有多努力去对抗强迫行为？或尝试停止强迫行为的频率有多高？（仅评估你有多努力对抗强迫行为或尝试频率有多高，而不在于评估您停止强迫行为的效果有多好）	一直不断地努力与之对抗（或症状很轻微，不需要积极地对抗） 大部分时间都试图与之对抗（超过一半的时间我都试图与之对抗） 用些许努力去对抗 屈服于所有的强迫行为，未试图控制，但仍有些不甘心 完全愿意屈服于强迫行为
10.您控制强迫行为的能力如何？您停止强迫（仪式）行为的效果如何？（假如你很少去对抗，那就回想那些少数对抗的情境，以便回答此题）	完全控制，我可以完全控制 大多能控制，只要花些力气与注意力，即能停止强迫行为 中等程度控制，"有时"控制强迫行为，有些困难 控制力弱，只能忍耐耽搁一下时间，但最终还是必须完成强迫行为 完全无法控制，连耽搁一下的能力都没有

说明：

无强迫思维和行为：0～5分。轻度：6～15分（单纯的强迫思维或强迫行为，仅需要6～9分），处于轻度严重的强迫症患者，其症状已经对患者的生活、学习或职业开始造成一定的影响，患者的症状会随着环境和情绪的变化不断地波动，如果不能尽早地解决，很容易会朝着严重的程度发展、泛化，此时是治疗效果最理想的时期，建议尽早治疗。中度：16～25分（单纯的强迫思维或强迫行为，仅需要10～14分）这属于中等的强迫症状，表示症状的频率或严重程度已经对生活、学习或职业造成明显的障碍，导致患者可能无法有效执行其原有的角色功能，甚至在没有出现有效的改善前，可能导致抑郁症状，甚至出现自杀念头，必须接受心理治疗或者药物治疗。重度：25分以上（单纯的强迫思维或强迫行为，仅需要15分以上），此时，患者的强迫症状已经非常严重，完全无法执行原有的角色功能，甚至连衣食住行等生活功能都无法进行。通常患者已经无法出门，将自己禁锢家中，时时刻刻都有强迫思考，时时刻刻都在执行强迫行为。重度严重的患者极易出现抑郁症状，通常需要强制治疗

三、躯体状况的评估

任何神经科和内科疾病都能引起精神症状。研究显示：严重精神疾病的个体会增加罹患多种内科疾病（如躯体疾病的发生率）的风险，最常见的严重内科问题包括肥胖、高脂血症、2型糖尿病、心血管疾病、血源性病毒感染；精神科药物通过各种神经代谢和其他副作用增加过度医疗患者的发病率和死亡率；精神科药物也可引起肥胖、高水平的胆固醇、2型糖尿病和心律失常；大多数抗精神病药物可引起严重的神经系统的副作用，如迟发性运动障碍。因此，对躯体状况的评估是临床评估的重要内容之一。

（一）副反应量表

副反应量表（表6-8）适用于接受抗精神药物治疗的成年患者，作为精神药物治疗安全性评价工具，反映多个系统的药物副作用症状及实验室改变。

表6-8　副反应量表

类别	项目	严重程度	处理
行为毒性	中毒性意识障碍		
	兴奋或激越		
	情绪抑郁		
	活动增加		

类别	项目	严重程度	处理
	活动减退		
	失眠		
	嗜睡		
化验	血常规异常		
	肝功能异常		
	尿液异常		
神经系统	肌强直		
	震颤		
	扭转性运动		
	静坐不能		
	口干		
自主神经系统	鼻塞		
	视物模糊		
	便秘		
	唾液增多		
	出汗		
	恶心呕吐		
	腹泻		
心血管系统	血压降低		
	头昏或昏厥		
	心动过速		
	血压升高		
	心电图（EKG）异常		
其他	皮肤症状		
	体重增加		
	体重减轻		
	食欲减退或厌食		
	头痛		
	迟发性运动障碍		
	其他		
	其他		
总评	总评A		
	总评B		

结果分析：

严重程度按0～4级评分：0＝无该项症状；1＝偶有该项症状；2＝轻度，不影响正常功能；3＝中度，对正常功能有某种影响或损害；4＝重度。处理：0＝无；1＝加强观察；2＝加拮抗剂；3＝减量；4＝减量加拮抗剂；5＝暂停治疗；6＝中止治疗。

1.中毒性意识模糊。3分：仅见于晚上，短暂；4分：持续至白天。

2.兴奋或激越。2分：有焦虑或恐惧；3分：有非持续性的激越性运动行为；4分：持续的激越，如捶首、顿足和搓手等。

3.情绪抑郁。2分：问出来的心境抑郁；3分：主动诉述抑郁绝望，易哭；4分：伴阻滞的符合诊断标准的重症抑郁发作。

4.活动增加。2分：非持续性，能自行控制；3分：持续性，不需要外力控制；4分：持续，需他人干涉。

5.活动减退。2分：主动活动减少；3分：需外力推动才活动；4分：木僵或亚木僵。

6.失眠。2分：比平时睡眠减少2小时；3分：减少3～6小时；4分：减少6小时以上。

7.嗜睡。2分：白天嗜睡或睡觉2小时；3分：睡眠3～8小时；4分：白天睡8小时以上。

8.血常规异常。3分：血常规化验异常，如白细胞减少；4分：严重异常，白细胞缺乏。

9.肝功能异常。3分：化验异常；4分：黄疸。

10.尿液异常。3分：化验结果为肯定异常；4分：严重异常。

11.肌强直。2分：肌张力轻度增高，不影响活动；3分：肌张力明显增高（未用拮抗药）；4分：肌张力极高，即使使用拮抗药亦不能逆转。

12.震颤。2分：自觉有震颤感，或闭目平伸双手有轻度震颤；3分：明显可见的震颤，影响精细活动；4分：震颤严重影响生活，如无法进食。

13.扭转性运动。2分：有，但不影响活动；3分：影响活动但不影响生活；4分：影响生活。

14.静坐不能。2分：自觉心烦，缺乏耐心，能自控；3分：因缺乏耐心，会谈时或工作中起立行走；4分：无法静坐，无法完成任务，不能自控。

15.口干。2分：主诉口腔黏膜干燥；3分或4分：可明显查出的口腔黏膜干燥。

16.鼻塞。2分：自感鼻塞；3分或4分：可见或证实的鼻塞（如说话的声音）。

17.视物模糊。2分：只是主诉；3分：影响视力的清晰度；4分：累及日常活动，如绊倒东西等。

18.便秘。2分：便秘36小时以上；3分：4天以上的便秘；4分：需予通大便。

19.唾液增多。3分：唾液增多；4分：淌口水。

20.出汗。2分或3分：汗比平时多，或阵阵出汗；4分：面部大汗淋漓。

21.恶心呕吐。3分：恶心；4分：呕吐。

22.腹泻。2分：1天2次；3分：1天3～5次；4分：1天5次以上。

23.血压降低。2分：较平时降低10%以上；3分：降低20%以上；4分：低至难以测出。

24.头昏或昏厥。2分：有头昏头晕感；3分：伴失平衡感的头昏和头晕；4分：昏厥，失去知觉。

25.心动过速。2分：心率90～100次/分；3分：100～120次/分；4分：120次/分以上（清晨起床前测量结果）。

26.血压升高。2分：18.7/12.3kPa（140/90mmHg）以上；3分：21.3/13.3kPa（160/100mmHg）以上；4分：26.7/21.3kPa（200/160mmHg）以上（指治疗前无高血压者）。

27.心电图（EKG）异常。2分：有异常，但无临床意义；3分：具有临床意义的异常；4分：伴有严重后果的异常。

28.皮肤症状。2分：日光过敏；3分：暂时性发痒或红斑；4分：过敏性皮炎。

29.体重增加。2分：1个月内增加2.25kg；3分：增加2.5～4.5kg；4分：增加5kg以上。

30.体重减轻。2分：1个月内减轻2.25kg；3分：减轻2.5～4.5kg；4分：减轻5kg以上。

31.食欲减退或厌食。2分：每天食量仅相当于两餐的数量；3分：相当于一餐的数量；4分：不进食。

32.头痛。2分：仅为主诉；3分：有痛苦感；4分：因而丧失功能或无法活动。

33.迟发性运动障碍。2分：由检查引出的迟发性运动障碍症状；3分：自发的迟发性运动障碍症状；4分：明显影响功能或活动

注意事项：

（1）评定应根据患者诉述、体格检查和实验室检查结果综合评定。有些项目的评定，尚需参考病情记录和护理记录，询问其他工作人员和患者家属。

（2）有些症状较难判断是否为治疗所致，为谨慎起见，宜将可能与治疗有关者也加以

考虑。

（二）睡眠状况自评量表

睡眠状况自评量表（self-rating scale of sleep，SRSS）（表6-9）由中国心理卫生协会常务理事、中国健康心理学杂志执行主编李建明教授编制，并由全国协作组制定出中国常模（标准）。量表的修改得到了北京医科大学许又新教授、华西医科大学刘协和教授的指导和帮助。

指导语：此量表有10个题目，请仔细阅读每一条，把意思弄明白，然后根据您近1个月内实际情况，在最适合您状况的答案序号上打钩（√）。

此量表适用于筛选不同人群中有睡眠问题者，也可用于睡眠问题者治疗前后评定效果对比研究。在取得全国常模前，对162名三年级大学生进行了重复评定，并对此量表的信度和效度进行统计处理。结果：信度（克龙巴赫α系数）$r = 0.6418$；效度$r = 0.5625$，P值均<0.0001。项目和评定标准：SRSS共有10个项目，每个项目分5级评分（1～5），评分越高，说明睡眠问题越严重。此量表最低分为10分（基本无睡眠问题），最高分为50分（最严重）。

表6-9　睡眠状况自评量表（SRSS）

姓名：　　性别：　　年龄：　　职业：

1.您觉得平时睡眠足够吗？

①睡眠过多了②睡眠正好③睡眠欠一些④睡眠不够⑤睡眠时间远远不够

2.您在睡眠后是否已觉得充分休息过了？

①觉得充分休息过了②觉得休息过了③觉得休息了一点④不觉得休息过了⑤觉得一点儿也没休息

3.您晚上已睡过觉，白天是否打瞌睡？

①0～5天②很少（6～12天）③有时（13～18天）④经常（19～24天）⑤总是（25～31天）

4.您平均每个晚上大约能睡几小时？

①≥9小时②7～8小时③5～6小时④3～4小时⑤1～2小时

5.您是否有入睡困难？

①0～5天②很少（6～12天）③有时（13～18天）④经常（19～24天）⑤总是（25～31天）

6.您入睡后中间是否易醒？

①0～5天②很少（6～12天）③有时（13～18天）④经常（19～24天）⑤总是（25～31天）

7.您在醒后是否难以再入睡？

①0～5天②很少（6～12天）③有时（13～18天）④经常（19～24天）⑤总是（25～31天）

8.您是否多梦或常被噩梦惊醒？

①0～5天②很少（6～12天）③有时（13～18天）④经常（19～24天）⑤总是（25～31天）

9.为了睡眠，您是否吃催眠药？

①0～5天②很少（6～12天）③有时（13～18天）④经常（19～24天）⑤总是（25～31天）

10.您失眠后心情（心境）如何？

①无不适②无所谓③有时心烦、急躁④心慌、气短⑤乏力、没精神、做事效率低

评定注意事项：本量表由评定对象自己填写，在自评者评定前，一定要把量表的填写方法和每条含义都弄明白，然后做出独立的、不受任何人影响的自我评定。每个问题都分5级评分，分数越高，说明睡眠问题越严重。1次评定在20分钟内完成

注意事项：

（1）评定的时间范围，为过去的1个月内。

（2）评定结束时，工作人员应仔细检查一下自评结果，应提醒自评者不要漏评某个项目，也不要在相同的一个项目内打2个钩（重复评定）。

（3）如用于评定疗效，应在开始治疗或研究前让自评者评定1次，然后在治疗后或研究结束时再评定1次，以便通过SRSS总分变化分析自评者的睡眠状态变化情况。

统计指标和结果分析：SRSS的主要统计指标是总分和每个项目（因子）分。待自评结束后，把10个项目中的各项分数相加，即得到总分。总分范围为10～50分；总分数越低，说明睡眠问题越少；总分数越高，说明睡眠问题越重、越多。

第二节　精神科康复常用量表及使用方法

一、社会功能评估

社会功能是人的社会职能的总称。按照马斯洛的需要层次论，从生理需要、安全需要、爱与相属、自尊需要至自我实现，人的需要层次从生物属性逐步向社会属性递增。在需要五层次中，除安全需要和自尊需要具有心理属性外，其余三个层次的需要都可以在行为活动中体现出来，而每一层次、每一种需要的最高境界则无不体现在社会属性层面上。譬如：良好的个人卫生、得体的衣着、营养美食、人际交往中的礼仪礼节和互助等。围绕一、三、五3个层次的需要，对应衍生出社会功能3个因子。在第一层次对应的第一因子中，性的需要在住院患者中无法评定，但第三层次对应的第二因子中间接有所体现。因此，我们将社会功能定义为：社会功能是指个体的个人生活能力、兴趣和交往能力及其主动性、对他人和社会的关注及其学习能力、职业劳动能力、在团体中的影响力和管理能力的总和。

社会功能的内涵和外延是很广泛的，很难用一个概念和定义完全加以概括，在本量表中，第三因子的卡方贡献率最高，解释了27.8%的社会功能，与需要层次论中第五层次为最高层次相吻合，体现出社会性活动更能较为集中地反映其社会功能。

（一）住院精神病人社会功能（缺陷）评定量表

国内20世纪90年代杨文英、张培炎等编制过"住院精神病人社会功能（缺陷）评定量表"（表6-10），共10个条目，0、1、2三级评分，得分越高社会功能缺陷越严重，从量表构成布局看，未能跳出SDSS套路敏感度上的缺陷。王善澄等编制的"住院精神病人康复疗效评定量表"，其内含多局限在与康复相关的内容。

表6-10　住院精神病人社会功能（缺陷）评定量表

姓名：　　　　性别：　年龄：　床号：　住院号：　　　　住院次数：
病程：　　　　　　诊断：

评定内容	时　间							
1.饮食主动性								
2.衣着情况								
3.卫生自理								
4.室内活动								
5.外出活动								
6.人际交往								
7.异性交往								
8.对亲人态度								
9.对时事的关心								
10.对学习的态度								
11.劳动技能								
12.组织能力和责任心								
因子 I								
因子 II								
因子 III								
社会功能缺陷等级								
评定者								

出院时社会功能等级：

评分标准：

A.日常生活能力

1.饮食主动性（排除躯体疾病限制）

0分—需人喂或送到床边；

1分—似乎不知饥饿或不能把握进食时间，经常需要人督促或到床上叫；

2分—能够自觉到饭厅进食，但反应不够积极，对饮食好坏无所谓；

3分—能准确把握进食时间并积极主动到饭厅进食，并有择食要求；

4分—能主动帮助分饭、照料别人进食，或自己到食堂、商店购买食品等。

2.衣着情况

0分—不知冷暖，衣着凌乱、皱褶明显，更衣要督促协助；

1分—衣着不整，无更衣或添减衣服要求，但在安排下能自己进行；

2分—能自行要求更衣或添减衣服，但衣着整齐及保洁程度较差；

3分—能主动要求更衣，衣着整齐及保洁程度较好，但无择衣及修饰要求；

4分—衣着整洁，讲究修饰并有选择好衣服的愿望。

3.卫生自理

0分—洗脸、刷牙、洗澡完全要人督促，床铺经常脏乱不整；

1分—在监督下能自己洗脸、刷牙、洗澡，但敷衍了事，完成效果差，不会自己整理床铺（女患者来月经不会料理）；

2分—能自觉洗脸、刷牙、洗澡及整理床铺，但完成质量不高，平时不注意讲卫生（女患者来月经勉强会料理）；

3分—能主动并且较好地完成个人卫生及整理床铺（女患者来月经能很好地料理），但很不注意修饰（如整理发型及修剪指甲）；

4分—个人卫生及床铺整理完成质量均很高，并且注意修饰自己。

B.活动性和交往情况

4.室内活动

0分—常整日卧床或独居一隅，极少活动，不会与人接触交谈；

1分—能自己起床走走，但似乎对周围人和事均无兴趣，很少与人交谈；

2分—勉强或被动地与部分人接触交谈或观看，但态度反应较为平淡；

3分—能主动与别人交谈，但热情性很不高或兴趣不持久；

4分—能积极与别人交往，热情性和投入性均很高，具有一定的吸引和聚集力。

5.外出活动

0分—不外出或外出后多呆在某处不动；

1分—外出后勉强跟随别人一起走走，但对周围环境无兴趣；

2分—外出后对周围环境有一定兴趣，能够观望和关注周围环境，但不主动参加一些体能娱乐活动（如球类、棋类或健身）

3分—能参加一些体能锻炼、健身和娱乐活动，但投入性不强、兴趣不持久；

4分—能积极投入到体能锻炼、健身和娱乐活动中，始终保持着较高的兴趣和热情。

6.人际交往

0分—从来不关注或过问别人的事；

1分—偶尔会关注和了解一点别人的情况，没有态度和行动上的反应；

2分—经常能够关注和了解别人的情况，但态度反应较为平淡，有时被动参与一些公益活动（如端水、打扫卫生、照料别人）；

3分—能主动关心照料别人和参与公益活动，但兴趣不持久；

4分—能够积极主动并持久地关心照料别人和参加公益活动。

7.异性交往

0分—从不关注异性，也无任何态度上的反应；

1分—偶尔会关注异性，但态度反应平淡；

2分—经常能够关注异性，偶尔会与异性交谈几句；

3分—经常能主动与异性交往，但兴趣不持久，很不会注意礼仪礼节；

4分—能够持久地保持与异性交往兴趣，并积极与异性交往、关心帮助异性，交往时保持良好的礼仪礼节。

8.对亲人态度

0分—面对亲人态度冷淡、如同路人，从来不会产生与亲人联系联络的愿望；

　　1分—面对亲人勉强敷衍应付几句，无交谈的意愿，亲人离开无主动联系的愿望；

　　2分—面对亲人能进行一般性交谈，但态度不够热情，亲人离开或只在生活所需时（如缺零花钱）才希望与亲人联系，平时极少流露对亲人的关注及担心；

　　3分—面对亲人能够进行深入的交谈，具有一定的热情，并时常在医护人员面前流露对亲人的关注及担心、希望能与亲人联系；

　　4分—面对亲人显得较为高兴和兴奋，积极主动与亲人交谈，并有热切、关心的话语，希望经常与亲人保持着联系。

　　C.社会性活动技能

　　9.对时事的关心

　　0分—从不关注和关心时事；

　　1分—偶尔看看电视，但对时事无任何态度上的反应；

　　2分—对时事只是一般的关注，偶尔也会旁观别人的谈论，但无任何态度上的反应；

　　3分—经常能够关心和关注时事，也参与别人的一些谈论，但态度不够积极鲜明；

　　4分—主动从多种媒体上（如电视、报刊、收音机）了解时事信息，积极参与谈论，态度积极鲜明。

　　10.对学习的态度

　　0分—无任何学习愿望和兴趣；

　　1分—偶尔通过电视了解一点知识；

　　2分—经常通过电视了解一些知识或看看报纸，但随意性很强，无任何计划；

　　3分—经常通过书籍、报刊、电视学习和了解一些知识，但无远期的学习计划和打算；

　　4分—积极通过多种媒体进行学习，并制订出远期的学习计划和目标（如专业知识学习或考级）。

　　11.劳动技能

　　0分—从不参与任何体力劳动；

　　1分—偶尔勉强参加一点轻体力劳动（如打扫卫生），但完成效果差；

　　2分—能参加并完成一些轻体力劳动（如端水、拖地板、打扫环境卫生），但缺乏主动性；

　　3分—能主动完成一些轻体力劳动和偶尔参加一些重体力劳动；

　　4分—经常参加一些种植、育花、手工操作或搬运物品等体力劳动。

　　12.组织能力和责任心　指集体活动（含娱乐）、劳动等。

　　0分—从来不管别人，也不参与集体活动；

　　1分—勉强能参与一些集体活动，但表现疏懒、独行其是，无人监督不能完成；

　　2分—能与别人协作参与一些集体活动，但缺乏号召组织能力；

　　3分—能带领别人完成一些制定安排好的活动或劳动，但管理约束别人的能力较差；

　　4分—能很好地管理约束别人、率领群体完成一些活动或劳动，并具有一定的建设性和创造性。

　　因子Ⅰ：日常生活能力（1＋2＋3）；因子Ⅱ：动性和交往情况（4＋5＋6＋7＋8）；

因子Ⅲ：社会性活动技能（9＋10＋11＋12）。

结果分析：

＞38分：社会功能正常；29～38分：轻度社会功能缺陷；19～28分：中度社会功能缺陷；9～18分：重度社会功能缺陷；≤8分：极重度社会功能缺陷。

（二）社会功能缺陷筛选量表

社会功能缺陷筛选量表（social disability screening schedule，SDSS）（表6-11），来源于WHO制定试用的功能缺陷评定量表（disability assessment schedule，DAS，1978年，该量表于1988年正式出版）。由我国十二地区精神疾病流行学协作调查组根据DAS的主要部分翻译并修订而成，SDSS共包括10个项目。SDSS主要用在社区中生活的精神病患者，特别适合于慢性精神病患者，但该量表不适合于住院期间的评定或住院时间少于2周的患者。适用年龄在15～59岁，评定的依据重点基于对知情人的询问。评定员由受过训练的专业人员担任。一次询问平均需时5～8分钟。参照每个项目的具体评分标准对患者做三级（0～2）评定，有些受检者若干项目可能不适用，如未婚者的第2和第3项评定，可记9分，不计入总分，评定范围为最近1个月的行为表现。

表6-11　社会功能缺陷筛选量表（SDSS）

项目	无缺陷	有些缺陷	严重缺陷	不适用
1.职业和工作	0	1	2	9
2.婚姻职能	0	1	2	9
3.父母职能	0	1	2	9
4.社会性退缩	0	1	2	9
5.家庭外的社会活动	0	1	2	9
6.家庭内活动过少	0	1	2	9
7.家庭职能	0	1	2	9
8.个人生活自理	0	1	2	9
9.对外界的兴趣和关心	0	1	2	9
10.责任心和计划性	0	1	2	9

各项目包括的内容和具体评分标准如下。

1.职业和工作　指工作和职业活动的能力、质量和效率，遵守纪律和规章制度，完成生产任务，在工作中与他人合作等。（1）水平明显下降，出现问题，或需减轻工作；（2）无法工作，或在工作中发生严重问题，可能或已经被处分。

2.婚姻职能　仅评已婚者。指夫妻间相互交流，共同处理家务，对对方负责，相互间关爱、支持和鼓励对方。（1）有争吵，不交流，不支持，逃避责任；（2）经常争吵，完全不理对方，或夫妻关系濒于破裂。

3.父母职能　仅评有子女者，指对子女的生活照顾，情感交流，共同活动，以及关心子女的健康和成长。（1）对子女不关心或缺乏兴趣；（2）根本不负责任，或不得不由别人替他照顾孩子。

4.社会性退缩　指主动回避和他人交往。（1）确有回避他人的情况，经说服仍可克服；（2）严重退缩，说服无效。

5.家庭外的社会活动　指和其他家庭及社会的接触和活动，以及参加集体活动的情况。（1）不参加某些应该且可能参加的社会活动；（2）不参加任何社会活动。

6.家庭内活动过少　指在家庭中不干事也不与人说话的情况。（1）多数日子至少每天有2小时什么也不干；（2）几乎整天什么都不干。

7.家庭职能　指日常家庭中应起的作用，如分担家务、参加家庭娱乐、讨论家庭事务等。（1）不履行家庭义务，较少参加家庭活动；（2）几乎不参加家庭活动，不理家人。

8.个人生活自理　指保持个人身体、衣饰、住处的整洁，大小便习惯，进食等。（1）生活自理差；（2）生活不能自理，影响自己和他人。

9.对外界的兴趣和关心　了解和关心单位、周围、当地和全国的重要消息和新闻。（1）不大关心；（2）完全不闻不问。

10.责任心和计划性　关心本人及家庭成员的进步，努力完成任务，发展新的兴趣或计划。（1）对进步和未来不关心；（2）完全不关心进步和未来，没有主动性，对未来不考虑。

【结果分析】

SDSS统计指标为总分和单项分。我国十二地区精神疾病流行学调查规定总分≥2分者，为有社会功能缺陷。我国残疾人抽样调查，也以上述分界值为精神残疾的标准。

【应用评价】

本量表信度良好，根据流行协作组资料，经过训练后的评定员，SDSS的评定一致性为85%～99%，Kappa（内部一致性系数）为0.6～1.0。用以筛查精神疾病所致功能缺损，效度亦满意，以≥2为分界值，精神病阳性者为55.5%，神经症为7.7%，正常人为4%。患者组与PSE（P：健康问题；S：症状或体征；E：原因）总分的相关系数为0.72～0.83。

SDSS不适合于住院期间的评定，因为它主要评定各种社会角色功能。虽然它的主要用途是筛查，但也可应用SDSS做社区的治疗或康复效果的评价。但SDSS只分3级，而其原型DAS/WHO则分6级，这样难免会影响其反映疗效/变化的敏感度。

社会功能缺陷的心理学名词解释：社会功能缺陷是由精神障碍导致的社交功能障碍和对社会应尽职责表现紊乱，即某个人在他的习惯环境中，即在正常状态时，所有的社会职责的表现出现了紊乱。社会功能缺陷只能在参与社会事务中显示出来。衡量患者行为的依据只有从现存的社交标准中提供。

（三）功能大体评估量表

功能大体评估量表（global assessment function，GAF）在DSM-Ⅲ-R中作为轴的评定工具，临床医生应用本量表在轴Ⅴ中对患者的心理、社会和职业功能做出判断。实际上它是GAS的翻版，只做了一些不大的改动，可参见GAS节。

【项目和评定标准】

GAF只有一个项目，即病情概况。分成（1～90）9个等级，分数越高，病情越轻。评分参考标准原文如下：假定精神疾病与健康属一连续过程，请评定当事人心理、社会、职业功能；请不要包括躯体问题（或环境所限）所致的功能损害。

91～100，广泛的活动功能都极好，看来从没有什么生活问题，因为拥有许多良好特质而为他人乐于接近。没有症状。

81～90，没有症状或症状极微（如临考前轻度焦虑），各方面功能均佳，对很多活动均有兴趣并能参加，社会能力强，对生活普遍满意，仅有一些日常小问题（如偶与家人争吵）。如有症状，大多为时短暂且属于对心理社会刺激的必然反应（如与家人争吵后出现注意力不集中）。

71～80，社会、职业或学习能力仅有轻微损害（如一时学业落后于人）。

61～70，存在轻度症状（如抑郁心境或轻度失眠）或是社交、职业或学习功能的某一方面有些困难（如偶有逃学或在家行窃），但是一般功能良好，保持着某些有意义的人际关系。

51～60，中度症状（如情感平淡，说话冗赘，偶有惊恐发作）或是社交、职业或学习能力中度损害（如几乎没有朋友，与同事冲突）。

41～50，严重症状（如自杀意念，严重的强迫性仪式动作），频繁行窃或是社交职业或学习功能严重损害（如无朋友，不能工作）。

31～40，现实检验或语言交流有某些损害（如常言语缺乏逻辑性，概念模糊或前后不连贯），或是工作、学习、家庭关系、判断、思维或心境的几方面严重损害（如抑郁者回避朋友，对家庭冷淡且不能工作，儿童常欺侮较幼者、在家胆大妄为并逃学）。

21～30，行为明显受妄想或幻觉的影响或是言语交流或判断的严重损害（如有时思维破裂，行为明显不适切，自杀先占观念），或是几乎所有方面的功能丧失（如整日卧床，无工作、家庭或朋友）。

11～20，有伤害自己或他人的危险（如有不一定致死的自杀未遂行为，频繁暴力，躁狂性兴奋），或是有时不能维持起码的个人卫生（如尿裤子），或是言语交谈明显受损（如大多是思维破裂或缄默）。

1～10，持续存在严重的自伤或伤人的危险（如经常暴力），或是长期不能维持起码的个人卫生，或是有一旦成功必定致死的严重自杀行为。

（四）综合职业治疗评估量表

综合职业治疗评估量表（comprehensive occupational therapy evaluation scale，COTE）（表6-12）（Brayman et al，1976）不仅可以帮助治疗师对患者有进一步的认识，更可以促进专业沟通。综合职业治疗评估量表是针对急性和慢性精神病患者而制成的评估量表。

表6-12　综合职业治疗评估量表（COTE）

评估项目总表

Ⅰ.一般行为

A.外表

B.无意义行为

C.活动水平（a或b）

D.表达

E.责任感

F.准时

G.现实检验能力

Ⅱ.人际交往行为

A.独立性

B.合作性

C.自我主张（肯定）（a或b）

D.交往能力

E.获得关注行为

F.面对其他人的消极反应

Ⅲ.任务行为

A.参与度

B.专注力

C.协调性

D.跟从指令

E.活动条理性

F.关注细节

G.处理问题技巧/能力

H.任务的复杂性及组织性

I.学习能力

J.对活动的兴趣

K.完成工作的兴趣

L.决策能力

M.对挫折的耐受力

评分标准：0-正常，1-极少，2-偏少（一般），3-中等，4-常常（严重）。

综合职业治疗评估量表条目

Ⅰ.一般行为

A.外表　六个因素包括：①清洁肌肤；②清洁头发；③梳理头发；④衣着整洁；⑤衣服熨烫；⑥合适场合着装

0—在任何方面都没有问题（很好）；

1—在1个方面有问题；

2—在2个方面有问题；

3—在3或4个方面有问题；

4—在5或6个方面有问题。

B.无意义行为（摇摆、玩手、重复话语、自言自语、完全沉浸在自己的世界等）

0—在治疗中没有出现无意义行为；

1—在治疗中偶尔出现无意义行为；

2—在治疗中有1/2时间出现无意义行为；

3—在治疗中有3/4时间出现无意义行为；

4—在整个治疗中全部时间都出现无意义行为。

C.活动水平（a或b）

（a）：

0—没有减退；

1—偶尔减退；

2—功能的减退引起了其他患者及治疗师的关注，但是还能参与活动；

3—功能减退到参与活动有极大的困难；

4—功能减退到不能参加活动。

（b）：

0—没有极度活跃；

1—偶尔极度活跃；

2—过度活跃引起了其他患者及治疗师的关注，但是还能参与活动；

3—过度活跃的水平达到了参加活动有极大的困难；

4—过度活跃以致患者不能参加活动。

D.表达

0—言谈与情境协调；

1—有情感的表达，但有时内容与情境不协调；

2—在治疗中有数次不适当的表达；

3—有情感的表达，但内容与情境不协调；

4—极度的表达障碍，不受控制或者没有情感的表达。

E.责任感

0—对自己的行为负责；

1—否定1或2个行为的责任；

2—否定数个行为的责任；

3—否定大多数行为的责任；

4—否定所有的责任，弄糟计划后指责治疗师或其他人。

F.准时

0—准时；

1—迟到5～10分钟；

2—迟到10～20分钟；

3—迟到20～30分钟；

4—迟到30分钟或更久。

G.现实检验能力

0—对人物、时间、地点、事件有完整的认知；

1—大致上有认知，但在某一个方面与现实不一致；

2—对2个方面有认知；

3—对1个方面有认知；

4—缺乏对人物、地点、时间及事件的认知（谁、在什么地方、什么时间、为什么）。

Ⅱ.人际交往行为

A.独立性

0—具有独立的能力；

1—仅有1或2个依赖的行为；

2—有1/2独立、1/2依赖的行为；

3—只有1或2个独立行为；

4—没有独立行为。

B.合作性

0—与计划合作；

1—跟从大多数的指示，违抗的行为少于1/2；

2—跟从1/2的指令，违抗1/2的指令；

3—违抗3/4的指令；

4—违抗所有的指令。

C.自我主张（肯定）（a或b）

（a）：

0—必要时表现得果断；

1—顺从治疗低于1/2的时间；

2—顺从1/2的治疗；

3—顺从3/4的治疗；

4—完全被动顺从。

（b）：

0—在必要时果断；

1—支配低于1/2的治疗时间；

2—支配1/2的治疗时间；

3—支配3/4的治疗时间；

4—完全支配整个治疗时间。

D.交往能力

0—同患者及员工交往；

1—同员工交往，偶尔与患者交往或者同患者交往，偶尔与员工交往；

2—仅同员工或者仅同患者交往；

3—被动的交往；

4—在活动中不同其他人交往，即使在接触时也不能进行日常对话。

E.获得关注行为

0—没有不合理的获得关注行为；

1—少于1/2的时间参与获得关注行为；

2—1/2的时间参与获得关注行为；

3—3/4的时间参与获得关注行为；

4—口头或者非言语要求不断的关注。

F.面对其他人的消极反应

0—没有唤起消极的反应；

1—唤起1个消极的反应；

2—唤起2个消极的反应；

3—唤起3个或更多的消极反应；

4—唤起了大量对其他人的消极反应，并使治疗师必须采取一些行动。

Ⅲ.任务行为

A.参与度

0—不需要鼓励就开始任务；

1—需要1次鼓励才开始活动；

2—需要2次或3次鼓励才参与活动；

3—仅在很多次的鼓励后才参加活动；

4—不参与活动。

B.专注力

0—在所有的活动中没有专注困难；

1—有3/4的时间专注于活动；

2—在1/2的时间专注于活动；

3—在1/4的时间专注于活动；

4—专注于活动中的注意力少于1分钟。

C.协调性

0—在协调性上没有问题；

1—在工具或材料的细节操作方面，偶尔有困难；

2—在使用工具和材料方面偶尔有困难，但是在细节的操作上经常有困难；

3—在大肌肉动作上有些协调困难，不能操作一些工具和材料；

4—在大肌肉动作上有很大的困难，而且几乎无法进行精细动作，即无法操作工具和材料。

D.跟从指令

0—在执行指令上没有困难；

1—偶尔在执行多于三步指令时有困难；

2—执行简单的指令，但在执行两步指令时有困难；

3—仅能执行十分简单的一步指令（经演示、书面或口头）；

4—不能执行任何指令。

E.活动条理性

0—活动完全有条理、完整地完成；

1—偶尔忽略了细节；

2—常常忽略细节及材料，过程分散；

3—忽略细节，而且工作习惯影响到周围的人；

4—不注意细节，很草率以致治疗师必须介入。

F.关注细节

0—对细节有适当的关注；

1—有时过于精简；

2—对某些细节超常关注；

3—过于关注以致工作需要多花两倍的时间；

4—过于关注以致工作永远不能完成。

G.问题处理技巧/能力

0—不需要帮助就能处理问题；

1—只需要帮助一次就能处理问题；

2—只有在重复指令后才能解决问题；

3—能够意识问题但是不能解决问题；

4—不能够意识问题或解决问题。

H.任务的复杂性及组织性

0—组织和执行所有被给予的任务；

1—应该有能力处理一些复杂的任务，但在组织上偶尔有困难；

2—能够组织简单的活动，不能组织复杂的活动；

3—仅能在治疗师的组织和指导下进行非常简单的活动；

4—虽然已提供了所有的工具、材料及指令，但患者仍不能组织或执行指定活动。

I.学习能力

0—能很快学习一项新的技能而且没有困难；

1—偶尔在学习一个复杂的活动时有困难；

2—常常在学习复杂活动时有困难，但在学习简单的活动时没有困难；

3—不能学习复杂的活动，偶尔在学习简单的活动时有困难；

4—不能学习一个新活动。

J.对活动的兴趣

0—对各种活动都很有兴趣；

1—偶尔对一项新的活动没有兴趣；

2—仅对一项活动的部分表现出兴趣；

3—参加活动但是没有兴趣；

4—不参加。

K.完成工作的兴趣

0—有兴趣完成活动；

1—在完成一个很长的活动时偶尔缺乏兴趣或愉悦体验；

2—对完成短时间的活动有兴趣及愉悦体验，但是对完成长时间的活动没有兴趣及愉悦体验；

3—只偶尔有兴趣完成任何活动；

4—对完成任何活动没有兴趣或愉悦体验。

L.决策能力

0—能自己作决定；

1—能够决策但是偶尔寻求治疗师的肯定；

2—能够决策但是常常寻求治疗师的肯定；

3—只能在提供两个选择的情况下作决策；

4—不能做出任何的决定或者拒绝做出决定。

M.对挫败的耐受力

0—能处理所有的任务而没有过分的沮丧；

1—能处理简单的任务，但面对大量复杂的任务时偶尔变得沮丧；

2—能处理简单的任务，但面对大量复杂的任务时常常变得沮丧；

3—在处理任何任务时常常变得沮丧，但会尝试继续；

4—在处理简单的任务时就因为很沮丧，以致拒绝或不能执行任务。

（五）日常生活能力量表（ADL）（表6-13）

表6-13　日常生活能力量表

患者姓名：　　　性别：　　年龄：　　　入院时间：　　　　　病案号：

序号	项目	日期																
1	使用公共车辆																	
2	行走																	
3	做饭菜																	
4	做家务																	
5	吃药																	
6	吃饭																	
7	穿衣																	
8	梳头、刷牙等																	
9	洗衣																	
10	洗澡																	
11	购物																	
12	定时上厕所																	
13	打电话																	
14	处理自己钱物																	
	总分																	
	评定人签字																	

注：评分说明：

1.评分4级：1分，自己完全可以做；2分，有些困难；3分，需要帮助；4分，根本没办法做。如果是从未做过的项目，例如没有电话也从来不打电话记9分，不计入总分。

2.评估周期为2周，根据患者实际的生活自理情况给出具体的分值。

3.总分低于16分为完全正常。凡有2项以上≥3分，或总分≥22分为功能有明显障碍

二、对疾病认知的评估

维持治疗是预防疾病复发的重要手段，而自知力是影响治疗依从性的，故需判断自知力的完整性以及对疾病、诊断、治疗的态度。是否承认这些表现是异常的、病态的；是否愿意接受医生、家属等对他重要的因素。新认知的评估包括以下内容：①患者是否意识到自己目前的变化；②是否以观察的方式进行；③是否愿意接受医生、家人等对他（她）目前的处理方式；④是否接受并积极配合治疗。评估中采用交谈和观察的方式进行。

自知力与治疗态度问卷是麦克沃伊（Mcevoy）（表6-14）等于1989年所研制，是评价重性精神疾病治疗效果和测量疾病恢复程度的重要指标。

表6-14　自知力与治疗态度问卷

指导语：本问卷用于调查患者的自知力，评定者可将每一问题读给患者听，对患者不明白的地方可反复详细解释，尽量给患者提供较多的表达自知力的机会，然后根据患者对每一问题的回答进行评分。评分方法：2—全部自知力，1—部分自知力，0—无自知力。

问题		评分	
1.您现在认为，在您刚住本院时有不同于大多数人的精神卫生问题吗？	0	1	2
2.您现在认为，在您住本院时自己确实需要住院治疗吗？	0	1	2
3.您现在还有精神卫生问题吗？	0	1	2
4.您现在是否还需要住在本院？	0	1	2
5.出院后，您是否有再次患这种精神问题的可能？	0	1	2
6.出院后，您是否继续需要精神科医生的帮助？	0	1	2
7.您现在认为，在您住本院前是否确实需要用药物治疗您的精神问题？	0	1	2
8.您目前还需要用药物治疗您的精神问题吗？	0	1	2
9.出院后，您还因为您的精神问题而继续服用药物吗？	0	1	2
10.您愿意服药吗？	0	1	2
11.药物是否真的对您有益？	0	1	2

三、生活质量综合评定

当代医学发展的趋势是：宏观上，单纯的生物医学模式正向生物、心理、社会医学模式过渡，医学的目的与健康的概念不再单纯是生命的保存与延长，而同时要提高生活的质量（quality of life，亦译"生命的质量"，以对应于life span "生命的长度"），即促使和保持个体在躯体、心理、社会功能诸方面的完好状态（well being）。微观上，一方面人们开始注意自身生活方式、行为方式、精神应激与健康、疾病的关系，寻找促进健康（health promotion）的方法来减少疾病的发生与医药资源的消耗；另一方面，对某一疾病的研究与医疗干预手段的疗效评估，在注重用生物学指标评估器官功能的同时，也开始应用心理、社会学指标来全面评价与研究具有心理、社会特征的"整个患者"，以弥补传统的单一生物学指标的不足，获得更为全面的疗效评估资料，提高有限的医药资源投入效益。据此，近年来国内外诸多学者提出了生活质量这一概念作为个体生理、心理、社会功能的综合指标来评估临床疗效、疾病预后、人群健康水平以及医药资源分配方式。

目前，生活质量的评估方法有几个重要的发展趋势：

第一，从单一评价受试生活的客观状态逐步发展到注意同时评估受试的主观感受。

第二，从单维评估倾向于到多维度的评估。生活质量作为一个评定指标，人们曾寄希望于仅用一个单维的总分值来表示，以使结果简单明了，易于计算。

第三，以往临床研究中生活质量的评估工具大多是特异性的。

（一）生活质量综合评定问卷GQOLI-74（成人用）（表6-15）

本问卷的构思立足于国内外生活质量研究的发展前沿，通过复习文献、问卷设计、预试验、条目筛选修订问卷，此后通过采用分层—随机—整群抽样方法，对4800户家庭8550人的生活质量进行评估来对问卷信度、效度、敏感性进行检验，再次修订问卷。又经过3年的实践与研究，于1998年定型成此问卷。

表6-15 生活质量综合评定问卷GQOLI-74（成人用）

请根据最近一周来您的实际情况，逐项回答下列问题。

F1.人均住房面积（ ）平方米

F2.您的住房有下列附加设施吗?

厨房（ ），厕所（ ），煤气（ ），供水好（ ），供电好（ ）

F3.您对目前的住房条件：（选一项）

非常满意（ ），比较满意（ ），过得去（ ），不大满意（ ），很不满意（ ）

F4.生活便利性

　4.1上班（很方便、方便、不方便）

　4.2子女上学或上班（很方便、方便、不方便）

　4.3购日常生活用品（很方便、方便、不方便）

　4.4上娱乐场所（很方便、方便、不方便）

　4.5求医（很方便、方便、不方便）

F5.您对目前的社区服务条件（如生活是否方便、医疗服务条件等）

非常满意（ ），比较满意（ ），过得去（ ），不大满意（ ），很不满意（ ）

F6.住房周围环境（逐条选择）：

　6.1安全性：不安全（ ）；安全（ ）；很安全（ ）

　6.2绿化：几无树木（ ）；有些树木（ ）；树木成荫（ ）

　6.3卫生：很脏（ ）；尚可（ ）；清洁（ ）

　6.4噪声：噪声大，难耐受（ ）；有噪声，能耐受（ ）；环境安静（ ）

F7.您对目前的居住环境：（选一项）

非常满意（ ），比较满意（ ），过得去（ ），不大满意（ ），很不满意（ ）

F8.食物消费占收入的比例约为__%

F9.医药费用自费承担的部分占的比例为__%

F10.您对目前的经济收入与社会福利（包括劳保等）：（选一项）

非常满意（　），比较满意（　），过得去（　），不大满意（　），很不满意（　）

F11.近一周来您的睡眠状态如何？（选一项）

从无失眠（　），偶有失眠（　）；有时失眠（　）；经常失眠（　），每晚失眠（　）

F12.近一周清晨醒来，您感到头脑清晰，心情轻松时睡得好吗？（选一项）

天天如此（　），多数时候如此（　）；有时如此（　）；很少如此（　）；从无（　）

F13.近一周来您的精力如何？（选一项）

总是精力充沛（　），多数时候精力充沛（　），精力一般（　），常有疲劳感（　），总是非常疲劳

F14.您对近一周来的睡眠状况：（选一项）

非常满意（　），比较满意（　），过得去（　），不大满意（　），很不满意（　）

F15.您对近一周来的精力状况：（选一项）

很不满意（　），不大满意（　），过得去（　），比较满意（　），非常满意（　）

F16.近一周来您有下述躯体症状吗？（如头痛、头晕、躯体某部位疼痛、胃肠不适、消化不良、呼吸困难、心慌、发冷发热、发麻、手脚沉重等）（选一项）

无（　），偶有（　），有时有（　），经常有（　），总是有（　）

F17.您上述症状严重程度如何？（选一项）

无（　），很轻（　），较轻（　），较重（　），极重（　）

F18.近一周来您是否因躯体疾病或躯体不适而用某种药物［如去痛片、地西泮（安定）及其他各种药物］？（选一项）

依赖于药物（　），经常服药（　），有时服药（　），极少服药（　），从未服药（　）

F19.您对目前的躯体健康状况：（选一项）

非常满意（　），比较满意（　），过得去（　），不大满意（　），很不满意（　）

F20.与常人比较，近一周来您的进食状况是：（选一项）

完全正常（　）；基本正常（　）；食量减少或有些食物因病不能吃（　）；食量减少较多或多数食物不能吃（　）；极少进食（　）

F21.近一周来您的食欲如何：（选一项）

完全无食欲（　），较差（　），尚可（　），较好（　），很好（　）

F22.您对最近一周来的进食情况：（选一项）

很不满意（　），不大满意（　），过得去，比较满意（　），非常满意（　）

F23.近一周来您的性生活次数：（选一项）

几无（　）；很少或过多（　）；偏少或偏多（　）；基本正常（　）；完全正常（　）

F24.据统计许多人在一生中不同时期均出现过各种性功能障碍（如性欲下降、无性快感、阳痿、早泄等）。您近一周来的情况是：（选一项）

从无（　）；偶有（　）；有时出现（　）；比较严重（　）；很严重（　）

F25.您对最近一周来性生活状况：（选一项）

很不满意（　），不大满意（　），过得去（　），比较满意（　），非常满意（　）

F26.近一周来您的听力与视力如何？（选一项）

耳聪目明（　）；与一般人差不多（　）；有些减退（　）；严重减退（　）；听力或视力丧失（　）

F27.近一周来您的生活自理能力如何（包括上厕所、进食、洗澡、梳洗、行走）？（选一项）

完全不能自理（　）；部分自理，需人帮助（　）；基本自理，偶有困难（　）；均可自理（　）；行动敏捷自如（　）

F28.近一周来您处理日常事务的能力（包括家务、服药、乘/骑车、与人交往、管理钱财、购物等）如何？（选一项）

应付轻松自如（　）；自理，无任何问题（　）；偶有困难：如不能自如用交通工具，不能骑车或晕车等（　）；部分自理，需人帮助（　）；几乎完全不能做（　）

F29.您对目前自己的听觉、视觉等器官的功能满意程度如何？（选一项）

非常满意（　），比较满意（　），过得去（　），不大满意（　），很不满意（　）

F30.您对目前自己的躯体活动能力感觉如何？

很不满意（　），不大满意（　），过得去（　），比较满意（　），非常满意（　）

F31.近一周来您的生活中遇到下述事情了吗？（如工作不顺心，夫妻不和，自己或家人生病或亲人亡故，子女问题，人际关系紧张，收入突然减少或开支过大，失窃，交通事故，人际纠纷，等等）（选一项）

没有（　），很少（　），较少（　），较多（　），很多（　）

F32.近一周来，您觉得精神负担重，总有一种紧张感，或沉重的压力感吗？（选一项）

没有（　），很少（　），较少（　），较多（　），很多（　）

F33.您对近一周来的精神紧张程度：（选一项）

很不满意（　），不大满意（　），过得去（　），比较满意（　），非常满意（　）

F34.近一周来，您经常觉得忧郁吗？程度如何？（如表现为：高兴不起来，无愉快感，精力下降，易疲劳，对工作、娱乐、夫妻生活等兴趣下降或丧失，觉得生活没意思，孤独感，易哭，觉得自己无用、经常自责等）（选一项）

没有（　），很轻（　），较轻（　），较重（　），极重（　）

F35.近一周来，您经常觉得焦虑吗？程度如何？（如表现为无故或为一些小事担心、紧张不安、心里不踏实、坐立不安、害怕，或心慌气促、出汗、肌肉跳痛等）（选一项）

极重（　），较重（　），较轻（　），很轻（　），没有（　）

F36.近一周来，您是否觉得情绪易波动，如急躁、易发脾气、易伤感等（选一项）

没有（　），很轻（　），较轻（　）

F37.近一周来，您是否心情很平淡，对喜、怒、哀、乐的事情没有什么情绪反应，觉得无所谓？（选一项）

总是这样（　），多数时候如此（　），有时如此（　），很少如此（　），从不这样（　）

F38.最近一周，您对生活是否充满希望与信心，觉得活着很有意义、有价值吗？（选一项）

总是这样（　），多数时候如此（　），有时如此（　），很少如此（　），从不这样（　）

F39.最近一周，您觉得生活轻松愉快吗？（选一项）

总是这样（　），多数时候如此（　），有时如此（　），很少如此（　），从不这样（　）

F40.您对自己一周来的情绪状态：（选一项）

很不满意（　），不大满意（　），过得去（　），比较满意（　），非常满意（　）

F41.近一周来您思考问题或用脑时，思维的清晰度、反应的敏捷性如何？（选一项）

很好（　），较好（　），一般（　），较差（　），很差（　）

F42.近一周来您集中注意力的能力如何？（选一项）

很差（　），较差（　），一般（　），较好（　），很好（　）

F43.近一周对当天发生的事情，如果有意去记忆，您能：（选一项）

完全记得住（　），大多记得住（　），有些记不住（　），大多记不住（　），完全记不住（　）

F44.近一周来，遇事需要您做出决定时：（选一项）

完全做不出决定（　），难于做出决定（　），做重大决定有困难（　），做决定无困难（　），可迅速、正确地做出决定（　）

F45.您对自己近一周来的思维、注意力、记忆力，作决定的能力满意程度如何？（选一项）

很不满意（　），不大满意（　），过得去（　），比较满意（　），非常满意（　）

F46.近一周来您觉得周围的人（包括社会、家庭）对您如何？（选一项）

非常尊重（　），大多比较尊重（　），一般（　），不大尊重（　），歧视您（　）

F47.您近一周来对自己的才华、能力、外貌、身体状况等综合评价是：（选一项）

很自豪（　），比较自豪（　），与一般人差不多（　），有些方面不如他人（　），事事不如人（　）

F48.您对目前自己在社会、家庭中的地位与人们对您的看法：（选一项）

很不满意（　），不大满意（　），过得去（　），比较满意（　），非常满意（　）

F49.您对目前自己的才能与外貌等：（选一项）

非常满意（　），比较满意（　），过得去（　），不大满意（　），很不满意（　）

F50.近一周来您是否为了调整您的心理状态（如烦恼、紧张、抑郁等）而使用某些物质（如吸烟、饮酒、服药等）？

绝无（　），偶有（　），有时有（　），常有（　），天天如此（　）

F51.近一周来，当您在精神或物质上需要别人帮助时，您从下列人员中得到的支持是（请逐项回答）。记分：总是能得到（2）；部分能得到（1）；极少或没有（0）

　　51.1配偶（1）

　　51.2子女或父母（0～8）

　　51.3亲戚（0～4）

　　51.4朋友（0～4）

　　51.5同事或邻居等（0～4）

F52.近一周来，当下列人员需要您帮助时，您给予他的支持是：能全力帮助（2）；能给予部分帮助（1）；很少或不能提供帮助（0）

　　52.1对配偶（1）

　　52.2对子女或父母（0～8）

　　52.3对亲戚（0～4）

　　52.4对朋友（0～4）

　　52.5对同事或邻居等（0～4）

F53.您对近一周来从社会、家庭获得的帮助与支持：（选一项）

非常满意（　），比较满意（　），过得去（　），不大满意（　），很不满意（　）

F54.您对近一周来自己帮助别人的状况：（选一项）

很不满意（　），不大满意（　），过得去（　），比较满意（　），非常满意（　）

F55.近一周来，您与下列人员关系如何？很好，无矛盾（2）；有些矛盾（1）；关系紧张（0）

  55.1 与子女或父母（1）

  55.2 与亲戚（0～8）

  55.3 与朋友（0～4）

  55.4 与同事或邻居（0～4）

  55.5 与领导（0～4）

F56.近一周来，您与下列人员的交往频率（包括相处、通信、电话等联系）经常来往（2）；无事不来往（1）；
  极少或从不来往（0）

  56.1 与子女或父母（1）

  56.2 与亲戚（0～8）

  56.3 与朋友（0～4）

  56.4 与同事或邻居（0～4）

  56.5 与领导（0～4）

F57.您对自己近一周来的人际关系处理：（选一项）

非常满意（　），比较满意（　），过得去（　），不大满意（　），很不满意（　）

F58.近一周来您对单位、当地和全国的重要消息、新闻等（选一项）

非常关心（　），比较关心（　），不大关心（　），很少关心（　），完全不关心（　）

F59.近一周来，您对自己生活、工作等有关的知识（请选一项）

经常学习（　），有时学习（　），督促下学习（　），很少学习（　），完全不学习（　）

F60.近一周来，您的业余娱乐活动时间为：（请选择并填写具体时间）

  欣赏性：如看电视、报纸、小说、球赛等＿小时/周

  智力性：如打麻将、玩扑克牌、下棋、玩电子游戏等＿小时/周

  保健性：跑步、练气功、太极拳、打球等＿小时/周

  社交性：跳舞、会友、参加社团活动等＿小时/周

  休闲性：散步、养花、钓鱼、书画、集邮等＿小时/周

  创造性：如业余小说创作、摄影等＿小时/周

F61.近一周来，您的业余娱乐活动与一周前比较：（选一项）

增加很多（　），稍有增加（　），差不多（　），有些减少（　），几无（　）

F62.您对近一周来的业余娱乐活动：（选一项）

非常满意（　），比较满意（　），过得去（　），不大满意（　），很不满意（　）

F63.近一周来您的工作或劳动的能力（选一项）

高于一般人（　）；与一般人差不多（　）；稍差于常人（　）；很差（　）；丧失工作或劳动能力（　）

F64.近一周来，您的工作或劳动效率如何？（选一项）

总是超额（　），有时超额（　），按额（　）。改做轻工作或完成部分工作或退休在家（　），在家病休或需人
  照顾（　）

F65.您对自己目前的工作能力、工作效率、学习等能力:(选一项)

很不满意(　　),不大满意(　　),过得去(　　),比较满意(　　),非常满意(　　)

F66.近一周来您与配偶之间的感情;(如无配偶,请评价与共同生活的亲人的关系,如父母、子女等)(选一项)

亲密无间(　　),比较亲密(　　),一般(　　),较冷淡(　　),濒于破裂(　　)

F67.近一周来,夫妻一方或双方心中有苦恼时,相互间常常:(如无配偶,请评价与共同生活的亲人关系,如父母、子女等)(选一项)

从不交流(　　),偶尔交流(　　),较少交流(　　),有些保留(　　),相互交流(　　)

F68.您对目前的婚姻状态:(如无配偶,请评价与家人的关系)(选一项)

很不满意(　　),不大满意(　　),过得去(　　),比较满意(　　),非常满意(　　)

F69.您目前承担的家务量(包括家务劳动、教育抚养子女、照顾父母等)大约为__%

F70.您对自己目前承担的家庭责任:(选一项)

非常满意(　　),比较满意(　　),过得去(　　),不大满意(　　),很不满意(　　)

G1.您对自身健康总的满意程度是:(选一项)

非常满意(　　),比较满意(　　),过得去(　　),不大满意(　　),很不满意(　　)

G2.您对自己生活总的满意程度是:(选一项)

很不满意(　　),不大满意(　　),过得去(　　),比较满意(　　),非常满意(　　)

G3.您怎样评价近一周来您的健康状况:(选一项)

极差(　　),比较差(　　),一般(　　),比较好(　　),很好(　　)

G4.您对您的生活质量总体评价是:(选一项)

质量很高(　　),质量较高(　　),中等(　　),质量较低(　　),质量很低(　　)

(二)GQOLI-74问卷应用原则与目的

(1)问卷主要作为社区普通人群生活质量的评估,也可作为特定人群(如老年人、慢性病患者等)生活质量的综合评定问卷。

(2)问卷为多维评定。包括躯体功能、心理功能、社会功能、物质生活状态四个维度20个因子。每个维度在不同人群中带有共性。各维度之间既相关又有独立性。可根据研究目的与对象选择不同维度单独或综合使用。

(3)问卷每一维度每一因子均包括主观满意度和对自身客观状态的评价两类条目。因子与维度分中两类条目计分比例各占半。

(4)问卷为自评式,特殊情况(如因重病或文化程度等原因无法自评)则由测试者逐条定式询问记录。

(5)经统计学检验,本问卷有良好的信度、效度与敏感性。

(三)问卷结构与评分方法

GQOLI-74共分74个条目,故名。该问卷包括躯体功能(条目F11～F30)、心理功能(条目F31～F50)、社会功能(条目F51～70)、物质生活状态(条目F1～F10)四个维度：前三个维度各有5个因子，物质生活维度有4个因子，还有一个总体生活质量因子（条目G1～G4），共20个因子。统计分析指标包括总分、维度分、因子分，均以正向计分的结果参与分析，即评分越高，生活质量越好。

1.条目计分方法　74个条目每条评分均为1～5分范围，一些条目为1～5分正向评分；一些负向评分条目统计分析时以5～1分评定，还有少数条目有数个问题，称多问条目，根据大样本研究结果，应用计分公式换算成1～5分的正向计分结果参与统计。

（1）正向评分条目：F15，F18，F21，F22，F23，F25，F27，F30，F33，F35，F37，F40，F42，F44，F45，F48，F54，F65，F67，F68，G2，G3。均从左至右计为1～5分。如F15：您对近一周来的精力状况：很不满意（1），不大满意（2），过得去（3），比较满意（4），非常满意（5）。余类推（括号中为计分）。

（2）负向评分条目：F3，F5，F7，F10～F14，F16，F17，F19，F20，F24，F26，F28，F29，F31，F32，F34，F36，F38，F39，F41，F43，F46，F47，F49，F50，F53，F57～F59，F61～F64，F66，F70，G1，G4，问卷条目计分时按从左至右5～1分反向计分。如F11：近一周来您的睡眠状态如何：无失眠（5），偶有失眠（4），有时失眠（3），经常失眠（2），每晚失眠（1）（括号中为计分）。

（3）多问评分条目

F1：1分：≤4.99m²，2分：5～9.9m²，3分：10～19.9m²，4分：20～29.9m²，5分：≥30m²。

F2：有一项加1分，逐项累计。例如，仅有厨房、厕所，则计2分。

F4：该条目5问，"很方便"1分，"方便"0.5分，"不方便"0分，5问评分相加，最高5分，最低总评分如为0～1分，均计1分。

F6：该条目4问，每问依次计0、1、2分。4问评分相加，最高8分，最低总评分如为0～1分，均计1分。然后（总评分8×5）转化为1～5分。

F8：1分：≥60%，2分：50%～59%，3分：40%～49.9%，4分：20%～39.9%，5分：<20%。

F9：1分：100%，2分：80%～99%，3分：21%～79%，4分：10%～20%，5分：<10%。

F51，F52，F55，F56：该4个条目均为5问。

每个条目的计分方法相同。均以问题后括号中的系数相乘然后相加，条目最高分为6分，最低分为0分，然后以条目分6×5得出最后条目分0～5分。如为0～1分，则计为1分。

F60：此条目有两部分内容计分：

　　1）娱乐种类：

　　　　6种，计5分

　　　　4～5种，计4分

　　　　2～3种，计3分

　　　　1种，计2分

　　　　无，计1分

　　2）娱乐时间：

　　　　＞28小时/周，计5分

　　　　22～27小时/周，计4分

　　　　15～21小时/周，计3分

　　　　8～14小时/周，计2分

　　　　0～7小时/周，计1分

　　两项相加除以2，得分结果为1～5分。

　　F69：1分：＜5%，2分：5%～19%，3分：20%～34%，4分：35%～50%，5分：＞50%。

　　2.因子计分方法　GQOLI-74共有20个因子，每一个因子反映受试生活质量的某一方面。其中，第1～19个因子归属于四个维度（见后文），第20个因子为受试对生活质量的总体评价。因子分由条目分相加或加权而来，每个因子的粗分最高为20分，最低为4分。为便于作图直观，均用下述公式使每个因子分转化为0～100分的范围。

　　因子转化分＝（因子粗分-4）×100÷16

　　因子1：住房

　　测定受试的住房面积、条件与主观满意程度。包括F1，F2，F3共3条。计分方法为F1＋F2＋F3×2。

　　因子2：社区服务

　　测定受试对居住的社区环境的评价及主观满意度。包括F4，F5 2条。计分方法为F4×2＋F5×2。

　　因子3：生活环境

　　测定受试居住的自然环境及主观满意度。包括F6，F7共2条。计分方法为F6×2＋F7×2。

　　因子4：经济状况

　　测定受试的经济收入、开支、医疗费用等情况及对此的主观满意度。包括F8，F9，F10共3条。计分方法为F8×1.4＋F9×0.6＋F10×2。

　　因子5：睡眠与精力

　　测定：①受试从事日常工作或日常生活中的活动时（如娱乐）精力状况及满意度；②受试的睡眠质量及满意度，不涉及睡眠障碍的原因。包括F11～F15共5条。计分方法为（F11＋F12）/2＋F13＋F14＋F15。

　　因子6：躯体不适感

　　测定受试是否感受到躯体不适或疼痛及其程度；或因躯体问题和疾病而依赖于某种药物的程度；以及对躯体健康状态的满意程度。包括F16～F19共4条。计分方法为（F16＋F17＋F18）/1.5＋F19×2。

　　因子7：进食功能

　　测定受试的食欲与进食量是否正常以及对自身进食状态的满意程度。包括F20，F21，F22共3条。计分方法为F20＋F21＋F22×2。

　　因子8：性功能

　　测定受试的性生活频度、性功能状态及主观满意程度。包括F23，F24，F25共3条。计分方法为F23＋F24＋F25×2。

因子9：运动与感觉功能

测定受试日常生活及完成角色功能的基本能力，包括视力、听力、生活自理能力、处理日常生活事务的能力及对此的主观满意度。包括F26～F30共5条。计分方法为F26＋（F27＋F28）/2＋F29＋F30。

因子10：精神紧张度

测定受试遇到的紧张性生活事件量，精神紧张程度，是否存在为缓解心理压力或烦恼而依赖于某种物质等状况及主观满意程度。包括F31，F32，F33，F50共4。计分方法为（F31＋F32＋F50）/1.5＋F33×2。

因子11：负性情感

测定受试的负性情感，包括抑郁、焦虑、易激惹或情感平淡等。包括F34～F37共4条。计分方法为F34＋F35＋F36＋F37。

因子12：正性情感

测定受试的正性情感，如对生活是否充满希望，是否体验到生活的快乐及其程度等。包括F38，F39，F40共3条。计分方法为F38＋F39＋F40×2。

因子13：认知功能

测定受试的思维能力、注意力、记忆力、做决定的能力及对此的主观满意程度。本因子包括F41～F45共5条。计分方法为（F41＋F42＋F43＋F44）/2＋F45×2。

因子14：自尊

测定受试的自信与自尊状态，包括F46～F49共4条。计分方法为F46＋F47＋F48＋F49。

因子15：社会支持

该因子不但反映受试获得社会支持的情况，也反映受试帮助别人的能力及主观满意度。包括F51～F54共4条。计分方法为F51＋F52＋F53＋F54。

因子16：人际交往能力

测定受试与家人、朋友、同事、领导的人际关系及主观满意度。包括F55～F57 3条。计分方法为F55＋F56＋F57×2。

因子17：工作与学习

测定受试的工作能力、工作效率、学习或关注对完成职业角色必需的信息的能力及对此的主观满意度。包括F58，F59，F63，F64，F65共5条。计分方法为（F58＋F59）/2＋（F63＋F64）/2＋F65×2。

因子18：业余娱乐生活

测定受试的娱乐种类、时间及对业余娱乐生活的满意度。包括F60，F61，F62共3条。计分方法为F60＋F61＋F62×20。

因子19：婚姻与家庭

测定受试婚姻关系或家庭成员中的亲密程度、交流方式，承担的家务量及对婚姻家庭的满意度。包括F66～F70共5条。计分方法为：（F66＋F67）/2＋F68＋F69＋F70。

因子20：生活质量总体评价

测定受试对健康、生活质量的总体评价与主观满意度。包括G1～G4共4条。计分方法为G1＋G2＋G3＋G4。

3.维度分　GQOLI-74包括躯体功能、心理功能、社会功能、物质生活四个维度，每个维度包含的因子如下：

躯体功能维度：包括因子5～9，为睡眠与精力、躯体不适感、进食功能、性功能、运动与感觉功能5个因子。

心理功能维度：包括因子10～14，为精神紧张度、负性情感、正性情感、认知功能、自尊5个因子。

社会功能维度：包括因子15～19，为社会支持、人际交往能力、工作与学习、业余娱乐生活、婚姻与家庭5个因子。

物质生活维度：包括因子1～4，为住房、社区服务、生活环境及经济状况4个因子。

躯体功能、心理功能、社会功能维度的计分方法均为各维度的5个因子粗分相加，计分范围为20～100分。按下述公式换算成0～100范围：（维度粗分－20）×100÷80。

物质生活维度为该维度的4个因子粗分相加，计分范围为16～80分。按下述公式换算成0～100分范围：（维度粗分－16）×100÷64。

4.总分　20个因子的粗分相加，等于总粗分，计分范围为80～400分。按下述公式转换成0～100分范围：（维度粗分－80）×100÷320。

（四）问卷使用过程中的注意事项

（1）该问卷为四个维度的，包括客观生活质量评估与主观生活满意度两个方面的自评问卷，主要适用于社区普通人群生活质量的评估。作为特定人群（如老年人、慢性病患者等）生活质量综合评估工具时，最好附加一个简短的特异附卷，以更深入和全面地评估该群体生活质量的特点。四个维度分量表中，物质生活维度随时间变化不明显，尤其是用于评估慢性病患者某些治疗方法的优劣时，因此可以把该维度作为基线水平处理。前后对照主要观察躯体功能、心理功能、社会功能三个维度的变化。

（2）该问卷作为一项自评问卷，其客观生活质量的评定条目部分仍带有主观性，国外称为"perceived objective quality of life"，尤其是与心理功能维度有关的条目，如情绪、自尊等，很难抹去主观的色彩。但诸多研究表明生活质量评估以自评的信息最准确，所以自评方式为目前国外生活质量研究所采用。因此，分析其客观生活质量与主观生活满意度的条目时对此应有所认识。同时，如受试在病理性情绪状态下，可能出现所有主观满意度条目评分均偏低（如抑郁）或偏高（如躁狂），此时可将客观状态的条目与主观满意度的条目分开进行统计分析。因子粗分中，客观状态条目占10分，主观满意度条目占10分，作为自评量表，对于有认知缺损（如痴呆）的患者，则宜采用定式他评方式收集资料。

（3）生活质量像生活本身，既是多维度的，也是流动变化的，即因人、因时而变化，而且缺少"金标准"。因此，虽然我们数年来用此问卷已做过大群体及各种特殊群体的生活质量评估，但很难制定常模。所以，我们建议研究中采用对照组或研究群体自身前后对照的方法来评估生活质量的特点与变化最为适宜。

四、资源评估（家庭评估）

家庭是建立在婚姻、血缘或收养关系基础上形成的社会生活基本单位。家庭至少应包括两个或两个以上的成员，组成家庭的成员应以共同生活、有较密切的经济情感交往为条件。精神疾病的康复是一个长期、漫长的过程，国内有学者在家庭教育及家庭干预方面做了研究，90%严重的精神疾病患者很大程度上由他们的家属照顾，家庭对精神疾病患者的照料都是至关重要的。家属的知识水平和态度对患者的遵医行为、社会功能恢复及病情的复发有着极强的联系。因此，在患者的康复过程中家庭成员的共同参与将在延续医疗护理功效、维持疾病的稳定等方面起到极其重要的作用。

（一）家庭类型和家庭生活周期

职业、健康状况及家庭人口构成等，在一定程度上可左右家庭功能的正常发挥。家庭类型又称家庭规模，由家庭人口结构决定，包括家庭成员受教育水平，从而影响个体的身心健康（表6-16）。

表6-16　各种类型的家庭人口特征

类型	人口特征
核心家庭	夫妻及其婚生或领养子女
主干家庭（扩展家庭）	核心家庭成员加上夫妻任何一方的直系亲属，如（外）祖父母、叔、姑、姨、舅等
单亲家庭	夫妻任何一方及其婚生或领养子女
重组家庭	再婚夫妻与前夫和（或）前妻的子女以及其婚生或领养子女
无子女家庭	仅夫妻俩无子女
同居家庭	无婚姻关系而长期居住在一起的夫妻及其婚生或领养的子女
老年家庭	仅老年夫妇

同个体的生长发育，家庭单位也经历了从产生、发展到解体的过程，分为8个阶段，称为家庭生活周期。根据Duvall模式，家庭生活周期每个阶段都有其特定的任务，需家庭成员协同完成，否则将在家庭成员中产生相应的健康问题（表6-17）。

表6-17　Duvall家庭生活周期表

阶段	定义	主要任务
新婚期	从结婚到第一个孩子出生前	双方相互沟通、适应，协调性生活及计划生育
生产期	第一个孩子介于0～30个月	调整进入父母角色，应对经济和照顾孩子的压力
学龄前	第一个孩子介于30个月至6岁	抚育孩子
学龄期	第一个孩子介于6～13岁	教育孩子，确保孩子的身心健康发育
青少年	第一个孩子介于13～20岁	增进对孩子的了解、沟通
年轻人	第一个孩子离家至最小孩子离家	继续给孩子提供支持，逐步调整自己以适应环境改变
中年期	从所有孩子离家至退休	巩固婚姻关系，计划退休生活
老年期	从退休至死亡	应对疾病的来临及配偶、朋友的丧失

（二）家庭结构和家庭功能

1.家庭结构　指家庭成员间相互关系和相互作用的性质，包括家庭权力结构、家庭角色结构、家庭沟通方式、家庭价值观。

（1）家庭权力结构：指家庭中夫妻间、父母与子女间在影响力、控制权和支配权方面的相互关系。家庭权力结构的基本类型有：①传统权威型：指由传统习俗继承而来的权威，如父系家庭以父亲为权威人物。②工具权威型：指由养家能力、经济权力决定的权威。③分享权威型：指家庭成员彼此协商，根据各自的能力和兴趣分享权力。④感情权威型：指由感情生活中起决定作用的一方做决定。

（2）家庭角色结构：指家庭对每个占有特定位置的家庭成员所期待的行为和规定的家庭权利、责任与义务。家庭角色结构受家庭人口结构和家庭价值观的影响。良好的家庭角色结构应具备以下特征：①每个家庭成员都能认同和适应自己的角色范围；②家庭成员对角色的期望一致，并符合社会规范；③角色期望能满足家庭成员的心理需要，符合已发展的规律；④家庭角色有一定的弹性。

家庭角色可分为公开性角色和非公开性角色两类。公开性角色又称正角色、照顾孩子者角色等。非公开性角色又称为非正式角色，是家庭以外式角色，是大多数家庭都具备的维持家庭正常功能所必需的角色，如性别成员不易了解的角色，如家庭统治者角色、受虐者角色等。其中有些角色不利于维持家庭的正常功能，并有损于家庭成员的健康。

（3）家庭沟通方式：其形式最能反映家庭成员间的相互作用与关系，也是家庭和睦和家庭功能正常的保证。家庭内部沟通过程良好的特征为：①家庭成员之间能进行广泛的情感交流；②家庭成员互相尊重对方的感受和信念；③家庭成员能坦诚地讨论个人和社会问题；④家庭成员间极少有不易沟通的领域。家庭内部沟通过程障碍的特征为：①家庭成员自卑；②家庭成员各自有不宜沟通的领域；③家庭成员以自我为中心，不能理解他人的需求；④家庭成员在交流时采用间接的或掩饰的方式；⑤家庭内信息的传递是含糊的、不直接的、有矛盾的或防御性的。

（4）家庭价值观：指家庭成员对家庭活动的行为准则与生活目标所持的共同态度和基本信念。家庭价值观决定着每个家庭成员的行为方式和对外界干预的感受与反应，并可影响家庭的权力结构、角色结构和沟通方式。

2.家庭功能　家庭是一个具有功能构造的社会组织，家庭功能体现了家庭对每一个成员不可或缺的实际价值。家庭功能是指家庭系统中家庭成员的情感联系、家庭规则、家庭沟通以及应对外部事件的有效性，可以为家庭成员生理、心理、社会性等方面的健康发展提供一定的环境条件。家庭功能是一个复杂的系统结构，包括生物功能（性和生育）、心理功能（情感交流和精神慰藉）、经济功能（生产、分配、交换和消费）、抚育和赡养功能、教育功能（社会化和家庭教育）、保护功能、地位功能、宗教功能、娱乐和文化功能等。家庭功能是家庭存在的基础，也是家庭区别于其他社会组织的本质特征之一。个人的许多需求是在家庭内部并通过家庭来满足的，因此家庭是满足家庭整体及家庭成员个体需求的社会基本单元。

（三）家庭评估

在进行家庭评估时，可采用量表对被评估者的家庭功能、家庭支持进行评估。常用的有Smilkstein的家庭功能量表（表6-18）与Procidano和Heller的家庭支持量表（表6-19）。

表6-18　Smilkstein的家庭功能量表

	经常	有时	很少
1.当我遇到困难时，可从家人处得到满意的帮助。			
2.我很满意家人与我讨论和分担问题的方式。			
3.当我从事新的活动或希望发展时，家人能接受并给予我支持。			
4.我很满意家人对我表达感情的方式以及对我的情绪（如愤怒、悲伤、爱）的反应。			
5.我很满意家人与我共度时光的方式。			

评分方法：经常＝3分，有时＝2分，很少＝1分。

评分标准：10分，表示家庭功能良好；4～6分表示家庭功能中度障碍；0～3分表示家庭功能严重障碍。

表6-19　Procidano和Heller的家庭支持量表

	是	否
1.我的家人给予我所需的精神支持		
2.遇到棘手的事时，我的家人帮我出主意		
3.我的家人愿意倾听我的想法		
4.我的家人给予我情感支持		
5.我与我的家人能开诚布公地交谈		
6.我的家人分享我的爱好和兴趣		
7.我的家人能时时察觉到我的需求		
8.我的家人善于帮助我解决问题		
9.我与家人感情深厚		

评分方法：是＝1分，否＝0分。总分越高，家庭支持度越高。

（中国人民解放军联勤保障部队第九八四医院　孟文峰）

第七章

精神疾病常见意外事件的预防与处理

第一节　意外事件的预防

精神科意外事件是指患者在精神症状或药物不良反应的影响下，突然发生的、难以防范的突发事件。意外事件常见形式有冲动伤人、毁物、出走、自缢、噎食、服毒、吞服异物、跌倒、坠床等。精神科意外事件不仅对患者本身具有危害性，同时也会危及他人生命安全，影响正常医疗护理秩序。精神科意外事件的发生不可能杜绝，但只要做好各方面防范工作，是可以最大限度地减少意外事件发生的。

一、加强安全管理，做好安全检查

患者入院时应严格检查是否随身携带危险品、贵重物品及药品；病区内危险物品，如钥匙、剪刀、指甲剪、消毒剂、注射器、体温计、保护带等应放在安全固定的地点，认真交接班，如有遗失，要立即寻找并报告护士长；患者外出治疗、检查、活动时，应有专人陪同，返回病区时应清点人数，严防将危险品带入病区；严格钥匙管理，保管好钥匙，进出病区应随手锁门，各工作间无人时应锁门；病区各种设备，如电器、消防栓、门窗玻璃、锁、床等物品应定期检查，如有损坏及时修理，保证安全。每周定期检查病床单位及患者身边有无危险物品，发现问题及时处理；治疗后清查用物，不得将器械、药品等危险品遗留在病房内；护士应认真执行巡回护理制度，不少于30分钟巡回一次，时间不能刻板固定，勿让患者蒙头睡觉，监护患者应做到24小时不离视线；做操作时禁止患者围观，发药后检查患者口腔，看服到胃，静脉给药的患者、实施保护性约束的患者应有专人看护；禁止在病房内吸烟，家属探视在探视室进行，探视过程中应有护士进行巡视，防止家属给患者带入危险物品和不清洁食物。

二、掌握病情变化，做好重点防范

护士应随时掌握患者的病情变化和心理问题，熟悉病史，加强病房内重点患者的病情观察，对有自杀自伤、冲动伤人、外走企图和行为的患者、意识障碍患者、生活不能自理患者、新入院患者、精神症状活跃拒绝治疗的患者，限制患者的活动范围，必要时安置在监护病房。对年老体弱、生活不能自理的患者要细心照顾患者的饮食起居，对有抢食行为及有噎食风险的患者，在餐厅分别设就餐专区，分桌就餐，专人看护。加强对高风险跌倒/坠床患者特别是老年患者的管理，指导患者穿防滑鞋，保持地面无水渍、障碍物，病室和活动区域光线充足，告知患者改变体位时停顿30秒，以防直立性低血压的发生，夜间使用床挡或适当约束；对有自杀观念和藏药企图的患者，严格监视服

271

药，杜绝积攒药物自杀；对有妄想、外走行为的患者高度警惕，重点监护；对于兴奋躁动的患者，要尽快稳定其情绪，耐心细致地做好疏导工作。

三、加强安全宣教，做好风险评估

向患者进行安全宣传，包括安全管理制度、危险物品管理制度等。安全教育内容包括患者应遵守的病区安全管理制度及危险品有哪些等，安全教育作为健康教育的重要内容和安全风险评估的关键点，患者对安全宣教的接受程度直接影响病区安全管理的效果，而由于大部分患者对宣教理解能力较差，因此，护士需用多种形式的宣教方法并对患者进行反复宣教。特别要加强对患者家属的安全教育，向他们发放探视须知，每次探视反复讲解探视注意事项，告知家属探视时不得带入危险物品，避免有刺激患者的言语和行为，以免患者受刺激后发生冲动或其他危险行为。对留院陪护的家属，要取得家属的支持，使家属协助观察和发现患者的危险行为。

做好风险评估，对新入院的患者72小时内完成三级风险评估，即首诊护士当时完成入院评估，责任护士、护士长3日内完成评估，以后每周进行评估，内容包括：自杀风险评估、攻击风险评估、出走风险评估、噎食风险评估、跌倒/坠床风险评估、日常生活能力评估，对筛选出的高风险患者提前做好干预。将风险评估纳入护理工作流程，护士对患者的病情严重程度和安全风险给予准确而持续的评估与监测，掌握疾病和风险的发展趋势，从而才能最大程度地规避风险。

四、建立安全制度，做好执行落实

建立规范化的护理安全管理制度，如安全检查制度、交接班制度、巡视制度、保护性约束制度、分级护理制度、风险评估与防范制度、探视管理制度、不良事件上报制度、服药管理规定、就餐管理规定、陪护管理规定等。护士要坚守岗位，严格执行各项护理常规和工作制度。如发药应由两名护士执行，要严格执行三查八对制度，记清患者面貌，防止患者自取或抢服他人药物，服下后应检查口腔、舌下、齿颊、指缝、水杯等处有无遗留或隐藏药物。约束保护患者要在单人病房内进行，不得离开护士视线，防止其他患者伤害或自行松解保护带，至少每15分钟评估约束带一次，看保护带松紧是否适宜，观察局部血液循环情况，每2小时轮流松解约束部位，适当活动肢体。严格执行巡视制度，凡有患者活动的场所，都应安排护士30分钟巡视一次，对可能发生意外事件的患者应限制其活动范围，不让其单独活动，并密切观察病情变化。此外，护士要加强与患者的沟通，及时满足患者的合理需求，与患者建立信任关系，及时发现危险征兆。

第二节 发生意外事件的处理

一、冲动行为的处理

冲动行为是指直接伤害他人的躯体或某一物体的严重破坏性攻击行为，给患者及周围环境造成危害性影响。因此，在平时工作中应采取恰当的护理措施，预防及终止冲动行为的发生。

（一）冲动行为的评估

Ⅰ级：有下列情况之一者，若为男性则有两项：①男性；②精神分裂症，伴有幻听或被害妄想；③躁狂；④酒药依赖的脱毒期；⑤意识障碍伴行为紊乱；⑥痴呆伴行为紊乱；⑦既往人格不良者（有冲动、边缘型人格障碍）。

处理：防冲动，密切观察；使用降低激惹性的药物；对症治疗。

Ⅱ级：被动的言语攻击行为，表现为激惹性增高，如无对象的抱怨、发牢骚、说怪话。交谈时态度不好、抵触、有敌意或不信任，或精神分裂症有命令性幻听者。

处理：防冲动，密切观察，必要时隔离；肌内注射降低激惹性的药物；对症治疗。

Ⅲ级：主动的言语攻击行为，如有辱骂，或被动的躯体攻击行为如毁物，或在交往时出现社交粗暴（交谈时突然离去、躲避、推挡他人的善意躯体接触）；既往曾有过主动的躯体攻击行为。

处理：防冲动，必要时约束，不超过1小时；与其他患者隔离；必要时陪护；使用抗精神病药物降低激惹性。

Ⅳ级：有主动的躯体攻击行为，如踢、打、咬或使用物品打击他人；攻击行为在一天内至少出现两次或攻击行为造成了他人肉体上的伤害。

处理：防冲动，可约束1小时以上；24小时陪护；抗精神病药物降低激惹性；对症治疗；必要时使用电休克治疗。

（二）防冲动行为的护理预案

（1）为患者创造安静、舒适的休养环境，做好病区危险物品的管理。

（2）了解患者的心理需求，及时满足患者的合理要求，对患者不合理的要求耐心解释，避免与患者发生正面冲突。

（3）加强巡视，对有冲动倾向的患者保持在视线范围内。

（4）对情绪不稳、激惹性增高的患者及时与医生联系，遵医嘱约束患者，并用药物控制患者情绪。

（5）一旦患者发生冲动，当班护士应立即呼叫其他工作人员协助，同时稳定患者情绪，疏散围观患者。

（6）如患者手中有危险品，应巧妙夺取。

（7）做好冲动评估和记录。

（三）患者发生冲动的紧急处理流程

见图 7-1。

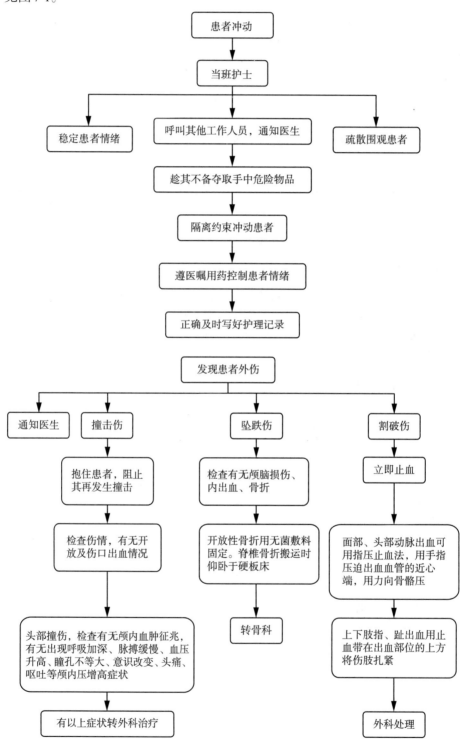

图 7-1　患者发生冲动的紧急处理流程

（四）案例

患者马某，男性，58岁。主因"言语凌乱，行为异常，伴失眠50天，加重1天"门诊以"急性短暂精神病性障碍"收住院。医嘱：奥氮平片5mg 1次/晚，丙戊酸镁缓释片0.5g 1次/晚口服等治疗。入院后治疗护理不合作，睡眠差，半夜起来乱窜病房，感觉亲戚都藏起来。入院第2日0:30分，从厕所返回病房后，突然大喊："儿子有危险，快去救孩子！"陪护拦截不让其出房间，在拦截过程中，患者拿起床挡将病房玻璃打碎，手部受外伤。此时护士正在查房，听到声响后立即过去查看。因患者行为冲动，为防止患者伤害自己或他人，男护士抱住患者，值班医生和女护士控制患者手足，结果男护士脖子、手、腿多处受伤，女护士手被咬，医生被患者踹了两足。后在多人协助下，将患者双手腕及双足踝保护性约束，并遵医嘱给予氟哌啶醇注射液5mg＋盐酸异丙嗪注射液25mg肌内注射。查看患者见其右手有3处长约2cm的划伤，给其止血、消毒、包扎。约10分钟后患者情绪稍平稳，问其原因，患者回答："看到儿子在窗户外边，认为有人要害儿子，所以要冲出去。"出院诊断脑血管病所致精神障碍。

二、自杀、自伤行为的处理

精神障碍患者由于病态，常可发生一些意外，如自缢、自伤等，为防此类事件的发生，特制定本预案，旨在使其发生率和损失降到最低限度。

（一）自杀、自伤的风险评估

1分：有下列情况之一者①近期负性生活事件；②被害妄想或有被害内容的幻听；③人际关系和社会功能退缩；④言语流露自杀意图；⑤严重精神问题和（或）有自杀家族史；⑥丧偶；⑦社会–经济地位低下；⑧酒瘾或物质滥用史；⑨罹患晚期疾病，如癌症；⑩有精神病史。

3分：有下列情况之一者①绝望感；②自杀未遂史；③计划采取自杀行动；④近期亲人死亡，或重要的亲密关系丧失；⑤情绪低落/兴趣丧失/愉快感缺乏。

Ⅰ级：0～5分

处理：精神科安全护理常规。

Ⅱ级：6～8分

处理：防自杀，密切观察，集中管理，做好心理疏导，对症治疗。

Ⅲ级：9～11分

处理：防自杀，不离开工作人员视线，做好心理疏导，抗抑郁治疗，必要时电休克治疗。

Ⅳ级：≥12分

处理：防自杀，专人监护或24小时陪护，必要时保护性约束，抗抑郁治疗，电休克治疗。

（二）防自杀、自伤的护理预案

（1）护士应对病区内的消极患者做到心中有数，密切观察患者的动态变化，防止意外的发生。

（2）结合消极患者的病情，做好心理护理，鼓励患者参加工娱活动，以转移、分散患者的消极自杀意念，改善情绪。

（3）加强病区内危险品的管理，对消极患者应重点做好安全检查，尤其是每次外出返回病房，同时应做好家属的安全宣教。

（4）夜间应加强消极患者的巡视，做好睡眠护理，对入睡困难、早醒的消极患者应密切观察，必要时通知医生及时处理。

（5）严重消极的患者应24小时监护在工作人员的视线内，必要时遵医嘱约束保护，或请家属协助护理。

（6）一旦发现患者自缢，应采取如下措施

1）果断地从其背部向上托起抱住自缢者，解除或割断套绳，然后将其平卧，快速判断有无呼吸、心跳。如果呼吸心跳已停止，将自缢者下颌用力向上后托起，打开气道，进行人工呼吸和胸外心脏按压。呼叫另一当班护士，让其立即通知医生、麻醉科插管，上报医院值班室协调相关科室共同抢救，报告主任、护士长、护理部。

2）医生到达后，遵医嘱协同做好抢救及护理，写好护理记录。

（三）患者发生自缢的紧急处理流程

见图7-2。

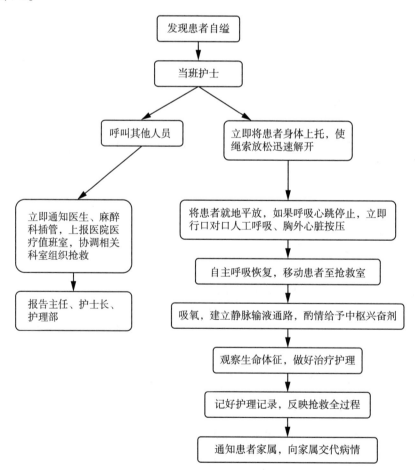

图7-2　患者发生自缢的紧急处理流程

（四）案例

患者赵某，男性，25岁。主因"情绪低落、悲观消极7月余，加重4个月，3天前过量服用安定"于3月12日门诊以"抑郁症"收住院。医嘱：抗抑郁剂盐酸舍曲林、盐酸曲唑酮以及无抽搐电休克治疗，辅助心理治疗、工娱治疗、行为矫正治疗。住院30天情绪显著改善，自信心增强，精力充沛，乐观积极，无消极观念，饮食睡眠好，汉密尔顿抑郁量表评分7分，通知其父亲接患者出院。患者表示出院后会继续工作，但担心出院后领导对自己有看法，同时觉得自己的病给父母丢人，有一些自责感。4月13日晚19：10分，护士发药找不到患者，随后在男厕所发现患者用病号服勒住颈部自缢，患者斜躺，病号服系在离地面50cm的水管上，护士立即松解其颈部衣物，就地进行胸外心脏按压、口对口人工呼吸，患者面唇发绀，四肢发凉，意识丧失，双侧瞳孔散大，对光发射消失，无颈动脉搏动，无心搏、无自主呼吸，血压测不到。立即给予气管插管，开通静脉通道，电除颤，于19：45测血压90/40mmHg，可触及颈动脉搏动，但无自主呼吸，转入ICU继续抢救并呼吸机辅助呼吸，12天后（4月24日）患者最终死亡。死亡原因为自缢，脑死亡，水、电解质紊乱，多脏器功能衰竭。

三、出走行为的处理

精神障碍患者由于发病期间缺乏自知力，个别患者对住院不安心，发生出走行为。为防止此类情况的发生或使其损失降到最低限度制订如下预案。

（一）出走的风险评估

Ⅰ级：有下列情况之一者，若为年轻男性则有两项①年轻男性；②无自知力或自知力不完整，否认有病；③不愿意住院；④新入院3天之内；⑤治疗护理不合作；⑥有被害妄想；⑦有出走史。

处理：防出走，密切观察，集中管理。

Ⅱ级：有下列情况之一者①强制入院；②强烈抵触治疗；③有被害妄想，惶惶不可终日；④反复纠缠出院；⑤本次住院有出走史；⑥对住院及治疗感到恐惧；⑦不能适应住院环境。

处理：防出走，严密观察，集中管理，不参加工娱活动，缓带检查或加派人手，不离开护士视线，做好心理疏导，对症治疗。

Ⅲ级：符合二级标准并有下列情况之一者①3天之内发生过出走；②有详细的出走计划；③向病友打听出走路线；④1周之内发生过企图出走行为。

处理：防出走，专人监护或24小时陪护，不离开护士视线，不参加工娱活动，缓带检查，做好心理疏导，对症治疗。

（二）防出走的护理预案

（1）平时要鼓励患者多参加集体活动，以转移其出走意念。

（2）交接班时清点患者人数，做到班班交清。

（3）患者进出病区时，密切注意患者动向，必须在护士视野内，经常清点患者人数。

（4）对有出走企图的患者，要及时掌握，重点观察其动态，及时发现出走先兆迹象，采取措施。

（5）对出走企图强烈的患者不要带出病区活动，安置在重病房由专人监护或遵医嘱暂时约束保护。

（6）一旦发现患者出走，当班护士应立即呼叫其他工作人员，迅速寻找，同时报告科主任、护士长、医生。

（7）若判断患者已离开医院，应采取如下措施

1）立即报告院医疗值班室，通知患者家属，请他们协助寻找。

2）组织人员到市内有关车站寻找。

3）若24小时没有出走患者信息，应上报所在地公安派出所。

4）若有出走患者信息，应组织人员派车接回。

（三）出走紧急处理流程

见图7-3。

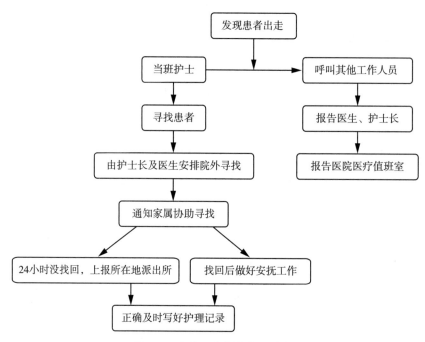

图7-3 患者出走紧急处理流程

（四）案例

患者苏某，男性，22岁。主因"言语紊乱、情绪不稳、行为异常38天"，门诊以"精神分裂症"收住院。医嘱一级护理，奥氮平5mg，1次/晚，丙戊酸钠0.5g，2次/日等药物口服治疗。入院查体不合作，常自言自语，多为辱骂自己的内容，对他人有敌对情绪，患者有幻听："耳边听到很多人和自己说话，声音太多了，听不清他们在说什么。"有被监视感，认为全世界都在盯着自己。行为异常，身体摇晃跳舞，坐在床上反

复用手拍自己的头，对自身疾病不认识，无自知力。住院第3日下午15：50，趁护士去晾衣房晾衣服之机，该患者尾随其后，强行拽门冲进晾衣房，护士及时制止并拉拽患者，患者将护士打倒在地，跳上储物柜打开窗户欲跳楼逃跑，护士爬起将患者拽下储物柜，患者情绪激动，在拉扯过程中用右脚端中护士腹部，趁护士倒地跳上储物柜，护士拽住患者上衣，患者挣脱掉上衣，跳楼（二楼）逃跑。科室医护人员迅速追赶寻找患者，于16：02在院外村庄附近找到患者，带回病房，问其为何跳楼，称"想出去看看"，监测生命体征正常，观察胸部局部有轻微擦伤、右膝盖局部擦伤、左肘部肿，活动受限。经检查并骨科会诊：①左尺骨鹰嘴粉碎性骨折。②腰1、2、3横突骨折。③胸9横突骨折。④第12肋骨（右）骨折。给予左侧上肢石膏固定，绝对卧床，于第3日转骨科，全身麻醉下行左尺骨鹰嘴骨折切开复位内固定术。术后治疗护理尚合作，认识到自己此次行为不对。

四、噎食的处理

噎食是指食物堵塞咽喉部或卡在食管的狭窄处甚至误入气管，引起呼吸抑制，危及生命，常见因抢食、暴食、药物不良反应所致。因此，应从积极预防着手，根据患者不同的特点制订预案。

（一）噎食的风险评估

1分：有下列情况之一者①中、重度痴呆；②过去3个月内有癫痫大发作的发生；③牙齿脱落，咀嚼功能受影响，检查患者口腔，如缺少关键的门牙和后磨牙，患者/家属主诉咀嚼功能受影响。

3分：有下列情况之一者①3个月内发生过噎食窒息；②1周内发生过抢食行为；③1周内发生过暴饮暴食行为；④进食过快，仓促进食；⑤洼田饮水试验可疑/异常。

Ⅰ级：0～2分

处理：防噎食，标识明显，重点交班，密切观察用药后反应，加强食品管理，对患者、家属及陪同人员进行风险告知及防范噎食知识宣教，密切观察进餐情况，注意食物选择，抢食者应单独进餐。

Ⅱ级：3～5分

处理：防噎食，标识明显，重点交班，密切观察用药后反应，加强食品管理，对患者、家属及陪同人员进行风险告知及防范噎食知识宣教，固定餐桌，专人看护，根据情况给予软食或半流食。

Ⅲ级：6分以上

处理：防噎食，标识明显，重点交班，加强食品管理，对患者、家属及陪同人员进行风险告知及防范噎食知识宣教，根据情况给予半流食或流食，专人监护，单独进餐，协助进食。

（二）防噎食的护理预案

（1）精神障碍患者一般采用集体用餐方式，开饭期间护士应严密观察患者进食情况，并劝导患者细嚼慢咽，防止噎食。

（2）对暴食和抢食患者，安排单独进餐，劝其放慢进食速度，禁止患者将馒头带回病房。

（3）对年老或药物副作用严重、吞咽动作迟缓的患者给予软食或流食，必要时给予喂饭，专人照顾。

（4）发现噎食者，就地抢救，分秒必争，立即清除口咽部食物，疏通呼吸道，同时通知医生。具体采取一抠二置的方法或海姆立克（Heimlich）急救手法。

1）一抠：是用中指、示指从患者口腔中抠出异物。

2）二置：是将患者倒置，用掌拍其后背，借助震动，使食物向喉部移动。

3）海姆立克急救手法：双手环绕患者腰间，左手握拳并用拇指突起部顶住患者上腹部，右手握住左拳，向后上方用力挤压、冲击。

（三）噎食紧急处理流程

见图7-4。

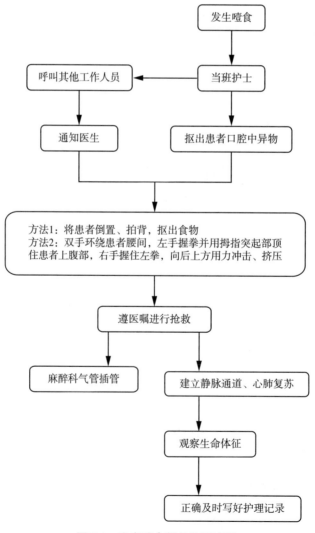

图7-4 患者噎食紧急处理流程

附：洼田饮水试验法

患者取端坐位，喝下30ml温开水，观察所需的时间和呛咳情况。

1级：能顺利地1次将水咽下。

2级（良）：分2次以上，能不呛咳地咽下。

3级（中）：能1次咽下，但有呛咳。

4级（可）：分2次以上咽下，但有呛咳。

5级（差）：频繁呛咳，不能全部咽下。

吞咽功能判断：

正常——1级，5秒之内。

可疑——1级，5秒以上或2级。

异常——3～5级。

（四）案例

案例一： 患者刘某，男性，59岁。主因"言语夸大、兴奋话多、易激惹2年，加重1周"门诊以"脑器质性精神病"收住院。医嘱普食、利培酮口服液等治疗。患者既往有脑梗死，左侧肢体活动不便。于住院1个月后，患者在餐厅集体就餐时突然出现呛咳，护士立即给予背部叩击，并从口腔内清理出菜叶及馒头，患者面部发绀症状仍未缓解，立即将患者就地倒置，给予叩背，患者咳出馒头，大小约2.5cm×2.5cm，后症状缓解，面部口唇逐渐红润。协助患者卧床吸氧，患者生命体征正常，医嘱逐渐停用利培酮口服液，换用富马酸喹硫平片，停普食改半流质饮食。

案例二： 患者黄某，女性，63岁。主因"多疑、认为有人害自己、行为紊乱30余年，加重1周"门诊以"精神分裂症"收住院。医嘱二级护理，氯氮平100mg，1次/午；150mg，1次/晚。于住院一月余，家属周日探视带来蛋糕，周一上午护士发放给患者，患者边吃蛋糕边喝水，护士还没离开，患者突然倒地，意识不清。正在周围查房的多名医生护士立即抠出患者口中蛋糕（3cm×2cm），同时进行胸外心脏按压，约5分钟后麻醉师到达行气管插管，取出一些蛋糕碎片，患者心跳恢复，移至急救室抢救，自主呼吸恢复。继续抢救两周，患者持续高热，一直处于深昏迷状态，考虑大量蛋糕碎末进入肺内，家属要求接回家，后续跟踪患者在家中死亡。

五、跌倒/坠床的处理

精神疾病患者本身因疾病的特殊症状和药物治疗副作用成为跌倒的易发群体。引起精神疾病患者跌倒的因素很复杂，有效预防患者跌倒，减少跌倒所致的伤害，进行风险评估是识别跌倒的关键。

（一）跌倒/坠床的风险评估

精神疾病患者下列情况每项1分：①年龄≥65岁；②跌倒史；③兴奋冲动；④抑郁状态；⑤电休克治疗；⑥伴发慢性病；⑦焦躁状态；⑧木僵状态；⑨药物不良反应所致视物模糊或过度镇静；⑩饮食睡眠差。

Ⅰ级：总评分≤2分

处理：入院时评估一次，做好防跌倒健康宣教，床头挂"防跌倒"标识。

Ⅱ级：3分≤总评分≤5分

处理：每班评估，每周记录一次。做好防跌倒健康宣教，床头挂"防跌倒"标识。戴腕带。

Ⅲ级：总评分＞5分

处理：每班评估，每周记录两次，做好防跌倒健康宣教，床头挂"防跌倒"标识。戴腕带，限制活动范围，沐浴时安排有人协助，步行外出由专人搀扶。

常用的评估工具：Hendrich Ⅱ跌倒风险模型，≥5分为高风险。

附：Hendrich Ⅱ 跌倒风险模型

意识模糊/定向力障碍/行为冲动	4
抑郁状态	2
排泄方式改变	1
头晕/眩晕	1
男性	1
服用抗癫痫药物	2
服用苯二氮䓬类药物	1
起立–行走测试	
不需要撑扶可自行站起——步态平稳	0
撑扶一次即能站起	1
尝试多次才能站起	3
在测试中需他人辅助才能站起或者医嘱要求他人辅助和（或）绝对卧床，如果不能评估，在病历上注明日期时间	
得分为5分或更高=高风险	总分

（二）防跌倒/坠床的护理预案

（1）对所有新入院患者都要进行跌倒风险评估。

（2）高危跌倒风险患者床头挂"防跌倒"标识。

（3）对患者和家属做好宣教告知。

（4）关注高危患者。指导患者穿合适的衣裤鞋袜，对糖尿病患者防止低血糖、服降压药的患者严密监测血压；指导患者改变体位时动作缓慢，遵循3个30秒的原则，即起床醒后30秒再坐起，坐起30秒再站立，站立30秒再行走。对老年痴呆、意识障碍、视听障碍的患者晚间必要时安排专人陪护。

（5）保持病区光线明亮，有醒目标志，无障碍物，地面防滑，特别是浴室、厕所、走廊要设有扶手。

（三）跌倒/坠床后的紧急处理流程

见图7-5。

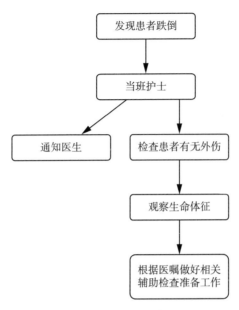

图7-5　跌倒/坠床后的紧急处理流程

（四）案例

患者李某，女性，84岁。主因"间断凭空视物1年，疑人害己1个月，心情差、睡眠差1个月"，门诊以"器质性精神病"收住院。医嘱：一级护理，陪床一人，奥氮平、丙戊酸镁以及降压、抗凝、保肾等药物治疗。患者既往有冠心病、脑梗死等多种躯体疾病。入院由家人搀扶，行动不便，不愿进食，睡眠差，有时整夜不眠，定向力差，对时间、地点、人物分不清，尤其夜间更甚。入院后跌倒评分5分，为高风险，晚间加用床挡。住院第5天夜间，患者独自从床挡空隙下床，自行到床边坐便椅小便，陪护欲上前搀扶，患者拒绝。陪护在转身帮患者拿衣服时，患者因未抓牢坐便椅扶手摔倒，左侧髋部着地。患者自述"胯骨痛"，查体未见明显淤青，经骨科会诊：左下肢外旋短缩畸形，左侧髋部压痛。髋关节正侧位显示：左侧股骨粗隆间骨折。考虑患者年龄大，伴有多种躯体疾病，给予左下肢皮牵引治疗，1年后跟踪结果畸形愈合。

六、吞服异物行为的处理

某些患者在精神症状的支配下吞服异常物品，如牙刷、玻璃、针线、铁钉、耳环、戒指等锐器，容易造成口腔、消化道的损伤、出血等意外。发现或判断患者吞食异物，正确处置可以化险为夷，降低对患者的损伤程度。

（一）吞服异物的风险评估

有以下行为之一者应加强观察及防范：①捡食异物史；②被害妄想或有被害内容的

幻听；③意识障碍；④智能障碍。

（二）防吞服异物的护理预案

（1）病区环境宜清洁、简化，及时整理杂物。

（2）病区危险品严加保管，做好交接班。

（3）患者入院或外出回病房时防止患者拾取各种危险品。

（4）加强病情观察，对有食异物史的患者要加强看护。

（5）发生吞服异物后，由专人看护患者，稳定其情绪。

（6）立即通知医生，根据医嘱做紧急处理。

（三）患者发生吞食异物的紧急处理流程

见图7-6。

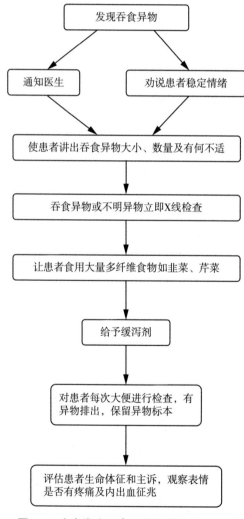

图7-6　患者发生吞食异物的紧急处理流程

（四）案例

患者罗某，男性，21岁。主因"自言自语，大喊大叫，行为反常6天"，门诊以"精神分裂症样精神病"收住院。医嘱一级护理，陪床一人，氟哌啶醇注射液肌内注射，奥氮平等药物口服，无抽搐电休克治疗等。入院后患者饮食睡眠差，行为怪异夸张，见人行军礼，不能长时间坐，反复起立，自言自语，大喊大叫，听到唱歌声音跟着大声歌唱。于住院第10日上午医生查房后，患者上卫生间，趁其陪护不注意，用手砸碎镜子，拿起碎片往嘴里放，陪护听到声音后跑到卫生间，及时制止，发现患者嘴角有血，诉腹痛。查体：腹软，无肌紧张和肠蠕动波。口腔检查，发现患者口中有少许玻璃碎片，督促患者吐出，并立即将患者保护于床上，报告医生，给予氟哌啶醇注射液10mg、盐酸异丙嗪注射液25mg肌内注射，待患者情绪平稳后，由工作人员陪同行胸透、腹透。腹部平片检查提示：腰3椎体水平面高密度阴影，转入普通外科，必要时手术取出。入普外科后继续观察，并给予口服石蜡油200ml、2次/日，同时食用大量芝麻油炒韭菜等粗纤维食物，停用所有抗精神病药物，3天后自行排出3块大小不等的玻璃片。

七、精神药物过量的处理

精神药物有可能被患者当作自杀的手段大量吞服，也有可能因为使用不当而中毒，使机体尤其是中枢神经系统功能受到严重影响，甚至完全抑制。大多数精神药物中毒，只要发现早，抢救及时，一般都能转危为安。

（一）药物过量的风险评估

发现患者嗜睡、意识障碍、烦躁不安、低血压、瞳孔缩小等症状。

有下列行为之一者：①有大量吞服药物史；②有自杀意念；③有藏药行为或偷偷囤积药品。

（二）防药物过量的护理预案

（1）病区药品应妥善管理，治疗室随时锁门，防止患者进入治疗室取药。

（2）做到发药到口，加强检查，保证药物服下，同时看护好药盘防止患者擅自取药。

（3）每日扫床时认真检查床单位和床头柜，看有无药品。

（4）新入院、试出院回科的患者，护士认真做好检查，防止私自带入药品。

（5）一旦发生服药过量，立即进行抢救。

1）促进毒物排泄：催吐和洗胃，不论服药时间多长，都应予以催吐和洗胃。催吐适合于清醒者，让患者口服温开水、生理盐水反复进行催吐，直至吐出液体变清为止，如意识不清或不适合催吐者，给予生理盐水或1∶5000的高锰酸钾溶液反复洗胃。

2）建立静脉通道，给予氧气吸入，保持呼吸道通畅。

3）观察生命体征，去枕平卧，尽量少搬动头部，以防直立性低血压。做好基础护理，注意保暖。

（三）患者发生服毒（大量药物）的紧急处理流程

见图7-7。

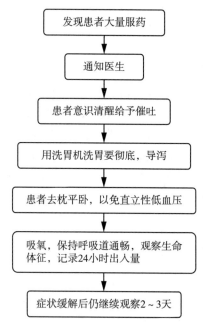

图 7-7 患者发生服毒（大量药物）的紧急处理流程

（四）案例

患者王某，女性，53岁。主因"心烦、睡眠差2月余，伴情绪低落、兴趣减退2周"，门诊以"抑郁发作"收住院。医嘱：一级护理，家人陪护，米氮平22.5mg，1次/晚，盐酸帕罗西汀片40mg，1次/早，奥沙西泮片15mg，1次/晚口服等治疗。入院时情绪低落，表情痛苦，眉头紧锁，不愿与人接触。未查出危险物品（除有一黑色箱子未查），其爱人说，"不能查看这个箱子，要保护病人隐私，她不会自杀，她知道这样会影响我（的）前途"。经治医生、护士长、责任护士多次反复宣教，不要带入药物、利器等危险物品，患者家属承诺不会有危险。次日上午11:00护士查房时，见患者沉睡，伴有响亮鼾声，但呼之不应，双侧瞳孔等大等圆，约2mm，对光反射迟钝，压眶反射迟钝，测BP 70/56mmHg，P 100次/分，T 36℃，R 19次/分，翻看私人物品，发现阳台黑色箱子里有大量空的药瓶，分别有"唑吡坦""奥氮平""盐酸帕罗西汀片"，考虑为药物中毒。于11:30送入急诊洗胃、肥皂水灌肠等，并给予利尿、促醒、保肝、保护胃黏膜、维持电解质平衡等对症治疗，于13:20见患者呼之能应，于13:35转入ICU，行血液透析，并给予卡文、葡萄糖、氯化钠注射液等补液，补充能量，维持电解质平衡。治疗过程中，患者仍不配合，多次拔管，问其原因：回答"感觉自己的病跟别人不一样，治不好了"。1周后患者生命体征平稳转回科，给予无抽搐电休克联合盐酸度洛西汀、米氮平等药物治疗，1个月后出院。

（中国人民解放军联勤保障部队第九八四医院　蔡红霞　刁兴伟）